PATRICK BOLK

CLEAN EATING
vegan

PATRICK BOLK

CLEAN EATING
vegan

Natürlich genießen – bewusst leben

riva

Die Deutsche Nationalbibliothek verzeichnet diese Publikation in der Deutschen Nationalbibliografie.

Detaillierte bibliografische Daten sind im Internet über http://d-nb.de abrufbar.

Für Fragen und Anregungen:
info@rivaverlag.de

Wichtiger Hinweis:
Sämtliche Inhalte dieses Buches wurden – auf Basis von Quellen, die der Autor und der Verlag für vertrauenswürdig erachten – nach bestem Wissen und Gewissen recherchiert und sorgfältig geprüft. Der Verlag und die Autorin haften für keine nachteiligen Auswirkungen, die in einem direkten oder indirekten Zusammenhang mit den Informationen stehen, die in diesem Buch enthalten sind. Dieses Buch soll außerdem keine ärztlichen Empfehlungen ersetzen, widerrufen oder ihnen widersprechen.

Nach Möglichkeit hat der Autor geschlechtsneutrale Formulierungen gewählt. Wo dies nicht möglich war, hat er aus Gründen der besseren Lesbarkeit die männliche Form verwendet. Unabhängig von der Formulierung sind selbstverständlich immer Frauen und Männer gemeint.

Originalausgabe
1. Auflage 2017

Nymphenburger Straße 86
D-80636 München
Tel.: 089 651285-0
Fax: 089 652096

Redaktion: Eva Siegmund
Umschlaggestaltung: Marc-Torben Fischer
Rezeptfotos und Umschlagabbildungen: Oliver Brenneisen, außer S. 49 Katja Rösen
Layout und Satz: Patrick Bolk
Illustrationen: freepik.com
Druck: Florjancic Tisk d.o.o., Slowenien
Printed in the EU

ISBN Print 978-3-7423-0024-9
ISBN E-Book (PDF) 978-3-95971-388-7
ISBN E-Book (EPUB, Mobi) 978-3-95971-389-4

VORWORT

Wenn du dieses Buch in den Händen hältst, haben wir schon mal eines gemeinsam: Wir beschäftigen uns beide mit dem Thema Ernährung. Und das ist auch gut so, denn es gibt kaum ein wichtigeres Thema, egal ob auf individueller oder globaler Ebene. Ich persönlich habe mich, bis ich 30 Jahre alt war, überhaupt nicht mit dem Thema beschäftigt, danach glücklicherweise umso intensiver. Unzählige Bücher habe ich gelesen und mit Menschen gesprochen, die sich auskennen. Was ich erfuhr, veränderte meine Einstellung zur Ernährung. Ich kaufte ausschließlich Bio-Lebensmittel, aß möglichst vollwertig, verzichtete immer mehr auf Fleisch und 2011 entschied ich mich für eine vegane Ernährung – in erster Linie aus ethischen Gründen, aber auch, weil ich die vegane Ernährungsweise für die gesündeste hielt.

Aber es blieben auch Zweifel, denn ich erlebte weder fantastische körperliche Veränderungen, noch verlor ich mein Übergewicht. Also las ich weiter, beschäftigte mich mit den unterschiedlichsten (veganen) Ernährungskonzepten, probierte dieses und jenes aus – und war schließlich beinahe verunsicherter als am Anfang. Warum? Weil es unglaublich viele Ernährungskonzepte gibt, die sich in ihren Grundsätzen häufig widersprechen. Woher also sollte ich wissen, was für mich »das Richtige« ist?

Im Alltag scheiterte ich zudem stets nach relativ kurzer Zeit daran, ein neues Konzept durchzuhalten. Zu kompliziert waren die Regeln, zu wenig Konsequenz brachte ich auf, zu verzichtreich erschienen mir diese Konzepte nach einer Weile. Überhaupt: Warum sollte ein Konzept für jeden passen? Sind wir nicht alle viel zu unterschiedlich, was unsere körperliche Konstitution betrifft?

Langsam begriff ich: Ich benötige kein kompliziertes Ernährungskonzept, das mir genau vorschreibt, was ich wann essen sollte. Nein, ich wollte etwas anderes, was wirklich für mich funktionierte. Etwas ohne komplizierte Regeln, mit tollen Geschmackserlebnissen und ohne das Gefühl, auf etwas verzichten zu müssen. Und ich wurde fündig.

»Clean Eating vegan« ist nicht der nächste Ernährungshype, das x-te komplizierte Programm und am Ende nur wieder ein neues leeres Versprechen – dieses Buch soll vielmehr dabei helfen, wieder einen natürlichen Instinkt dafür zu entwickeln, wie eine gesunde Ernährungsweise gelingen kann. Nicht mehr und nicht weniger. Wer ein komplexes Konzept mit Punktesystem und 4-Wochen-Ernährungsplänen erwartet hat, den muss ich für den Moment enttäuschen, denn das wird er in diesem Buch nicht finden.

Ich hoffe, dass dir dieses Buch wertvolle Inputs und Motivation liefert, damit auch du deine Ernährung ausmisten kannst und all die Vorzüge einer sauberen, vollwertigen und damit gesunden Ernährungsweise genießen kannst.

VIEL FREUDE BEIM LESEN!

INHALT

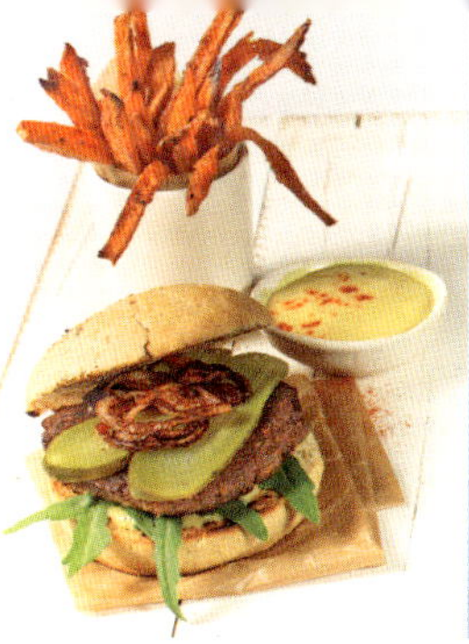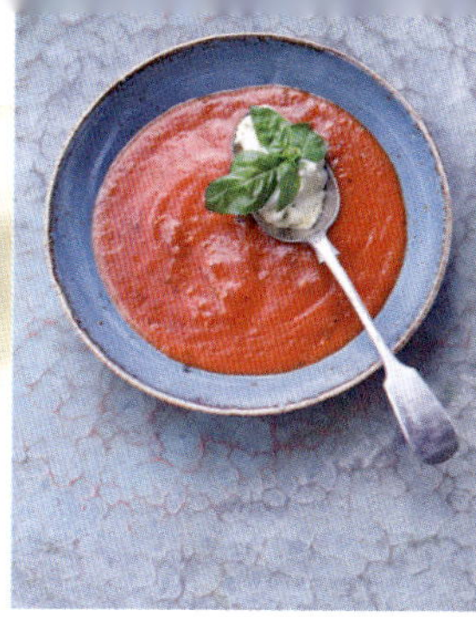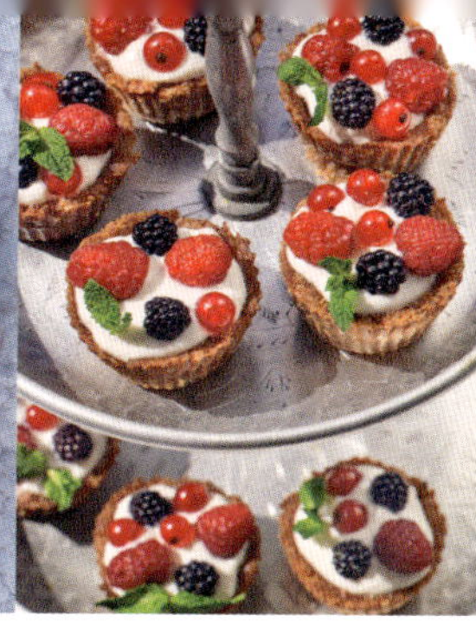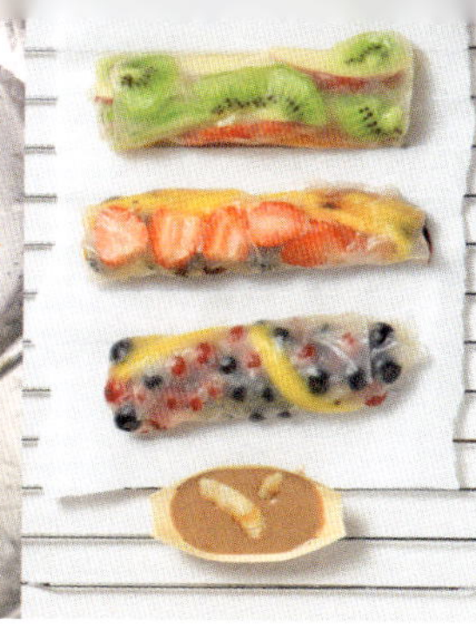

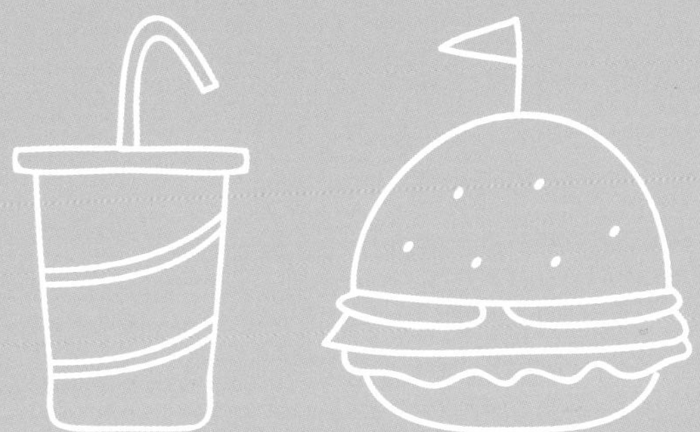

MEINE PERSÖNLICHE GESCHICHTE

WIE ICH VOM GRÖSSTEN FAST-FOOD-JUNKIE ZUM VEGANEN CLEAN EATER WURDE

MEINE PERSÖNLICHE GESCHICHTE

Ich war nicht immer ein Clean Eater. Nein, bis ich immerhin 30 Jahre alt war, war ich so ziemlich das genaue Gegenteil: Ich ernährte mich katastrophal! Spätestens mit dem Auszug aus dem Hotel Mutti verschlechterten sich meine Essgewohnheiten noch einmal deutlich, denn ich hatte weder gelernt, zu kochen, noch verfügte ich über irgendeine Form von Ernährungswissen. Ich aß dafür mit großer Begeisterung alles, was die Fast-Food-Ketten zu bieten haben: Pommes mit Mayo und Currywurst, Döner Kebap, Gyros Pita, Schnitzel oder Hamburger. Im holländischen Nachbarort lockten Snacks, die man einfach für wenig Geld »aus der Wand ziehen« konnte: Fleischrollen, Fleischkroketten, Käsesoufflé, Bitterballen und vieles mehr – quasi alles, was man irgendwie frittieren kann.

Besuchte ich als Kind meine holländische Oma, gab es zur Begrüßung einen tiefen Griff in die Süßigkeitendose. Zur Verabschiedung bekam ich stets ein paar Gulden, damit ich mir eine Pommes kaufen konnte. Die verputzte ich an der nächsten Bushaltestelle, gefolgt von einem Softeis. Aß ich bei Oma zu Abend, verdrückte ich 10 Schnitten Weißbrot mit Käse. Warum auch nicht? Schließlich war ich im Wachstum und brauchte eine Menge Energie. Problematisch war, dass ich irgendwann ausgewachsen war, aber meine Essgewohnheiten nicht änderte. Ich wuchs nicht mehr in die Höhe, sondern nur noch nach vorne.

Ich weiß auch gar nicht mehr so genau, wann ich anfing, dick zu werden. Meine Mutter erzählte mir einmal, ich hätte in einem einzigen Sommer, als ich vielleicht 9 Jahre alt war, unheimlich viel zugenommen – vielleicht 10 Kilogramm. 15 Jahre später zeigte die Waage schon knapp 120 Kilogramm an! Ich hatte mir bis zu diesem Zeitpunkt natürlich keinerlei Gedanken über meine Ernährung gemacht. Meine erste richtige Freundin hatte ich erst mit 19, und diese Tatsache schrieb ich zum nicht unerheblichen Teil meinem Übergewicht zu, meiner unansehnlichen Wampe. Dabei gehörte ich nicht mal zu den »richtig Dicken«, die es in meiner Kindheit und Jugend nur ganz selten gab. Heute sieht das leider anders aus, viele Kinder sind übergewichtig, es ist fast schon normal geworden, dick zu sein.

WIR HABEN DAS ALLES NICHT INFRAGE GESTELLT

Würde man meine Mutter fragen, ob wir uns zu Hause gut ernährt haben, so würde sie sagen: »Natürlich, es gab immer frisches Gemüse und Kartoffeln.« Nicht falsch verstehen: Ich bin mir ganz sicher, dass meine Mutter uns immer nach bestem Wissen und Gewissen ernährt hat. Sie hatte nur einfach – wie fast alle Menschen um mich herum – nicht sehr viel Ahnung davon, was tatsächlich gesund ist. Gegen die tägliche Portion Gemüse gab es natürlich nichts einzuwenden, auch die Kartoffeln gingen noch halbwegs in Ordnung. Das Problem aber waren die häufig großen Portionen Fleisch, dazu Mayo und Ketchup sowie Fertigsoßen. Gab es Bratwurst, so wurde stets viel Öl in die Pfanne gegeben, und selbiges nach dem Braten gerne noch über die Kartoffeln. Schmeckte auch herrlich, denn Fett ist wahrlich ein guter Geschmacksträger.

Abends holten wir – natürlich häufig auf das Drängen von uns Kindern – nicht selten was an der Pommesbude oder »beim Chinesen«. Irgendwann kauften wir eine Fritteuse, und fortan gab es oft selbst gemachte Pommes (vermeintlich gesund, weil aus Kartoffeln), dazu Fleischrollen und Mayo. Und nach dem Essen war es völlig normal, dass man noch einen Nachtisch zu sich nahm, gerne eine große Portion Eis oder einen Sahnepudding. Überhaupt gab es bei uns zu Hause keinerlei Einschränkungen, was den Konsum von Süßigkeiten anging. Jeder durfte essen, so viel er wollte. Dazu tranken wir Kinder ganz selbstverständlich literweise Fanta, Cola oder Malzbier. Wasser? Auf keinen Fall, schmeckt nicht! Das Getränk, das Wasser in unserem Haushalt am ähnlichsten sah, war Zitronenlimonade. Meine Mutter kaufte zwar viel Gemüse, aber auch immer mehr Fertigprodukte, die das Leben vereinfachten. Warum auch nicht?

Im Nachhinein betrachtet ist mir glasklar, warum ich dick wurde, und mir ist klar geworden, dass meine und unsere damalige Ernährungsweise alles andere als gesund war. Doch ich brauchte einige Jahre, Bücher, Selbstversuche und Gespräche, bis ich verstand, woran das lag: vor allem an einem mangelnden beziehungsweise falschen Ernährungswissen. Niemand in meinem Umfeld stellte den Verzehr von Fleisch, Milch und anderen Produkten infrage. Keiner dachte sich etwas Negatives dabei, Fertiggerichte zu essen oder literweise Cola zu trinken. Es war einfach normal, und das Werbefernsehen tat sein Übriges, kritische Gedanken gar nicht erst aufkommen zu lassen. Es gab damals (heute kaum vorstellbar, vor allem für jüngere Menschen) noch kein Internet, keine kritischen Ernährungs-Dokumentationen im Fernsehen oder Menschen im Umkreis, die mich oder uns aufklärten.

»NIEMAND IN MEINEM UMFELD STELLTE DEN VERZEHR VON FLEISCH, MILCH UND ANDEREN PRODUKTEN INFRAGE.«

UND DANN LERNTE ICH DIE »BIO-TANTE« KENNEN

Vielleicht wäre ich heute weder schlauer noch schlanker, hätte ich nicht ein wenig Glück gehabt. Zwei Faktoren waren dabei von besonders großer Bedeutung. Als ich ungefähr 30 Jahre alt war, hatte ich eine Freundin, die ich leicht spöttisch »Bio-Tante« nannte, weil sie fast ausschließlich in Bioläden einkaufte. Wer wie ich über 40 Jahre alt ist, weiß, wie Bioläden in den 90er-Jahren noch aussahen: kleine, dunkle Läden mit viel Holz, Räucherstäbchengeruch und Betreibern, die irgendwie aus der Zeit gefallen zu sein schienen. Die Preise waren darüber hinaus astronomisch, und mal im Ernst: Was ist Kamut? Wofür soll Vollkorn gut sein? Und was ist an Döner verkehrt? Salat, Tomaten, Brot, ein wenig Fleisch – alles gesund, oder? So dachte ich damals und biss lächelnd und beinah provokativ in meinen Döner, während meine damalige Freundin Andrea neben mir stand und lieber nichts aß. Andrea hatte aufgrund zahlreicher Unverträglichkeiten und Allergien sehr viele Arztpraxen aufgesucht, bis ihr ein Arzt in München empfahl, ihre Ernährung umzustellen: auf Bio und vollwertig. Und es funktionierte, ihre Allergien verschwanden allesamt.

Andreas Ernährungsweise belächelte ich zunehmend weniger, nicht zuletzt, weil das Essen, das sie kochte, einfach lecker war. Und so wurde ich offener für das Thema »Gesunde Ernährung«, machte mich von meinen Vorurteilen frei und begriff, dass ich tatsächlich ernährungstechnisch irgendwann die falsche Abzweigung genommen hatte. Fortan kaufte ich nur noch Bio-Lebensmittel und wählte stets, falls vorhanden, die Vollkorn-Variante. So langsam wurde auch die Waage gnädiger mit mir, wenngleich ich mein Übergewicht nie ganz loswerden konnte.

UND DANN WURDE ICH ZUM VEGANER

Acht Jahre später folgte das nächste wichtige Ereignis in Hinblick auf meine Ernährung: Ich wurde Veganer. Im gleichen Maße, in dem mein Wissen ums Thema Ernährung zugenommen hatte, reduzierte sich mein Konsum von Fleisch und anderen tierischen Produkten, Fast Food und Fertigprodukten. Als ich 38 Jahre alt war, hatte ich schließlich genug gelesen und gesehen, um mich zu entscheiden: ab heute vegan!

Damals glaubte ich, damit auch endlich die Lösung für meine nach wie vor vorhandenen Gewichtsprobleme gefunden zu haben. Ich las, dass Veganer schnell abnehmen und Normalgewicht erreichen würden. Knapp 5 Jahre später war ich allerdings schlauer: Sich vegan zu ernähren bedeutet leider keineswegs, automatisch und mal eben so ganz locker abzunehmen. Ich wog sogar tatsächlich noch ein paar Kilo mehr als zu Beginn meiner Umstellung auf eine vegane Ernährung.

Und so recherchierte ich weiter, wälzte vor allem amerikanische Ernährungsratgeber, schaute mir ein Ernährungskonzept nach dem anderen an, probierte sie teilweise auch selbst aus. Zunehmend wurde ich zum Experten in Sachen Ernährung, schließlich sogar zum Autor diverser veganer Ratgeber und Kochbücher. Mir wurde klar, dass ich mich zwar durchaus schon recht gesund ernährte, ich aber nach wie vor »Fehler machte«, die zumindest dazu führten, dass ich die überflüssigen Pfunde einfach nicht loswurde. Das Problem war nur, dass die von mir gelesenen Ernährungskonzepte sich nicht nur teilweise widersprachen (Low-Carb? High-Carb?), sondern zudem auch noch bisweilen unheimlich kompliziert oder dogmatisch waren.

»JE MEHR ICH LAS, UMSO MEHR VERUNSICHERUNG KAM BEI MIR AUF.«

Je mehr ich weiterlas, umso mehr Verunsicherung kam bei mir auf. Ich bezweifelte zudem, dass es das eine passende Konzept für alle Menschen gibt, weil wir nun mal nicht über die immer gleiche körperliche Konstitution verfügen, jeder Körper durchaus etwas anders funktioniert. Genau deswegen gibt es vielleicht auch eine unüberschaubare Anzahl an Diäten und Ernährungskonzepten. Wären unsere Körper alle gleich, so bräuchten wir doch schließlich nur genau eines, das perfekt für uns alle funktioniert. Doch unsere Körper sind eben individuell sehr unterschiedlich.

ES MUSS DOCH EINEN EINFACHEREN WEG GEBEN!

Ich hatte weder Lust noch besaß ich die nötige Konsequenz, eines der vielen vorhandenen Ernährungskonzepte durchzuziehen. Es musste doch einen einfacheren Weg geben, sich gesund zu ernähren und mein Normalgewicht wiederzuerlangen. Und schließlich verstand ich endlich: Es gibt diesen Weg, und er ist tatsächlich sogar sehr naheliegend und ziemlich einfach zu gehen. Man muss nur für einen Moment alles beiseiteschieben, was einem die Lebensmittelindustrie, die Werbung und die selbst ernannten Ernährungsgurus alles entgegenrufen. Denn sie alle wollen schließlich an unserem Essen verdienen. Hören wir einfach mal nicht hin und schalten stattdessen den gesunden Menschenverstand ein. Warum sollte es gesund sein, Fast Food oder stark verarbeitete Lebensmittel zu essen? Wieso essen wir nicht Lebensmittel so, wie sie uns die Natur anbietet, anstatt sie zu verarbeiten und sie eines großen Teiles ihrer Nährstoffe zu berauben? Warum tierische Produkte essen, wenn wir alle Nährstoffe auch aus Pflanzen bekommen können, ohne negative gesundheitliche Nebenwirkungen fürchten zu müssen? Warum sollten wir es einfach so hinnehmen, dass wir übergewichtig und krank werden? Natürlich können wir zum Arzt gehen und uns ein paar Pillen verschreiben lassen, die die Beschwerden lindern. Wäre es aber nicht viel besser, es gar nicht erst so weit kommen zu lassen? Wer sich abwechslungsreich, vollwertig und bewusst vegan ernährt, kann seine Chancen deutlich steigern, gesund zu werden und zu bleiben.

»HÖREN WIR EINFACH MAL NICHT HIN UND SCHALTEN STATTDESSEN DEN GESUNDEN MENSCHENVERSTAND EIN.«

ES IST NIE ZU SPÄT!

Heute ärgere ich mich regelrecht, dass ich so viele Jahre lang gedankenlos alles in mich reingeschoben habe, dass ich übergewichtig wurde und nebenbei noch durch meinen Konsum für so viel Negatives (mit-)verantwortlich war. Doch die gute Nachricht ist: Es ist nie zu spät, seine Ernährungsweise zu ändern! Seitdem ich ein veganer Clean Eater bin, fühle ich mich fitter und wacher. Mein Geschmackssinn hat sich verändert, mein Körper ist im positiven Sinne sensibler geworden. Außerdem habe ich endlich einige überflüssige Pfunde verloren, und zwar nachhaltig. Ich fühl mich einfach besser, bin praktisch nie krank. Ach ja: Mein Blutbild ist übrigens perfekt, kein Mangel festzustellen. Außer zum jährlichen Bluttest sieht mein Hausarzt mich nicht.

Und jetzt zu dir: Du kannst ganz einfach ebenfalls zum Clean Eater werden. Dafür musst du weder Ernährungswissenschaften studieren noch konsequent ein kompliziertes Regelwerk befolgen. Es reicht, wenn du einige grundlegende und ganz naheliegende Dinge beachtest. Doch bevor ich dazu komme, möchte ich noch ein wenig ausholen, weil ich denke, dass es hilfreich ist, zunächst mal zu verstehen, was genau eigentlich bei den meisten Menschen in Sachen Ernährung schiefläuft.

WAS BEI UNSERER ERNÄHRUNG GEFÄHRLICH FALSCH LÄUFT

ZUNEHMEND EIN WELTWEITES PROBLEM

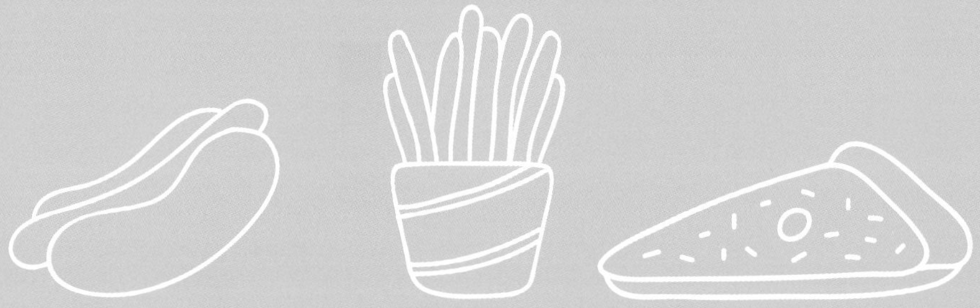

- DIE TYPISCH WESTLICHE ERNÄHRUNG
- ERNÄHRUNG UND KRANKHEITEN: KLARE ZUSAMMENHÄNGE
- DAS GRÖßTE PROBLEM: MANGELNDES ERNÄHRUNGSWISSEN
- WIE DIE LEBENSMITTELINDUSTRIE UNS REINLEGT

WAS BEI UNSERER ERNÄHRUNG FALSCH LÄUFT

Es lohnt sich zunächst, mal genauer hinzuschauen, warum »wir« uns »falsch ernähren«. Ich habe das Wort »wir« in Anführungszeichen gesetzt, weil das natürlich eine starke Verallgemeinerung oder Pauschalisierung ist. Aus demselben Grund habe ich »falsch ernähren« in Anführungsstriche gesetzt, weil es meiner Meinung nach kein generelles »falsch« und »richtig« beim Thema Ernährung gibt. Aber Vereinfachungen helfen nun mal ein wenig, das Thema besser einzugrenzen. Ich möchte im Grunde genommen einfach nur damit ausdrücken, dass ein großer Teil der Menschen besonders in den westlichen Industrienationen sich nicht sonderlich gesund ernährt, was dazu führt, dass immer mehr Menschen übergewichtig sind oder gar krank werden.

Eine Vielzahl von Untersuchungen und Ernährungsstudien zeigt, dass fast alle Zivilisationskrankheiten dadurch entstehen, dass wir unserem Körper dauerhaft zu viel zumuten. Wir geben ihm zu viel von den Stoffen, die uns schaden, und gleichzeitig zu wenig von den Nährstoffen, die wir wirklich brauchen. Eine gewisse Zeit lang verkraften wir das recht gut, denn unser Körper ist erstaunlich zäh und hält tapfer dagegen, wenn wir ihn schädigen. Jeder kennt ja die Beispiele des Onkels, der trotz Bierbauch und Zigaretten 100 wurde.

Wenn wir ehrlich zu uns sind oder in die Statistiken schauen, so wird aber schnell klar, dass das Ausnahmen darstellen. Selbst wenn wir uns im Moment noch unverwundbar fühlen, so kann dieses Gefühl trügerisch sein, denn chronische Krankheiten entstehen in der Regel schleichend. Und dann kann es ganz plötzlich vielleicht zu spät sein, vor allem dann, wenn man über Jahre hinweg die Alarmsignale, die uns unser Körper sendet, ignoriert. Ist der Schaden einmal angerichtet, so wird es häufig schwierig, manchmal gar unmöglich sein, ihn zu reparieren. Besser also, wir lassen es gar nicht erst so weit kommen.

DIE TYPISCH WESTLICHE ERNÄHRUNG

Ich war einmal ein paar Tage in einem typischen Urlaubs-Hotel auf Mallorca zu Gast, zusammen mit zumeist älteren englischen Gästen. Mein Frühstücksmüsli bereitete ich mir jeden Tag auf dem Zimmer zu, doch am letzten Tag beschloss ich, den Frühstücksraum aufzusuchen. Ich hatte große Lust auf ein paar Bohnen in Tomatensoße, und die sollte es in einem vor allem von englischen Gästen stark frequentierten Hotel doch geben. Und tatsächlich, neben sehr viel Fleisch und Eiern gab es Bohnen in Tomatensoße. Doch das war es auch schon für mich. Salate oder frisches Obst: Fehlanzeige! Dafür viel Weißbrot, stark gezuckerte Säfte und diverse Fleischvarianten von Würstchen bis Speck. Die Müsliabteilung war mit gezuckerten Flakes und Ähnlichem bestückt, nach pflanzlichen Milchalternativen suchte ich vergebens. Tatsächlich gab es mit Ausnahme der Bohnen quasi nichts für mich als Veganer. Doch diese Tatsache schockte mich weniger als das, was ich um mich herum beobachtete.

Fast alle Gäste hatten Übergewicht, teilweise sehr starkes. Viele bewegten sich schwerfällig, nicht wenige schoben einen Rollator vor sich her oder benutzten andere Gehhilfen. Das durchschnittliche Hautbild war besorgniserregend, vergeblich suchte ich nach jemandem, der schlank und gesund aussah. Die anderen Gäste bauten vor sich Teller mit Brotbergen auf, Würstchen, Speck und Käse, das alles spülten sie mit Kaffee, Tee (mit viel Milch und Zucker) oder Saft aus stark gezuckertem Konzentrat herunter. Mir wurde ehrlich gesagt ziemlich schlecht, denn dieser Frühstücksraum in einem Hotel auf Mallorca zeigte quasi in konzentrierter Form sehr gut, warum gerade ältere Menschen häufig übergewichtig und krank sind. Das Problem ist, dass es gesellschaftlich offenbar absolut akzeptiert ist, dass man spätestens im höheren Alter dick und krank wird. Pillendosen und Arztgänge sind die Regel, nicht die Ausnahme.

Nur wenige Wochen zuvor hatte ich zufälligerweise die amerikanische Kochbuchautorin Mimi Kirk persönlich kennengelernt, eine über 70-jährige Frau, die locker 20 Jahre jünger aussieht, und sich wie eine junge Frau bewegt – schlank und mit strahlenden Augen. Viele der Gäste in dem von mir gerade beschriebenen Hotel waren jünger, doch niemand sah auch nur annähernd so gesund und fit aus wie Mimi Kirk, die seit vielen Jahren rohvegan lebt, sich also von veganer Rohkost ernährt. Besteht hier etwa ein Zusammenhang? Mit sehr hoher Wahrscheinlichkeit ja.

2025 WIRD JEDER FÜNFTE MENSCH STARK ÜBERGEWICHTIG SEIN

Ein wichtiger Indikator dafür, dass eine typisch westliche Ernährung nicht gerade optimal erscheint, ist die Tatsache, dass es weltweit inzwischen mehr übergewichtige Menschen als untergewichtige Menschen gibt. In den vergangenen 40 Jahren hat die Zahl der stark Übergewichtigen (Adipösen) weltweit erheblich zugenommen: Galten 1975 noch 105 Millionen Menschen als deutlich zu dick, waren es 2014 schon 641 Millionen, so das Ergebnis einer umfangreichen Studie.[1] Ungefähr ein Prozent der Männer und zwei Prozent der Frauen sind sogar krankhaft übergewichtig, d. h. ihr Body-Mass-Index (BMI) liegt bei über 40. Auf die Weltbevölkerung umgerechnet bedeutet dies, dass ungefähr 55 Millionen Menschen so viel Übergewicht haben, dass grundlegende Körperfunktionen wie das Atmen beeinträchtigt werden. 2025 wird – so der Trend anhält – jeder fünfte Mensch stark übergewichtig sein. Die Zahlen geben dabei lediglich die Zahl der »stark Übergewichtigen« wieder, die Zahl der Übergewichtigen insgesamt ist weitaus größer, fast jeder dritte Mensch weltweit gilt als übergewichtig.[2] Und: Die Zahl der Übergewichtigen steigt schneller als die Weltbevölkerung an sich. Das sind wirklich alarmierende Zahlen!

Übergewichtige Menschen verteilen sich nicht ganz gleichmäßig über den Globus. Besonders hohe BMI-Durchschnittswerte findet man in Industrienationen wie den USA, Kanada, Europa und Australien, aber auch in Russland, China, Saudi-Arabien

1 www.thelancet.com/journals/lancet/article/PIIS0140-6736(16)30054-X/abstract

2 www.focus.de/gesundheit/ernaehrung/gesundessen/gefaehrlicher-trend-fast-ein-drittel-der-weltbevoelkerung-ist-zu-dick_id_3879429.html

oder in Nord- und Südafrika. In Schwellenländern wie Indien oder China wächst die Zahl der Übergewichtigen sehr stark an, gleichzeitig ist immer noch ein großer Teil der Bevölkerung untergewichtig. Hier geht die Schere stark auseinander, nicht zuletzt, weil eine neue Mittelschicht entsteht, die es sich plötzlich leisten kann, westlichen Ernährungstrends nachzueifern: Mit dem Wohlstand wächst der Bauch. Jeder dritte Diabeteskranke lebt in inzwischen in China.

BMI-KATEGORIEN LAUT WELTGESUNDHEITSORGANISATION

KATEGORIE	BODY-MASS-INDEX (BMI)
Untergewicht	weniger als 18,5
Normalgewicht	18,5-24,9
Übergewicht	25-29,9
starkes Übergewicht (Adipositas Grad I)	30-34,9
Adipositas Grad II	35-39,9
Adipositas Grad III	40 oder mehr

Erklärung: Der BMI ergibt sich aus dem Gewicht einer Person im Verhältnis zum Quadrat der Körpergröße. Als übergewichtig gilt, wer einen BMI von 25 überschreitet, zur Gruppe der stark Übergewichtigen zählt, wer einen BMI über 30 hat. Häufig wird noch nach Geschlecht und Alter unterschieden, die Einteilung ist umstritten, daher sollte man seinen BMI-Wert nicht als Maß aller Dinge betrachten.

Besonders rasant nimmt die Anzahl übergewichtiger Kinder unter fünf Jahren in Asien zu. Während sich in den Industrienationen in den vergangenen 30 Jahren die Zahl der übergewichtigen Menschen »nur« verdoppelt hat, verdreifachte sich diese in den Entwicklungsländern, weil hier immer mehr Fleisch, Fett und Zucker gesündere Lebensmittel wie Obst, Gemüse und Getreide verdrängen.[3] Traditionelle, zumeist stark pflanzenbasierte Mahlzeiten werden zunehmend durch Gerichte mit einem höheren Anteil an Fleisch und sogenannten leeren Kalorien – Lebensmittel mit hohem Energiegehalt, aber sehr wenigen Nährstoffen – ersetzt.

AUCH DIE ARMEN WERDEN IMMER DICKER

Übergewicht ist jedoch nicht nur ein Problem der Menschen, die sich nun mehr Fleisch auf dem Teller leisten können. Zuckerhaltige Limonaden und Fast Food können gerade in Entwicklungsländern so günstig angeboten werden, dass auch Menschen mit geringem Einkommen eine lohnenswerte Konsumentengruppe geworden sind. Das bedeutet: Auch die Armen werden stets dicker. In Brasilien, wo fast die Hälfte

3 www.faz.net/aktuell/wirtschaft/menschen-wirtschaft/fettsucht-in-entwicklungslaendern-die-dicken-kinder-von-schanghai-12902602.html

aller Menschen als übergewichtig gilt (und gut 16 % als fettleibig), gibt es inzwischen spezielle Sitze für »Obesos« (Fettleibige) in den öffentlichen Bussen. Verrückt, oder? Es ist schon unglaublich, dass der Staat und die Gesellschaft sich nicht stärker mit der Bekämpfung der eigentlichen Ursachen beschäftigen, sondern stattdessen versuchen, mit den vorhandenen und größer werdenden Problemen möglichst angenehm leben zu können. Immerhin haben bereits mehrere Staaten sich dazu entschieden, gezuckerte Getränke stärker zu besteuern, und in Chile wurde ein berühmtes Schokoladen-Ei gerade verboten, da bereits 60 % der Bevölkerung übergewichtig sind. Ein kleiner Anfang vielleicht ...

»Wir leben in einer Welt, in der es die neue Normalität ist, fehlerhaft ernährt zu sein«, sagte Lawrence Haddad vom Internationalen Forschungsinstitut für Ernährungspolitik bei der Vorstellung des Global Nutrition Reports.[4] Das bedeutet übrigens im Umkehrschluss nicht, dass es kein Bewusstsein für diese Probleme gibt. Massives Übergewicht wird längst als Epidemie erkannt, nicht zuletzt auch als extrem hoher Kostenfaktor für die Gesundheitssysteme weltweit. Und es wird stets einfacher und günstiger, sich ungesund zu ernähren. Wir haben also ein im wahrsten Sinne des Wortes massives Problem! Doch warum ernähren sich die Menschen so falsch?

WIR ESSEN (IM DURCHSCHNITT) ZU VIEL

- Fast Food
- stark verarbeitete Lebensmittel und Industrienahrung
- ungesunde Fette, z. B. billige Öle
- Fleisch
- Zucker
- leere Kalorien

GLEICHZEITIG ESSEN WIR ZU WENIG

- pflanzliche Lebensmittel, insbesondere Obst und Gemüse
- vollwertige Lebensmittel
- Vitamine, Mineralstoffe und sekundäre Pflanzenstoffe
- Ballaststoffe

Hinzu kommt, dass wir Menschen uns immer weniger bewegen, weil die meisten von uns sitzende statt körperlich anspruchsvollere Tätigkeiten verrichten. Unsere Lebensumstände haben sich stark verändert, gerade in den letzten Jahrzehnten, doch wir passen unsere Ernährung nicht entsprechend an. In der Steinzeit hat der Mensch jede Gelegenheit genutzt, sich so satt wie möglich zu essen, weil man nie wusste, wann sich die nächste Gelegenheit bietet. Heute aber ist Essen für uns jederzeit verfügbar, doch wir verhalten uns immer noch so wie unsere Ahnen in der Steinzeit. So essen wir

4 http://globalnutritionreport.org/

vermutlich häufig mehr als unser Körper benötigt, vor allem immer häufiger Fettiges und Zuckerhaltiges nebenbei. Wir verlernen, was echter Hunger bedeutet, wir essen einfach immer, wenn wir Appetit haben. Nicht wenige Menschen werden regelrecht esssüchtig, im schlimmsten Fall leiden sie unter Krankheitsbildern wie Bulimie oder »Binge-Eating«.

Die meisten haben kein gesundes Verhältnis mehr zu ihrer Nahrung, und wir nehmen uns im stressigen Alltag keine Zeit für gesunde Ernährung. Zudem werden wir immer bequemer, und das nutzt die Nahrungsmittelindustrie gerne aus, denn sie kann deshalb immer neue gewinnbringende Produkte auf den Markt werfen. Es ist doch wunderbar praktisch, dass es an jeder Ecke günstiges und schnell verfügbares Essen wie Würstchen, Croissants, Schokoriegel, Sandwiches, Döner, Pizza usw. gibt. Selbst in Kinderrucksäcken findet man heutzutage vermutlich deutlich häufiger angeblich gesunde Zwischenmahlzeiten – die nicht selten mehr Fett und Zucker als eine Sachertorte enthalten – als Obst und Vollkornbrot. Wir haben schließlich auch alle viel zu tun, der Druck ist groß – wer kann es sich da tatsächlich noch leisten, selber einzukaufen und nach der Arbeit noch gesund zu kochen? Dann doch lieber das Smartphone rausholen und über einen Lieferdienst der Wahl günstig und schnell etwas bestellen!

Überall bekommen wir jederzeit Nahrung, doch diese ist in den seltensten Fällen tatsächlich auch gesund. In den meisten Bäckereien gibt es kein einziges Vollkornbrot mehr, aber dafür Pizza, Bockwürstchen, Ei-Brötchen und gefüllte Croissants. Es ist wirklich deutlich schwerer (das weiß ich nur zu gut aus eigener Erfahrung), eine gesunde schnelle Mahlzeit zu bekommen, wenn die Zeit wirklich mal drängt. Selbst bei Fertig-Salaten wird man kaum etwas ohne Käse und Fleisch oder Fisch finden.

FALSCHE EMPFEHLUNGEN

Schaut man sich die Ernährungsempfehlungen der Deutschen Gesellschaft für Ernährung (DGE)[5] oder gar die »Standard American Diet«[6] an, wird klar, warum man selbst dann nicht dauerhaft gesund lebt, wenn man sich eng an die offiziellen Empfehlungen hält. Gerade Letztere empfiehlt eine Ernährung, die reichlich tierische Proteine und Fette, auch viel Cholesterol und gesättigte Fettsäuren, täglichen Konsum von Milchprodukten, viele verarbeitete Lebensmittel, relativ viel Zucker, dafür aber wenig Ballaststoffe und komplexe Kohlenhydrate enthält. Solche Empfehlungen findet man in ähnlicher Weise in vielen anderen Ländern. Es wird bei solchen Empfehlungen, die häufig in Pyramidenform dargestellt werden, in der Regel leider auch nicht erwähnt, dass vollwertiges Getreide gesünder ist als Auszugsgetreide; es wird nicht zwischen tierischen oder pflanzlichen Proteinen unterschieden, genauso wenig zwischen gesunden und ungesunden Fetten. Die Empfehlungen der DGE gehen deutlich weiter in die richtige Richtung, doch auch sie beinhalten einen regelmäßigen Konsum von Fleisch, Milchprodukten und weiteren tierischen Produkten.

5 www.dge.de
6 www.draxe.com/charts-american-diet

Wir haben also im Fazit ein weltweit großes, sehr ernst zu nehmendes und leider weiter wachsendes Problem: Die meisten Menschen ernähren sich falsch, immer mehr sind übergewichtig, besonders bei Kindern steigen die Zahlen dramatisch an. Kann man die Maßnahme der Brasilianer, eigens für besonders dicke Menschen spezielle Sitze im Bus einzubauen, schon fast belächeln, stellen Übergewicht und generell eine falsche Ernährung ein sehr viel größeres Problem dar: Sie sind die Grundlage für die Entstehung zahlreicher schwerwiegender Gesundheitsprobleme.

ERNÄHRUNG UND KRANKHEITEN: KLARE ZUSAMMENHÄNGE

Wann immer jemand im Kreise meiner Familie an Diabetes, Krebs oder einer anderen Zivilisationskrankheit erkrankt, hieß und heißt es: »Das liegt nun mal an den Genen, das ist Vererbung. Da kann man nichts machen!« Und Krankheitsfälle gab und gibt es genug in meiner (großen) Familie: Brustkrebs, Schilddrüsenkrebs, Hodenkrebs, Parkinson, Allergien, Asthma, Gicht, Rheuma, Diabetes Typ 2, Neurodermitis, Bluthochdruck oder auch Herz- und Gefäßkrankheiten – fast das komplette Spektrum sozusagen.

Dass statt »schlechter Gene« die eigene Lebens- und hier besonders Ernährungsweise für die Entstehung solcher Krankheiten verantwortlich ist, wurde und wird gar nicht erst in Betracht gezogen. Tatsächlich aber entstehen – je nach Krankheitsbild – deutlich weniger Erkrankungen durch Vererbung als eben durch eine falsche Ernährungs- oder Lebensweise (Rauchen, Sport usw.). Wenn ich beispielsweise daran zurückdenke, wie meine Großeltern sich ernährt haben und wie stark übergewichtig sie waren, so glaube ich heute, dass ihr doch recht früher Tod und zuvor ihre schweren Erkrankungen sehr viel mit ihrer Lebens- und Ernährungsweise zu tun hatten. Schaut man plötzlich mit ganz anderen Augen um sich, so kann vermutlich jeder Menschen im Freundes-, Familien- oder Kollegenkreis nennen, bei denen ein Zusammenhang zwischen falscher Ernährung und einer Krankheit doch relativ offensichtlich ist.

Wer sich nicht von persönlichen Eindrücken leiten lassen möchte, der kann auf eine inzwischen riesige Zahl von Studien zurückgreifen, die ganz eindeutig und ohne Zweifel den Zusammenhang zwischen Ernährung und Gesundheit belegen. Folgende Krankheiten entstehen in den meisten Fällen durch eine falsche Ernährung oder werden zumindest stark durch sie begünstigt:

- Krebsarten wie Darmkrebs, Magenkrebs, Brustkrebs, Schilddrüsenkrebs usw.
- Stoffwechselkrankheiten wie Diabetes, Leberschäden, Nieren- und Gallensteine oder Gicht
- Gefäßerkrankungen wie Bluthochdruck, Herzinfarkt, Schlaganfall, Thrombosen oder Arteriosklerose
- Erkrankungen des Bewegungsapparates wie Rheuma, Arthrose, Arthritis, Bandscheiben- und Wirbelsäulenschäden
- Erkrankungen des Verdauungsapparates usw.

Zahlreiche chronische Krankheitsbilder wie die oben genannten verbreiten sich stärker und stärker und führen dazu, dass die Menschen durchschnittlich dicker sind und früher sterben. Forscher gehen sogar davon aus, dass in den USA die heutige Generation der Kinder weniger alt werden dürfte als ihre Eltern[7] (zum ersten Mal in der Geschichte), weil immer mehr Kinder übergewichtig sind und ein ernst zu nehmender Anteil von ihnen an Diabetes Typ 2 (»Altersdiabetes«) leidet. Infolgedessen besteht für sie ein deutlich erhöhtes Risiko, an Herzkrankheiten, Nierenversagen oder Krebs zu sterben. Die dramatischen Folgen werden jedoch erst viele Jahre später deutlich. Vielleicht noch ein Grund, warum diese immer größer werden Probleme (noch) nicht als solche von der Allgemeinheit empfunden werden. Ernährungsbedingte chronische Krankheiten wie Fettleibigkeit, Diabetes, Herz-Kreislauf-Erkrankungen oder Krebs stellen längst weltweit die häufigsten Todesursachen dar. Kein Wunder, dass die Weltgesundheitsorganisation längst von einer Epidemie spricht.[8] Besonders auf dem Vormarsch ist Diabetes. Weltweit leiden heute 422 Millionen Menschen an Diabetes Typ 2, und die Zahl der Erkrankten hat sich in den vergangenen 35 Jahren vervierfacht.[9]

DIE GUTE NACHRICHT

Die gute Nachricht ist: Wir könnten all das mit großer Wahrscheinlichkeit verhindern. Und zwar einfach, indem wir uns gesund ernähren! Zu simpel, um wahr zu sein? Keineswegs. Selbst wenn uns die Veranlagung für eine oder mehrere der oben genannten Krankheiten vererbt worden ist, können wir verhindern, dass sie aktiviert wird – indem wir sie nicht füttern. Dr. Michael Greger, ein amerikanischer Arzt und Autor, fasst das in seinem Bestseller »How not to die« so zusammen: Welche Gene wir auch immer von unseren Eltern erben, unsere Nahrung beeinflusst, wie diese Gene unsere Gesundheit beeinflussen. Die Macht darüber liegt in unseren Händen und auf unseren Tellern.[10]

»DIE GUTE NACHRICHT IST: WIR KÖNNTEN ALL DAS MIT GROßER WAHRSCHEINLICHKEIT VERHINDERN.«

Diese Erkenntnis, die durch zahllose Studien und Versuche eindeutig belegt wird, war für mich ein absoluter Augenöffner. Ganz klar: Es gibt immer noch Menschen, die trotz einer hervorragenden Ernährung schwer krank werden. Und es gibt solche, die sich wahnsinnig ungesund ernähren, rauchen, viel Alkohol trinken und trotzdem bei bester Gesundheit 100 Jahre alt werden. Wir können nicht zu 100 % kontrollieren, ob wir gesund bleiben und alt werden. Doch unsere Ernährung ist wohl immerhin das größte Rad, an dem wir selbst drehen können. Wir selbst haben es zu einem sehr großen Anteil in der Hand, ob wir mit 60 Jahren stark übergewichtig und chronisch krank unseren Rollator durch die Gegend schieben – oder ob wir morgens eine Runde joggen

7 www.nytimes.com/2005/03/17/health/childrens-life-expectancy-being-cut-short-by-obesity.html
8 www.who.int/nutrition/topics/2_background/en
9 www.globalnutritionreport.org/the-report/
10 Sinngemäß aus dem Englischen übersetzt

gehen. Wir sind nicht die wehrlosen Opfer unserer Gene, die selber eh nichts ändern können – wir dürfen im Gegenteil aktive Gestalter unserer eigenen Gesundheit sein! Nur müssen wir zuerst endlich begreifen, wie groß der Einfluss unserer Ernährung auf unsere Gesundheit tatsächlich ist. Wir brauchen einen Paradigmenwechsel: Weg vom Inkaufnehmen von Krankheiten und deren Linderung durch Medikamente (kurativ), hin zur Prävention durch eine gesunde Ernährungsweise!

Wir können nicht nur präventiv viel dafür tun, dass wir gar nicht erst erkranken. So gut wie alle chronischen Krankheiten sind auch reversibel, also heilbar. Menschen, deren Hausarzt eine unheilbare Diabetes Typ 2 diagnostiziert, können innerhalb weniger Wochen durch eine Ernährungsumstellung eine dramatische Verbesserung ihres Gesundheitszustandes bis hin zu einer vollständigen Genesung herbeiführen. Das gilt auch für Herz-Gefäßkrankheiten und zahlreiche weitere Krankheitsbilder. Wer seine Ernährung auf eine gesunde Basis umstellt, kann innerhalb von kurzer Zeit deutliche gesundheitliche Verbesserungen erzielen, sich langfristig sogar komplett von bestehenden Krankheiten befreien. Zahllose persönliche Geschichten bestätigen dies genauso wie eine große Zahl an Studien.

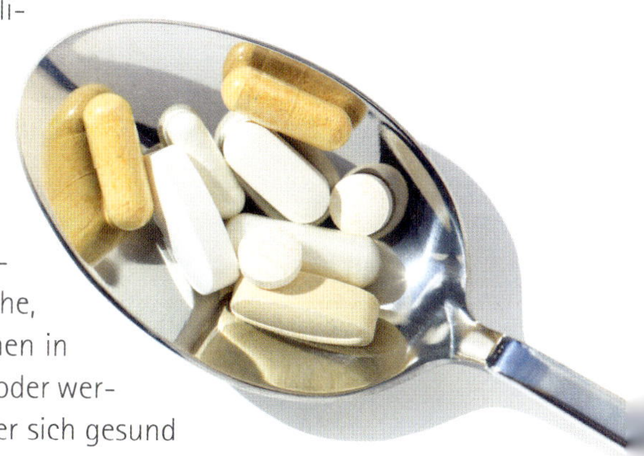

Ich fasse das noch mal zusammen, weil diese Erkenntnisse so eminent wichtig sind: Die individuelle Ernährungsweise hat einen erheblichen Einfluss auf die physische und auch psychische Gesundheit sowie auf die Lebenserwartung. Gefährliche, lebensverkürzende chronische Krankheiten entstehen in den meisten Fällen durch eine falsche Ernährung – oder werden zumindest im hohen Maße von ihr bedingt. Wer sich gesund ernährt, kann nicht nur mit großer Wahrscheinlichkeit verhindern, chronisch krank zu werden und gleichzeitig seine Lebenserwartung steigern, sondern bestehende chronische Krankheiten durch eine Ernährungsumstellung lindern oder gar heilen. Es klingt beinahe banal einfach, und doch ist diese Erkenntnis alles andere als banal. Sie kann lebensrettend sein.

Kurzer Hinweis: An dieser Stelle kann ich aus Platzgründen nicht ausführlich auf die Vielzahl an Studien eingehen, die die oben genannten Zusammenhänge eindeutig belegen. Nichtsdestotrotz auch schon zu diesem frühen Zeitpunkt meine Empfehlung: Nimm dir die Zeit, dich eingehender mit diesem unglaublich wichtigen Thema zu beschäftigen. Du wirst auf eine Vielzahl an Studien stoßen, die von renommierten Instituten wie z. B. der Harvard-Universität durchgeführt wurden. Und lass dich bitte keineswegs dadurch verunsichern, dass die Lebensmittelindustrie (besonders die Fleisch- und Milchindustrie) logischerweise versucht, diese Untersuchungen abzuwerten oder zu negieren. Die dahinterliegenden Motive sind schließlich mehr als offensichtlich.

MIT SCHLECHTEM TREIBSTOFF KOMMT DER MOTOR INS STOTTERN

Eigentlich ist diese wichtige Erkenntnis keine wirkliche Überraschung: Nahrung ist nun mal der Treibstoff für unseren Körper – geben wir ihm ständig nur schlechten Treibstoff, werden die Filter (sprich: unsere Arterien und Zellen) verschmutzen und irgendwann der Motor ins Stottern kommen. Wie sollen wir zu körperlichen Höchstleistungen auflaufen, wenn wir uns nicht optimal versorgen? Besorgniserregend ist, dass viele Menschen tatsächlich bei ihrem Auto stärker darauf bedacht sind, ihm den besten Treibstoff zu geben, es zu pflegen und regelmäßig zu warten. Wären wir nur mit unserem eigenen Körper ähnlich sorgfältig!

Wie würde es in Krankenhäusern oder Arztpraxen aussehen, wenn sich alle Menschen plötzlich gesund ernähren würden? Vermutlich ziemlich leer. Was, wenn wir es nicht mehr als unvermeidbar ansehen würden, mit hoher Wahrscheinlichkeit im Laufe unseres Lebens krank zu werden, sondern begreifen, dass wir das ganz einfach durch unsere Ernährung verhindern können? Wir müssen nicht Ärzte aufsuchen und Medikamente einwerfen, um die Schäden in Schach zu halten (seltenst werden sie dadurch repariert), die wir selbst durch unsere Lebensweise verursacht haben – wir sollten dafür sorgen, dass sie gar nicht erst entstehen. Es ist so einfach, dass es fast schon wehtut: Du bist, was du isst! Diese Erkenntnis ist keineswegs neu: Schon der berühmteste Arzt des Altertums, Hippokrates, schrieb vor ungefähr 2.500 Jahren: »Lass die Nahrung deine Medizin sein und Medizin deine Nahrung!«

> **»WIE WÜRDE ES IN KRANKENHÄUSERN ODER ARZTPRAXEN AUSSEHEN, WENN SICH ALLE MENSCHEN PLÖTZLICH GESUND ERNÄHREN WÜRDEN? VERMUTLICH ZIEMLICH LEER.«**

Moment! Wenn das so einfach ist, warum ernähren wir uns dann nicht alle besser? Warum haben wir trotzdem weltweit so gravierende Probleme? Und warum erzählen uns die Ärzte nicht, dass wir uns anders ernähren sollten? Die müssen es doch wissen! Ganz einfach: weil das Thema Ernährung kaum oder gar nicht in ihrer Ausbildung vorkommt – und wenn, dann ist das dort Gelernte sehr einseitig und unzureichend. Hinzu kommt, dass Ärzte, Apotheken und Krankenhäuser massiv von der Pharmaindustrie »unterstützt« werden, indem sie für Vorträge und Beratungen bezahlt werden, Fortbildungen und Reisekosten erstattet bekommen. 575 Millionen Euro sind 2015 von der Pharmaindustrie an Ärzte und medizinische Einrichtungen dafür geflossen.[11] Vielleicht sollten wir endlich mehr Eigenverantwortung übernehmen und nicht blind den Ärzten alles glauben, was sie uns erzählen!

DAS GRÖßTE PROBLEM: MANGELNDES ERNÄHRUNGSWISSEN

Die Zahl der Raucher hat sich in den vergangenen Jahrzehnten in Deutschland stark verringert, und das ist kein Wunder: Auf Verpackungen wird vor den Folgen des Rauchens gewarnt, Tabakwerbung wurde weitestgehend verboten, in öffentlichen Berei-

11 www.spiegel.de/gesundheit/diagnose/pharma-industrie-an-diese-aerzte-zahlten-pharmafirmen-geld-a-1102854.html

chen ist das Rauchen inzwischen größtenteils verboten. Kaum noch jemand dürfte glauben, dass Rauchen ungefährlich ist. Wie aufgeklärt sind wir aber beim Thema Ernährung? »Die Wurst ist die Zigarette der Zukunft«, sagte ausgerechnet der Firmenchef eines großen deutschen Fleischkonzerns, der erfolgreich mehr und mehr auf vegetarische und vegane Produkte setzt.[12] Ich bin jedenfalls gespannt, ob das Fleischessen tatsächlich demnächst so verpönt sein wird wie heute das Rauchen. Aber was hat das Rauchen nun mit Ernährung zu tun? Nun, ich denke, dass sich der größte Teil der Menschheit deutlich gesünder ernähren würde, wüsste er, *wie* schädlich eine falsche Ernährung sein kann, welche gravierenden Schäden sie anrichtet. Das Problem ist nur, dass die wenigsten genau dieses Wissen haben.

Denke ich an meine Schulzeit zurück, so muss ich feststellen, dass ich in 13 Schuljahren nichts zum Thema Ernährung erfahren habe. Rein gar nichts. Stattdessen wurden mir binomische Formeln beigebracht (habe ich längst vergessen) und ich habe mich zwei Jahre lang mit Goethes »Faust« beschäftigen dürfen. Ich möchte nicht wagen zu behaupten, das in der Schule Gelernte wäre komplett unnütz gewesen, und doch frage ich mich im Nachhinein, warum ich nichts über ein so wichtiges Thema wie Ernährung erfahren habe. Doch selbst wenn wir über das Thema in der Schule geredet hätten, wäre nicht gewährleistet gewesen, dass ich die richtigen Informationen erhalte. Ginge ich zu einem Arzt, der voll und ganz auf die Schulmedizin vertraut, so bekäme ich vermutlich in den wenigsten Fällen gesagt, meine Ernährung könnte der Auslöser meiner Probleme sein. Wir besitzen in der Regel zu wenig Ernährungswissen, weil den wenigsten von uns das Glück vergönnt ist, ausreichend und richtig aufgeklärt zu werden. So ging es mir, so ging es zuvor meinen Eltern. Falsches Ernährungswissen wird weitergegeben – und welches Kind hinterfragt schon, was es von seinen Eltern zu essen bekommt?

WIE SOLLEN WIR UNS GESÜNDER ERNÄHREN, WENN WIR NICHT WISSEN, WIE?

Heute bin ich häufig fassungslos, wenn ich mich mit anderen Menschen über das Thema Ernährung unterhalte, weil ich feststelle, wie wenig informiert die meisten sind. Im Supermarkt werde ich von der Verkäuferin gefragt, wie die Gemüsesorten heißen, die ich aufs Band gelegt habe. In der Bäckerei weiß man nicht Bescheid, was Vollkorn bedeutet. Eine Freundin erzählt mir, sie tränke morgens einen gesunden Smoothie mit Vanilleeis. Viele Menschen wissen nicht, wie man Gemüse lagert und zubereitet, geschweige denn, wie man eine gesunde Mahlzeit auf den Tisch bringt. Noch immer höre ich, dass eine vegane Ernährung zwangsläufig zu Mangelerscheinungen führt. Dass Milch und Eier gesund sind. Und so weiter.

Mir ist in den letzten Jahren immer deutlicher geworden, dass mangelndes Ernährungswissen ein wirklich immenses Problem darstellt. Wie sollen sich die Menschen gesünder ernähren, wenn sie schlicht und ergreifend nicht wissen, wie das geht? Wie

12 www.spiegel.de/wirtschaft/ruegenwalder-muehle-verkauft-vegetarische-wurst-a-1023898.html

sollen wir die Zusammenhänge zwischen dem, was wir essen, und der Entstehung von Krankheiten erkennen, wenn es Jahre oder Jahrzehnte dauern kann, bis sich unsere falsche Ernährungsweise plötzlich und für uns überraschend rächt? Würden wir unmittelbare negative Folgen nach jeder Mahlzeit spüren, so würden wir uns vermutlich umgehend anders ernähren.

Doch ich sehe Licht am Ende des Tunnels der Unwissenheit, denn immer mehr Menschen beginnen, sich eingehender mit ihrer Ernährung, aber auch den Folgen ihres Konsums für Umwelt, Klima und Tiere zu beschäftigen. Diese positive Entwicklung ist meiner Meinung nach vor allem mit der immens gestiegenen Verfügbarkeit von Informationen zum Thema zu erklären: TV-Sendungen, Dokumentationen, Bücher, Internetseiten, Blogs, soziale Medien – man kommt heutzutage nicht mehr daran vorbei. Ich stelle auch deutlich fest, wie sich das Medienbild in den letzten Jahren verändert hat, dass immer häufiger und kritischer über Themen wie Massentierhaltung oder den Zusammenhang zwischen Ernährung und Erkrankungen berichtet wird. Gleichzeitig auch immer offener und positiver über Ernährungskonzepte wie eine vegane Ernährung. Als ich jung war, gab es all das nicht oder kaum. Noch vor fünf Jahren war es gar nicht so einfach, ein veganes Kochbuch zu finden, heute hat fast jeder Bücherladen einen Extratisch dafür. Und hinzukommt: Jeder ist ein Multiplikator, egal ob man offensiv im Familien- und Freundeskreis informiert oder einfach »sein Ding macht« – eine Ernährungsumstellung wird vom Umfeld nicht unentdeckt bleiben, und die Fragen werden kommen.

Klar ist aber auch, dass nicht jeder für das Thema zugänglich ist, und auch das ist nicht weiter erstaunlich. Ernährungsgewohnheiten sitzen ganz tief, denn sie wurden über viele Jahre hinweg anerzogen. Hinzu kommt die Dauerberieselung der Werbung, dazu die lockenden Angebote überall. Machen wir uns nichts vor: Es ist gar nicht so einfach, all das infrage zu stellen oder gar zu ändern. Daher staune ich auch bisweilen über den (Über-)Eifer so mancher Veganer, die nicht verstehen können, warum nicht gleich jeder im Familien- oder Freundeskreis von heute auf morgen ebenfalls auf eine vegane Ernährung umstellen möchte.

»ERNÄHRUNGSGEWOHNHEITEN SITZEN GANZ TIEF, DENN SIE WURDEN ÜBER VIELE JAHRE HINWEG ANERZOGEN.«

Ich bin übrigens auch kein Fan davon, mein Umfeld täglich mit Vorwürfen und Massentierhaltungsvideos zu bombardieren, ihnen ihr Essen schlecht zu machen oder sie bei Facebook zu entfreunden, weil sie Fleisch essen. Meiner Erfahrung nach sollte man die Menschen um sich herum nicht unter Druck setzen, sondern ihnen zugestehen, so schnell und so viel umzustellen, wie sie es mögen. Auch ich habe meine Zeit gebraucht, und die war gar nicht mal so kurz. Man sollte möglichst mit Fingerspitzengefühl »missionieren«, seine Botschaften positiv verpacken und darauf hoffen, dass man zumindest einen Samen der Veränderung beim Gegenüber gepflanzt hat. Vielleicht wird ja sogar eines Tages von politischer Seite stärker dafür gesorgt werden, dass die Menschen über die Folgen ihrer Ernährungsweise und ihres damit verbundenen Konsums aufgeklärt werden. Im Moment scheint mir da noch erheblicher Nachholbedarf zu bestehen. Vielleicht weil die Lebensmittelindustrie etwas dagegen hat?

WIE DIE LEBENSMITTELINDUSTRIE UNS REINLEGT

Die Lebensmittelindustrie tut eine ganze Menge dafür, dass wir uns nicht gesünder ernähren – denn dann würden wir ja ihre Produkte nicht mehr kaufen. Zumindest gilt das für einen großen Teil der Unternehmen. An unverarbeiteten Lebensmitteln, die wir uns selbst zu Hause zubereiten, ist nun mal wenig zu verdienen. An hochverarbeiteter Fertignahrung aus billigsten Zutaten, angereichert mit Zusatzstoffen, allerdings schon. Daher werden unglaubliche Summen für die Werbung ausgegeben, besonders für Süßwaren und Schokolade. 2011 betrug das Werbebudget für dieses Produktsegment alleine in Deutschland knapp 700 Millionen Euro.[13] Zum Vergleich: Für die Bewerbung von Früchten und Gemüse wurden gerade mal gut 7 Millionen ausgegeben. Das zweitgrößte Budget wurde übrigens für Milchprodukte angesetzt.

»DIE LEBENSMITTELINDUSTRIE TUT EINE GANZE MENGE DAFÜR, DASS WIR UNS NICHT GESÜNDER ERNÄHREN.«

Wir werden dauerberieselt, bis zu 10.000 Werbebotschaften prasseln *täglich* auf uns ein![14] Doch am perfidesten ist, dass die großen Unternehmen bereits bei den ganz jungen Konsumenten eine Menge dafür tun, dass diese später Stammkunden werden. In Kitas und Schulen wird aggressiv Werbung betrieben, werden Schulfeste gesponsort, Produktproben verteilt, kostenlose Schulhefte mit Markenlogos und Schokoladenduft verteilt und sogar Unterrichtsmaterial angeboten, in denen die ungesunden Produkte der Unternehmen als gesund angepriesen werden.

SCHON KINDER WERDEN VON DER LEBENSMITTELINDUSTRIE BEDRÄNGT

»Völlig ungeniert bedrängt die Lebensmittelindustrie Kinder in Schulen und Kitas hinter dem Rücken der Eltern, möglichst viele Süßigkeiten, Snacks und Softdrinks zu konsumieren«, sagt Oliver Huizinga, Experte für Lebensmittelwerbung bei der Verbraucherorganisation foodwatch.[15] Die in der Fachsprache als »Education Marketing« bezeichneten Werbemaßnahmen werden nach außen hin als Engagement in der Bildung dargestellt – was sich wirklich dahinter verbirgt, ist mehr als offensichtlich. Gerade Kinder lassen sich hervorragend prägen, man kann sie ganz wunderbar zu *den* Konsumenten erziehen, die man als Unternehmen gerne hätte. In den USA ist es übrigens auch inzwischen normal, dass Fast-Food-Unternehmen wie »Pizza Hut«

13 http://de.statista.com/statistik/daten/studie/220902/umfrage/werbebudget-der-lebensmittelindustrie-in-deutschland/

14 https://media.oekotest.de/cgi/index.cgi?action=anz-media-mum-032008-titel

15 www.foodwatch.org/de/presse/pressemitteilungen/pressemitteilung-trotz-verbots-lebensmittelindustrie-macht-massenhaft-junkfood-werbung-in-schulen-und-kitas-unterrichtsmaterial-soll-kinder-zu-noch-mehr-schokolade-und-soft-drinks-verfuehren/

die Schulverpflegung übernommen haben. Ob es dort gesundes, frisches Essen gibt? Wohl kaum. Kein Wunder, dass aus den meisten Kindern später schlecht informierte Konsumenten werden, die sich in höchstem Maße ungesund ernähren!

Doch das ist lange noch nicht alles. Es wird massivste Verbrauchertäuschung auf allen Ebenen betrieben, ständig werden uns neue Werbelügen und falsche Gesundheitsversprechungen um die Ohren gehauen. Ununterbrochen wird getrickst, um uns vorzugaukeln, wir würden etwas Gesundes kaufen. Wer schaut schon näher hin, um festzustellen, dass die vermeintlich gesunde Zwischenmahlzeit hauptsächlich aus Zucker, Fett und billigen Zusatzstoffen besteht? Wer weiß tatsächlich, dass sein Erdbeerjoghurt nicht den Hauch von Erdbeere enthält, sondern z. B. Sägespäne, die für erdbeerähnliche Geschmacksnoten sorgen? Wem ist bekannt, welch unappetitlichen, häufig tierischen Zutaten unser Essen enthält? Wie wäre es, wenn es plötzlich Warnhinweise auf Lebensmittelverpackungen gäbe – ähnlich wie bei Zigaretten?

EIN KAMPF GEGEN WINDMÜHLEN

Verbraucherschutzorganisationen wie »foodwatch« kämpfen seit Jahren dafür, dass die verbraucherfeindlichen Praktiken der Lebensmittelindustrie entlarvt werden, doch es scheint ein Kampf gegen Windmühlen zu sein. Zu groß ist offenbar der Einfluss der Lebensmittellobbys in der Politik, ihnen bleibt leider weitgehend freie Hand. So wurde z. B. auch die verpflichtende Einführung von Lebensmittelampeln auf Verpackungen verhindert. Die Idee ist prinzipiell großartig und würde zumindest eine große Hilfe darstellen: Mit einem für jeden Verbraucher verständlichen Ampelsystem erkennt er auf einen Blick, ob das jeweilige Produkt viel Zucker, Fett oder Salz enthält. Doch das ist nicht im Sinne der Lebensmittelindustrie, die lieber mit verwirrenden Prozentangaben und irreführenden Portionsgrößen sowie der Verklausulierung von Zusatzstoffen dafür sorgt, dass ihr Produkt für den Durchschnittsverbraucher nicht so einfach als ungesund zu identifizieren ist. Gerade Zucker wird kreativ in den Zutatenlisten versteckt. Und natürlich werden zahlreiche Ernährungsstudien von der Lebensmittelindustrie finanziert, damit diese mit den gewünschten Ergebnissen – die natürlich in der Regel den Ergebnissen von unabhängigen Instituten widersprechen – ihr Tun in der Öffentlichkeit rechtfertigen können. Wer schaut schon genau hin, von wem eine Studie finanziert wurde?

»WER SCHAUT SCHON GENAU HIN, VON WEM EINE STUDIE FINANZIERT WURDE?«

In Barcelona besuchte ich einmal eine kostenlose Ausstellung zum Thema im Naturwissenschaften-Museum. Sehr hübsch gemacht, aufwendig und auch interessant. Als ich auf dem Ausstellungsplakat die Logos der Sponsoren entdeckte, z. B. der weltweit größte Softdrink-Hersteller sowie Milch- und Fleischverbände, wurde mir klar, warum der Konsum von Zucker, Milch oder Fleisch so positiv und komplett unkritisch präsentiert wurde. Den wenigsten anderen Besucher dürfte dieser Zusammenhang allerdings aufgefallen sein – sie werden gestärkt in ihrem Glauben, tierische Produkte seien wichtig und gesund, aus der Ausstellung gegangen sein.

Doch die Verbrauchertäuschung hört bei den Lobbys und Herstellern längst nicht auf, auch in Supermärkten werden wir mit einer unglaublichen Kreativität dazu verführt, möglichst viel (häufig ungesundes) Essen zu kaufen: Z. B. durch die Anordnung der Produkte in den Regalen und auf Sonderflächen, der Gestaltung der Laufwege, durch künstlich erzeugte Gerüche (vor allem aus der Backecke), eine kaufanregende Raumtemperatur, große Einkaufswagen (die es zu füllen gilt), entspannende Musik, Quengelzonen im Kassenbereich, Rabattkarten und vieles mehr. Der Kreativität sind hier kaum Grenzen gesetzt. Und selbstverständlich ist das alles im Rahmen der gesetzlichen Bestimmungen erlaubt.

AN GESUNDEN MENSCHEN IST WENIGER ZU VERDIENEN

Es ist für mich unfassbar, dass diese systematische Verbrauchertäuschung gesetzlich erlaubt ist, dass von staatlicher Seite nicht strengere Auflagen und Gesetze erlassen werden. Bedenkt man aber, was passieren würde, wenn die Menschen tatsächlich plötzlich gesünder wären, erkennt man schnell, dass nicht nur die Lebensmittelindustrie ein Problem hätte, ihre Produkte zu verkaufen, sondern auch die »Gesundheitsbranche«, von Krankenhäusern über Ärzte bis hin zur Pharmaindustrie, empfindliche Umsatzeinbußen hinnehmen müsste. Es mag fast zynisch klingen, aber an gesunden Menschen ist eben deutlich weniger zu verdienen, als an kranken.

Umso wichtiger, dass wir unsere Stimme als Verbraucher nutzen und gegen dieses System stimmen. Und das können wir mit jedem einzelnen Einkauf. Wenn wir mit unserem Konsum gegen ungesunde (in dem wir sie nicht mehr kaufen) und für gesunde Lebensmittel stimmen (indem wir sie kaufen), wird sich die Lebensmittelindustrie zwangsläufig umstellen müssen. Man sieht es ja heute schon deutlich daran, dass nach und nach alle großen Produzenten von Fleischprodukten vegetarische oder vegane Produktlinien auf den Markt werfen – einfach, weil die Nachfrage steigt, vermutlich weniger aus Überzeugung. Und letztlich dürfte es ihnen egal, oder sogar recht sein, mit pflanzlichen statt mit tierischen Produkten den benötigten Umsatz zu erzielen.

»UMSO WICHTIGER, DASS WIR UNSERE STIMME ALS VERBRAUCHER NUTZEN UND GEGEN DIESES SYSTEM STIMMEN. UND DAS KÖNNEN WIR MIT JEDEM EINZELNEN EINKAUF.

Abschließend bleibt also festzustellen: Es wird uns wahrlich nicht leicht gemacht, uns gesund zu ernähren! Wir müssen vor allem selbst aktiv werden, uns informieren und Konsequenzen ziehen – auch wenn das der Lebensmittel- und Pharmaindustrie nicht gefällt. Aber damit können wir auch ganz gut leben, oder?

AKTUELLE ERNÄHRUNGSKONZEPTE

WAS ZÄHLT WIRKLICH?

Starch Solution?

80/10/10?

High-Carb?

RAWTILL4?

???

Pegan?

Low-Carb?

- DIE BASIS: EINE VEGANE ERNÄHRUNG
- AKTUELLE ERNÄHRUNGSKONZEPTE, VON PALEO BIS 80/10/10
- HIGH-CARB? LOW-CARB?
- DAS STREBEN NACH SELBSTOPTIMIERUNG
- UND WAS IST JETZT DAS RICHTIGE FÜR MICH?

AKTUELLE ERNÄHRUNGSKONZEPTE: WAS ZÄHLT WIRKLICH?

Nehmen wir an, wir wären nun an dem Punkt angekommen, an dem wir uns nicht mehr so ernähren möchten wie zuvor. Einer möchte einfach abnehmen, der Nächste hat gesundheitliche Probleme, immer mehr Menschen möchten aber auch aus ethischen oder ökologischen Gründen zu einer nachhaltigeren Ernährungsform wechseln. Wir haben uns dazu entschieden, dass wir etwas verändern wollen. Doch wie fangen wir an? Was genau müssen wir verändern? Was ist für uns persönlich das Richtige?

Wer mit der Suche anfängt, findet mit ein paar Klicks eine ganze Menge Konzepte und Ernährungsgurus, Videokanäle, Bücher, Podcasts, DVDs und vieles mehr. Wer beim größten Online-Versandhändler Suchbegriffe wie »gesunde Ernährung« eingibt, bekommt Zigtausende Produkte angezeigt. Noch mehr übrigens, wenn man nach »Diät« sucht. Eine Google-Suche für »gesunde Ernährung« wartet mit knapp 1,5 Millionen Ergebnissen auf, für den Begriff »abnehmen« mit 18,5 Millionen (Stand September 2016). Offensichtlich gibt es eine Unmenge an Informationen zu unserem Thema. Und trotzdem fängt genau hier das Problem erst richtig an. Es gibt nämlich nicht *den* richtigen Weg oder *das* richtige Konzept. Es gibt aber eine unüberschaubare Menge an Ratgebern, die genau das behaupten.

Einerseits ist es toll, dass wir die Vielzahl an Informationen bekommen können, gleichzeitig aber ist sie auch extrem verwirrend und verunsichernd, denn wir wissen nicht, wo wir anfangen sollen, wonach genau wir suchen sollen. Es vereinfacht die Suche natürlich schon mal, wenn man sich vegan ernähren möchte. Da fällt schon so einiges an »Angeboten« automatisch weg. Doch sich vegan zu ernähren bedeutet ja auch zunächst mal »nur«, komplett auf tierische Produkte zu verzichten. Die Frage: »*Wie* ernährt man sich vegan?« bleibt weiterhin zu beantworten. Schauen wir uns doch mal im Schnelldurchlauf ein paar besonders beliebte und aktuelle Ernährungskonzepte an.

DIE BASIS: EINE REIN VEGANE ERNÄHRUNG

Bevor ich auf die etwas spezielleren Konzepte eingehe, möchte ich für alle Leser, die noch nicht vegan essen oder leben, die Grundlagen einer veganen Ernährung kurz zusammenfassen. Im Prinzip ist das zunächst einmal sehr simpel erklärt: Wer sich vegan ernährt, verzichtet komplett auf tierische Bestandteile in seiner Nahrung. Neben den offensichtlichen Sachen wie Fleisch, Fisch, Milch und Milchprodukte wie Joghurt oder Pudding, Eier und Honig, zählen dazu auch nicht ganz so offensichtliche tierische Produkte wie Milcheiweiß, Fischöl, Bienenwachs, Gelatine (aus Schweineschwarten, Knochen und Haut hergestellt), Lab aus Kälbermägen für die Herstellung von Käse, das Backtriebmittel Cystein (aus Schweineborsten) sowie viele weitere tierische Inhaltsstoffe in Produkten, die sich sehr häufig hinter einer Zusatzstoffnummer verbergen. Als Neu-Veganer staunt man, in wie vielen Produkten Tierisches enthalten ist. Ich wusste vorher beispielsweise auch nicht, dass die meisten Weine und auch Säfte mit Gelatine oder durch eine Fischblase geklärt werden. Man erlebt so manche (böse) Überraschung. Wer also konsequent vegan leben möchte, wird nicht umhinkommen, sich eingehend zu informieren.

Immer mehr Menschen leben vegan, die Zahlen steigen rasant an, was auch die Lebensmittelindustrie, die Gastronomie und der Buchmarkt längst erkannt haben. In Deutschland sollen nach Schätzungen des Vegetarierbundes bereits 900.000 Menschen vegan leben.[16] War es vor fünf Jahren noch schwierig, vegan einzukaufen oder essen zu gehen, ist das heute zumindest in Großstädten wirklich ein Kinderspiel. Nicht nur Bioläden, sondern auch konventionelle Supermärkte erweitern ihr Angebot an veganen Produkten stetig, da die Nachfrage deutlich steigt. Hersteller von Fleischalternativen beispielsweise verzeichnen ein kontinuierliches Umsatzplus von jährlich rund 30 %. Vegan ist ein Trend, der immer selbstverständlicher wird, dem die Menschen immer offener gegenüberstehen. Nicht zuletzt deshalb, weil – so mein Eindruck – die Menschen sensibler und aufmerksamer verfolgen, welche gravierenden Folgen der weltweite Fleischkonsum auf Tiere, Umwelt und Klima hat. Und natürlich auch, weil immer mehr renommierte Ernährungsexperten und Wissenschaftler Studien durchführen, die – solange sie unabhängig sind – eindeutig belegen, dass eine gut durchgeführte vegane Ernährungsweise sich gesundheitlich positiv auswirkt. Das Thema wird sicherlich kontrovers diskutiert, doch bisweilen habe ich den Eindruck, dass die »Abwehrversuche« immer verzweifelter werden. So vieles spricht für eine vegane Ernährung: Was soll auch an einer Ernährungs- oder Lebensweise falsch sein, die sich positiv auf die eigene Gesundheit auswirkt, das Leben anderer Lebewesen schont und auch aus ökologischer Sicht deutlich nachhaltiger ist?

War früher die Hauptmotivation für eine vegane Ernährungs- oder gar Lebensweise (die neben dem Essen auch Kleidung, Kosmetik, Haushaltsreiniger und vieles andere berührt) vermutlich am häufigsten ethisch-moralisch geprägt (»Kein Tier soll für mich sterben«), sind in den letzten Jahren meinem Eindruck nach vor allem gesundheitliche und ökologische Gründe hinzugekommen. Vorraussetzung dafür, dass eine vegane Ernährungsweise tatsächlich gesundheitliche Vorteile bringt, ist, dass sie abwechslungsreich und gut durchdacht ausgeführt wird. Das gilt aber auch für jede andere Ernährungsweise genauso.

Um nur ein Beispiel zu nennen: Die Academy of Nutrition and Dietetics (AND, vormals American Dietetic Association) ist ein Zusammenschluss von mehr als 70.000 Ernährungsberatern, Forschern, Medizinern und Branchenvertretern. Sie bewertet eine vegane Ernährungsweise als gesundheitlich unbedenklich und positiv: *»Es ist die Position der Academy of Nutrition and Dietetics, dass gut geplante vegetarische Ernährungsformen, inklusive streng vegetarischer oder veganer Ernährungsformen,*

16 https://vebu.de/veggie-fakten/entwicklung-in-zahlen/vegan-trend-fakten-zum-veggie-boom/ (Stand 2016)

gesund und nährstofftechnisch angemessen sind sowie Gesundheitsvorteile bezüglich der Prävention und Behandlung von gewissen Gesundheitszuständen haben können. Gut gestaltete vegetarische Ernährungsformen sind für Personen während aller Lebensabschnitte, inklusive Schwangerschaft, Stillzeit, Säuglingsalter, Kindheit und Jugend sowie für SportlerInnen geeignet.«[17]

Immer mehr Experten kommen zu dem Schluss, dass Veganer ein geringeres Risiko haben, an Zivilisationskrankheiten wie Krebs, Diabetes Typ 2, Herzerkrankungen und Übergewicht zu erkranken. Das liegt u. a. daran, dass rein pflanzliche Nahrung kein Cholesterin enthält (ein zu hoher Cholesterinspiegel ist Auslöser vieler Zivilisationskrankheiten) und gleichzeitig ein besseres Verhältnis von gesättigten zu ungesättigten Fettsäuren bietet – neben zahlreichen weiteren Vorteilen. Veganer leben durchschnittlich länger und haben weniger Übergewicht als Allesesser, sie erkranken zudem weniger häufig an ernährungsbedingten Zivilisationskrankheiten. Eine gut durchdachte vegane Ernährungsweise kann sogar dazu führen, dass bestehende Krankheiten geheilt werden können, z. B. Diabetes Typ 2.

Veganer nehmen zudem weniger schädliche Inhaltsstoffe zu sich als Allesesser, wie beispielsweise Medikamentenrückstände (z. B. Antibotika), die in der Massentierhaltung in unglaublichen Mengen eingesetzt werden. Gleichzeitig enthalten pflanzliche Lebensmittel eine höhere Menge an gesundheitsfördernden Inhaltsstoffen, von Vitaminen über Mineral- und Ballaststoffe bis hin zu sekundären Pflanzenstoffen. Dass eine vegane Ernährung jedoch nicht automatisch auch eine gesunde Ernährung ist, dazu später mehr.

ROHKOST

So manch einer lebt nicht nur vegan, sondern roh-vegan, wenngleich Rohkost nicht immer vegan sein muss (Fleisch und Fisch können teilweise auch roh verzehrt werden). Wer sich rein rohköstlich ernährt, isst keine Lebensmittel, die über 42 Grad erhitzt wurden, da bei höheren Temperaturen Nährstoffe und Enzyme verloren gehen. Das liegt ganz einfach daran, dass bestimmte Nährstoffe wie Vitamin C oder Chlorophyll sehr temperaturempfindlich sind. Dadurch, dass man Lebensmittel möglichst in ihrem Urzustand verzehrt, bekommt man das maximale Nährstoffspektrum, weshalb im Zusammenhang mit Rohkost auch häufig von »lebendiger Nahrung« gesprochen wird. Damit Rohkost nicht ausschließlich aus Möhrchenknabbern besteht, wird gerade in der rohköstlichen Küche viel mit Geräten wie Mixern und Dörrgeräten gearbeitet und es werden Techniken wie Dörren, Fermentieren oder Ankeimen angewendet. Viele Lebensmittel werden durch das Ankeimen oder Fermentieren nicht nur genießbarer gemacht, sondern auch mit mehr Nährstoffen angereichert.

Nicht jeder verträgt eine 100-%ig rohköstliche Ernährung gut, manchen ist sie auch einfach zu anstrengend, da man sich im Alltag relativ gut organisieren bzw.

17 https://albert-schweitzer-stiftung.de/themen/vegan-gesund

vorbereiten muss. Aber man muss sich ja auch nicht zu 100 % roh ernähren – vorteilhaft ist es aber ganz sicher, einen möglichst hohen Anteil an Lebensmittel roh zu verzehren.

PALEO/PALÄO/STEINZEITERNÄHRUNG/STEINZEITDIÄT (NICHT VEGAN)

Einer der größten Ernährungstrends der letzten Jahre war und ist »Paleo«, die sogenannte Steinzeiternährung. Diese ist nicht vegan, sondern soll sich an den Ernährungsgewohnheiten der Menschen vor ca. 10–20.000 Jahren orientieren. Somit sollen möglichst nur solche Lebensmittel verzehrt werden, die bereits damals verfügbar waren: Gemüse, Wildfleisch, Fisch, Meeresfrüchte, Eier, Obst, Kräuter oder Nüsse. Nicht auf den Teller kommen Milchprodukte und Getreide sowie Produkte aus Getreide (wie Brot), ebenso wenig wie stark verarbeitete Lebensmittel (z. B. Zucker), alkoholische Getränke, Fertiggerichte oder Lebensmittel wie Oliven, die ohne Verarbeitung nicht genießbar wären. Umstritten ist der Gebrauch von Ölen.

Die Verfechter der Steinzeiternährung sagen, dass der Mensch genetisch nicht an die moderne Kost angepasst sei, und dass eben diese moderne Kost zur Entstehung von Zivilisationskrankheiten führe. Kritiker der Paleo-Ernährung entgegnen, dass die Steinzeit einen Zeitraum von zwei Millionen Jahren umfasse, und es in dieser Zeit keine einheitliche Ernährungsweise gegeben hätte. Je nach Volk und Zeitraum sah der tägliche Speiseplan in höchstem Maße unterschiedlich aus, von fast komplett vegetarischer bis zu extrem fleischreicher Kost.

PEGAN

Wirft man nun die wichtigsten Regeln der Paleo- und der veganen Ernährung zusammen, soll »Pegan« herauskommen. Beide Ernährungsformen würden auf den gleichen Grundsätzen basieren, sagt der Erfinder eines großen Ernährungshypes, Dr. Mark Hyman: frische unverarbeitete Lebensmittel, keine raffinierten Kohlenhydrate, keine Zusatzstoffe. Gegessen werden soll also viel Gemüse (50–70 % Anteil), wenig Fleisch (von Weidekühen) und die richtigen Fette (keine pflanzlichen Fette außer Olivenöl). Nicht gegessen werden sollen Milchprodukte, Gluten, Vollkorngetreide, Zusatzstoffe und Zucker – Hülsenfrüchte nur in geringen Mengen.[18] Fleisch und Fisch sind erlaubt, sollen jedoch nur als Beilage verstanden werden. Mit dem Grundgedanken einer veganen Ernährung ist »Pegan« also absolut nicht zu vereinbaren, weshalb ich das Konzept für etwas fragwürdig halte.

80/10/10

80/10/10 steht für das Verhältnis zwischen Kalorien aus Kohlenhydraten, Proteinen und Fetten in unserer Nahrung, sprich 80 % der Kalorien sollen aus Kohlenhydraten und je 10 % aus Proteinen und Fett gewonnen werden. 80/10/10 ist damit auch eine

18 http://drhyman.com/blog/2014/11/07/pegan-paleo-vegan/

»High-Carb & Low-Fat«-Ernährungsweise, die zudem üblicherweise roh-vegan ist[19]. Die Kohlenhydrate kommen bei 80/10/10 hauptsächlich aus reifen Früchten (vor allem Bananen, weil diese zu 90 % Kohlenhydrate liefern), weitere Nährstoffe vor allem aus Gemüse und Salat, Nüssen und Samen.

RAW TILL 4

Ähnelt dem 80/10/10-Prinzip in großen Teilen, jedoch darf abends (quasi nach 16 Uhr) auch eine gekochte Mahlzeit verzehrt werden. Raw Till 4 ist ebenfalls sehr kohlenhydratlastig, beliebt sind in der Szene sogenannte »Mono-Meals«, die beispielsweise ausschließlich aus Bananen bestehen. Auf Salz sollte verzichtet werden, Hülsenfrüchte nur in geringeren Mengen, möglichst kein Öl und das Obst sollte Bio-Qualität aufweisen. Die Kalorienzusammensetzung soll bei »Raw Till 4« so aussehen: 95 % Kohlenhydrate, 5 % Protein und 5 % Fett.

KRITIK AN HIGH-CARB-KONZEPTEN WIE 80/10/10 UND RAW TILL 4

Eine solche, häufig als »HCLF« (High-Carb Low-Fat) oder auch »HCRV« (High-Carb Raw Vegan) bezeichnete Ernährungsweise scheint zumindest bei Veganern immer beliebter zu werden, doch es gibt auch eine Menge Kritik zu lesen. So soll die Fettaufnahme viel zu gering sein – die DGE beispielsweise empfiehlt sogar, 30 % der Kalorien aus Fett zu gewinnen, während die eben genannten Konzepte nur 5-10 % vorsehen. Auch die Eiweißzufuhr wird als kritisch gesehen. Hinzu kommt die hohe Kalorienzahl durch den Verzehr von viel Obst und stärkehaltigen Lebensmitteln, gerade für Menschen, die wenig Sport betreiben. Auch Verdauungsprobleme können die Folge einer Umstellung auf ein High-Carb-Konzept sein, da viel Säure (durch das Obst) sowie ein hohes Maß an Fruchtzucker auf dem Speisenplan stehen. Und zu guter Letzt wird kritisiert, dass diese Art der Ernährung wohl wenig alltagstauglich sei.

STARCH SOLUTION

Eine weitere High-Carb-Ernährungsweise ist die »Starch Solution«, die vom amerikanischen Bestsellerautor John McDougall geprägt wurde. Bei diesem Konzept wird statt auf rohes Obst vor allem auf stärkehaltige – und damit kohlenhydratreiche – gekochte Lebensmittel gesetzt (Kartoffeln, Reis, Nudeln usw.), die durch Obst und Gemüse ergänzt werden. Stärke, so McDougall, hat nicht nur zahlreiche gesundheitliche Vorteile, sondern sorgt auch dafür, dass wir uns besser und schneller gesättigt fühlen. Bei den stärkehaltigen Lebensmitteln sind Vollkornprodukte vorzuziehen, Obst ist aufgrund des enthaltenen Einfachzuckers nur in geringen Mengen zu verzehren. Die »Starch Solution« setzt stattdessen auf den Verzehr komplexer Kohlenhydrate, da diese einen niedrigen glykämischen Index haben und damit den Insulinspiegel nicht so in die Höhe treiben wie einfache Kohlenhydrate. Das verhindert Heißhungerattacken und

19 http://ze.tt/801010-bei-diesem-ernaehrungstrend-kannst-du-so-viel-obst-essen-wie-du-moechtest/

sorgt für eine bessere Fettverbrennung. Von den genannten High-Carb-Konzepten scheint mir die Starch Solution am praktikabelsten zu sein.

LOW-CARB (HIGH-FAT)

Im absoluten Gegensatz zu den eben vorgestellten High-Carb-Konzepten stehen zahlreiche Low-Carb-Diäten und -Ernährungskonzepte. Bei diesen steht ein weitgehender Verzicht auf Kohlenhydrate ganz oben auf der Tagesordnung. Dadurch soll der Körper gezwungen sein, an vorhandene Fettreserven zu gehen und man nimmt im Optimalfall ab – diesen Stoffwechselzustand nennt man »Ketose«. Der Körper soll zwar die ihm zugeführten Kohlenhydrate als Energielieferanten verwenden, sich aber an das Defizit gewöhnen und damit Fett abbauen. Viele Diäten wie die bekannte »Schlank im Schlaf«-Diät oder die Atkins-Diät orientieren sich am Low-Carb-Konzept. Stattdessen soll man mehr (sättigende) Proteine und Fett zu sich nehmen. Besonders einfache Kohlenhydrate (dazu später noch mehr) werden in einer Low-Carb-Diät gemieden, weil sie schneller in Zucker umgewandelt werden, und damit der Blutzuckerspiegel im Körper sehr schnell sehr stark ansteigt. Das eigentliche Problem aber ist, dass der Blutzuckerspiegel dann auch deutlich schneller wieder absinkt (da einfache Kohlenhydrate sehr schnell verbrannt werden) und unser Körper kurz darauf schon wieder nach weiteren Kohlenhydraten verlangt. Unserem Körper ist da kein Vorwurf zu machen, er bedient sich logischerweise am liebsten an schnell verfügbaren Zuckerquellen.

Low-Carb bedeutet übrigens keineswegs, sich vegan zu ernähren. Bei der Atkins-Diät beispielsweise verzichtet man beim Hamburger-Essen auf das Brötchen (Kohlenhydrate), jedoch nicht auf das Fleisch (Protein und Fett) und den Salat. Low-Carb bedeutet für viele gleichzeitig »High-Fat«, weil der Energiebedarf nicht durch übermäßig viel Protein gedeckt werden sollte. Problematisch ist, dass man bei übermäßigem Protein-Verzehr Gefahr läuft, dass ein Teil der Proteine über die sogenannte Gluconeogenese (Glukoseneubildung) zu Glukose, also Zucker und damit wiederum in reine Kohlenhydrate umgewandelt wird. Bleibt also nur noch Fett, und hier muss man sehr genau darauf achten, welche Fettquellen man zu sich nimmt, denn Fett ist nicht gleich Fett (dazu später mehr). Wer »Low-Carb« und gleichzeitig »Low-Fat« betreibt, bei dem dürfte zwangsläufig der Stoffwechsel irgendwann runterfahren, weil er keine ausreichende Energiequelle mehr zur Verfügung hat. Es folgen Müdigkeit, Konzentrationsprobleme und Antriebslosigkeit.

Low-Carb-Diäten sind bei Omnivoren sehr beliebt, weil sie relativ einfach durchzuführen sind, denn man kann bedenkenlos viel Fleisch, Fisch, Käse und andere fetthaltige Lebensmittel essen. Problematisch ist, dass bei solchen Diäten häufig nicht zwischen einfachen und komplexen Kohlenhydraten unterschieden wird. Zudem ist der Anteil an tierischen Lebensmitteln häufig extrem hoch, während Gemüse & Co. zur Beilage degradiert werden. Wer abnehmen möchte, scheint auf den ersten Blick mit einem Low-Carb-Konzept besser zu fahren, denn hier stellen sich in der

Regel schneller Erfolge ein. Langfristig aber, so zeigen Studien, ist der Gewichtsverlust ähnlich hoch oder niedrig wie bei einer »High-Carb Low-Fat«-Ernährungsweise. Low-Carb-Diäten werden von vielen Experten als auf Dauer ungesund eingeschätzt. So braucht beispielsweise alleine unser Gehirn täglich 120 Gramm Kohlenhydrate, um optimal zu funktionieren. Ich persönlich fände es zudem ziemlich nervig, ständig zu kontrollieren und zu rechnen, wie viel Kohlenhydrate in meinem Essen enthalten sind.

LOW-CARB (VEGAN)

Gehen »Low-Carb« und »vegan« zusammen, wenn doch bei herkömmlichen Low-Carb-Diäten so viel Fleisch und andere tierische Produkte auf dem Speiseplan stehen? Natürlich, indem man tierische Protein- und Fettquellen durch pflanzliche ersetzt, und das ist tatsächlich kein Problem. Gute pflanzliche Proteinquellen sind Soja und Lupine, aber auch Hülsenfrüchte oder Leinsamen. Hochwertige pflanzliche Fettquellen sind beispielsweise Avocado, Nüsse oder hochwertige Pflanzenöle wie Hanf- und Leinsamenöl. Verzichten sollte man bei einer veganen Low-Carb-Ernährung auf einfache Kohlenhydrate aus z. B. Weißmehl, Zucker oder weißem Reis. Zudem ist ein wöchentlicher »Ladetag« vorgesehen, an dem man seine Kohlenhydratspeicher auffüllt. Wird dieser Ladetag nicht eingehalten, oder schlägt man an diesem Tag extrem über die Stränge, funktioniert ein solches Low-Carb-Konzept nicht (Jo-Jo-Effekt).

PUH! GANZ SCHÖN VERWIRREND!

Ganz genau, und das waren nur einige wenige Beispiele für aktuell angesagte Ernährungskonzepte und -diäten. Das Problem ist, dass diese sich in vielen Punkten komplett widersprechen. Jedes Konzept für sich klingt irgendwie logisch, doch recherchiert man ein wenig, wird man umgehend auch wieder gegenteilige Aussagen finden oder auch ganze Artikel, die das jeweilige Konzept für unsinnig erklären. Kaum ein Thema wird wohl so heiß diskutiert wie die verschiedenen Ernährungsweisen. Es gibt gerade in den sozialen Medien beispielsweise fast schon einen Glaubenskrieg zwischen Veganern und Fleischessern, zwischen Low-Carb- und High-Carb-Verfechtern usw. Nicht selten hatte ich den Eindruck: Je mehr ich recherchierte, umso verwirrter wurde ich. Ich wollte endlich etwas finden, was einfach und praktikabel erscheint.

Bei vielen Menschen führt die Suche vermutlich dazu, dass sie gleich das Handtuch werfen, weil sie so viel Widersprüchliches lesen. Natürlich auch, weil die Konzepte nicht selten kompliziert sind oder sie ein hohes Maß an Disziplin verlangen. Andere stürzen sich begierig auf ein Konzept nach dem anderen und setzen ihre ganze Hoffnung darauf, dass es diesmal endlich klappt, sie abnehmen und gesund werden oder bleiben. Und wenn es nicht klappt, dann suchen sie weiter. Längst haben viele Ernährungsberater und Coaches, aber auch Blogger und Lebensmittelproduzenten erkannt, welch großes Potenzial diese Suche für sie bietet, und schießen aus allen Rohren, denn es gibt viel an jedem Ernährungshype zu verdienen.

JEDE MAHLZEIT IST EIN STATEMENT

Eigentlich erstaunlich: Auf der einen Seite scheint es wirklich viele Menschen zu geben, die sich überhaupt keine Gedanken über ihre Ernährung machen, und gleichzeitig scheinen immer mehr Menschen sich total intensiv eben damit zu beschäftigen. Plötzlich schießen überall Street Food Markets aus dem Boden, scheinbar jeder fotografiert und postet sein Essen. Schon wird von »Foodporn« in den sozialen Medien gesprochen. Foodblogger sind einflussreiche Menschen geworden, und unser Essen dient heutzutage irgendwie auch der Identitätsbildung: »Du bist, was du isst« – mal etwas anders ausgelegt. Nicht immer ist das, was gespostet wird, auch gesund, aber klar ist auch: Eine gesunde Ernährung ist längst für viele Menschen nicht mehr gleichzusetzen mit Geschmacksverzicht oder Unsexyness, im Gegenteil. Es ist auf einmal richtig »hip«, sich gesundes, veganes, laktose- und glutenfreies Vollkornessen auf den Teller, oder besser noch in die Schüssel (noch so ein Megatrend sind »Bowls«) zu schaufeln. Jede Mahlzeit ist gleichzeitig auch ein Statement.

Um (verantwortungsvollen) Genuss alleine scheint es aber nicht immer zu gehen. Nein, Genuss scheint von so manchem fast schon als überflüssig abgetan zu werden, im Sinne von: Genuss kann ich mir (zeitlich) nicht leisten. »Functional Food« ist so ein schöner Begriff, den man häufig liest. Unsere Nahrung hat eine Funktion – eine körperliche und eine gesellschaftliche. Wir wollen fit sein, um unseren Arbeitsalltag zu bestehen, denn unsere wirtschaftliche Zukunft ist ziemlich unsicher. Mindestens genauso wichtig ist es uns, mit unseren Freunden mithalten zu können. Wir wollen richtig gut aussehen, schlank und erfolgreich sein. Auf Facebook & Co. präsentieren wir unser Essen, das wir in gerade angesagten Restaurants essen, natürlich auch unseren Körper, beim Joggen, am Strand oder beim Yoga, begierig nach »Likes«. Nach der Arbeit fahren wir noch zum Fitnessstudio oder zum Yogastudio, wir geben viel Geld für Personal Coaches, Ernährungsberater, Proteinshakes und Küchengeräte aus, wir wollen möglichst die volle Kontrolle über unseren Körper erlangen. Wir wollen bei all dem dabei sein und eine gute Figur machen.

DAS STREBEN NACH SELBSTOPTIMIERUNG

Das alles scheint letztlich das Streben nach Selbstoptimierung zu sein, physisch wie psychisch, und da sind Ernährung und Sport wichtige Faktoren. Wir kontrollieren uns nicht nur mit der Körperwaage, sondern auch mit sogenannten »Fitness-Wearables« (z. B. Sport-Armbänder, die alle Aktivitäten aufzeichnen), die alles mögliche an Daten aufnehmen und analysieren. Wir erstellen Ernährungs- und Sportpläne, teilen unsere Erfolge auf entsprechenden Portalen und bei Facebook; fast schon liefern wir uns einen Fern-Wettbewerb mit unserer Community. Früher war ein teures Auto ein Statussymbol, heute scheint es unsere Ernährung geworden zu sein.

Doch bis zu welchem Grad ist Selbstoptimierung gesund und sinnvoll? Bleiben da nicht auch Dinge auf der Strecke, die viel wichtiger sind, als auf Instagram einen flachen Bauch posten zu können? Schränken wir nicht irgendwo auch unsere Lebensqualität ein, wenn wir ständig nur danach streben, das Optimale aus unserem Körper zu machen und rauszuholen? Nicht wenige Menschen werden krank, weil sie zu Extremen bei ihrer Ernährung tendieren: keine Kohlenhydrate oder kein Fett, kompletter Verzicht auf Gluten und Soja, niemals etwas Gekochtes, heftige Kalorienreduktionen, extremes Fasten – immer höher, immer weiter, immer gesünder. Zumindest vermeintlich: Nicht nur Übergewicht, sondern auch Essstörungen oder schwere Nährstoffmängel können die Konsequenzen einer fehlerhaften Ernährung sein. Die Selbstoptimierung nimmt bei vielen Menschen gefährliche Ausmaße an.

Doch nehmen wir uns selbst ausreichend Zeit dafür, uns mit dem Thema Ernährung eingehend zu beschäftigen? Wohl die wenigsten. Dafür gibt es doch Coaches und Ratgeber, die uns bereitwillig (natürlich häufig gegen Bezahlung) darüber informieren, wie wir das Ganze anzugehen haben. Wir lassen andere lieber für uns entscheiden, das ist bequemer. Unsere Lebenszeit ist wichtig – und die wollen wir nicht damit verbringen, uns auf wissenschaftlichem Niveau mit diesem so wichtigen Thema zu befassen. Die gewonnene Zeit investieren wir lieber darin, noch mehr zu arbeiten, denn wir müssen erfolgreich sein. Und am Ende essen wir vielleicht irgendwann nur noch »Instant-Nahrung«, mit Nährstoffen angereichertes Sojaprotein, das wir nur noch mit Wasser anrühren müssen. Spart Zeit und Nachdenken. Das ist übrigens keine Zukunftsvision, sondern schon heute Realität. Wie sieht es wohl in 50 Jahren aus?

Interessant ist auch, wie viele Menschen aus Verdacht auf vermeintliche Allergien bestimmte Lebensmittel meiden – ohne, dass überhaupt eine Allergie diagnostiziert wurde; 23 % der Deutschen betrifft das.[20] Ein interessantes Beispiel ist die Glutenunverträglichkeit. Nur maximal jeder Hundertste soll in Deutschland von Zöliakie betroffen sein, gefühlt aber ist es mindestens jeder Zehnte. Hersteller von glutenfreien Produkten kommen kaum noch mit der Produktion nach. Werden hier Ängste bewusst geschürt – oder haben wir einfach am Ende jegliches natürliche Verhältnis zu unserer Ernährung verloren? Ich glaube vor allem Letzteres. Wir wissen nicht mehr, woher unsere Nahrung kommt. Und wir wissen auch nicht, was eine falsche Ernährung mit uns und in uns anrichtet.

OKAY. ABER WELCHES KONZEPT IST DENN NUN AM BESTEN FÜR MICH?

Das mag jetzt enttäuschend klingen, aber: Diese Frage kann ich leider für niemanden beantworten, denn jeder Körper ist anders und funktioniert anders, jeder hat andere Vorlieben, jeder hat andere Ziele. Es gibt Menschen, denen fällt es sehr leicht, konsequent und diszipliniert zu sein. Anderen – wie mir – will das einfach nicht gelingen. Manch einer empfindet es als Erleichterung, wenn er genau aufgeschrieben bekommt, was er wann essen soll, andere mögen das gar nicht. Wer sehr viel Sport treibt, hat andere Bedürfnisse als jemand, der den ganzen Tag vor dem Rechner sitzt. Hinzu

20 Fokus 28/2016: Besser essen. Aber was?

kommen viele weitere Faktoren, die man ganz individuell beachten muss oder sollte. Ich glaube daher einfach nicht daran, dass es *das* Konzept überhaupt gibt.

Abgesehen davon sind mir persönlich viele solcher Konzepte auch einfach zu extrem oder zu strikt, und kämen deshalb für mich schon nicht infrage. Ich bin sehr gerne bereit, einen Teil meiner Lebenszeit einer für mich passenden Ernährung zu widmen – doch die möchte ich nicht damit verbringen, Punkte oder Kalorien zu zählen. Trotzdem lohnt es sich durchaus, mal die Gemeinsamkeiten solcher und weiterer Konzepte herauszuarbeiten. Was bleibt übrig, wenn man aus den gerade kurz vorgestellten sowie vielen weiteren Ernährungskonzepten eine Schnittmenge erstellt?

- Es sollte weitgehend oder komplett auf tierische Lebensmittel verzichtet werden.
- Frisches Gemüse und Obst sollten möglichst häufig gegessen werden.
- Es sollte bei der Lebensmittelauswahl variiert werden.
- Auf Zucker sollte (möglichst weitgehend) verzichtetet werden.
- Es sollte möglichst vollwertig gegessen werden.
- Es sollte auf stark verarbeitete Lebensmittel und Fast Food verzichtet werden.

Solche und andere Erkenntnisse – letztlich der kleineste gemeinsame Nenner vieler Ernährungskonzepte – sind für mich die Grundpfeiler meiner Ernährung. Da meine Ernährungsweise viele Überschneidungen zum populären Clean Eating-Konzept hat, zusätzlich aber auch rein vegan ist, habe ich das Ganze »Clean Eating vegan« getauft. Natürlich hätte ich auch »vollwertig rein pflanzlich« dazu sagen können, aber dann hätten vermutlich weniger Menschen zu diesem Buch gegriffen, weil das zu altbacken geklungen hätte. Kürzlich las ich übrigens auch die Wortschöpfung »Clegan«, also die Wortschöpfung aus »clean« und »vegan«. Auch nicht schlecht.

Und warum nun mit »Clean Eating vegan« noch ein weiteres Konzept, wenn es doch schon so viele gibt? Keine Angst, »Clean Eating vegan« soll sich nicht einreihen in den Reigen solcher oben kurz beschriebener Konzepte. Es geht mir darum, zu zeigen, wie man es mit einer überschaubaren Anzahl an »Grundregeln«, an die man sich auch nicht immer strikt halten muss, schafft, wieder ein gesundes Verhältnis zu seinem Körper und seiner Ernährungsweise zu erlangen. Dafür musst du keine Punkte zählen, dich selbst kasteien oder strikt nach einem Ernährungsplan essen. Es geht letztlich vor allem darum, achtsamer zu essen, ein natürlicheres Verhältnis zum Essen zu erlangen.

Das Schöne ist, dass »Clean Eating vegan« recht einfach durchführbar ist. Und du selbst kannst bestimmen, wie stark du dich dran hältst, denn es gibt hier kein »ganz oder gar nicht«. Natürlich gilt »je mehr, umso besser«, doch jedes Mal, wenn du eine ungesunde gegen eine gesunde Mahlzeit austauschst, tust du dir etwas Gutes. Und ich bin davon überzeugt, dass je öfter du das tust, es dir umso einfacher fallen wird. Schauen wir uns doch jetzt endlich erst mal an, was man unter »Clean Eating« versteht, und warum ich es für mich »vegan« ergänzt habe.

WAS BEDEUTET »CLEAN EATING VEGAN«?

- VOLLWERTKOST HEIẞT JETZT »CLEAN EATING« – SONST ÄNDERT SICH NIX?
- VEGAN BEDEUTET NICHT AUTOMATISCH GESUND!
- CLEAN EATING BEDEUTET FÜR MICH AUCH VEGAN
- WORAUF ICH BEIM CLEAN EATING VEGAN VERZICHTE
- NÄHRSTOFFE: WIE VIEL BENÖTIGE ICH UND WOHER BEKOMME ICH SIE?
- DIE GRUNDLAGE: AUF SAUBERE LEBENSMITTEL SETZEN
- SOJA, WEIZEN, GLUTEN – WO IST DAS PROBLEM?

WAS BEDEUTET »CLEAN EATING VEGAN«?

VOLLWERTKOST HEIßT JETZT »CLEAN EATING« – SONST ÄNDERT SICH NIX?

»Clean Eating« ist gerade wohl der Megatrend schlechthin, und wie so vieles kommt er aus den USA. Dort hat die Autorin Tosca Reno vor wenigen Jahren mit ihrem ersten Buch »The Clean-Eating-Diet« einen riesigen Bestseller gelandet, dem so einige weitere folgten. Tosca Reno war – wie so viele andere Menschen auch – mit sich und ihrem Körper unzufrieden, als sie Clean Eating für sich entdeckte. Aus einer übergewichtigen und unzufriedenen Frau wurde eine strahlendes und schlankes Fitnessmodel – und damit die stellvertretende Erfüllung vieler Träume anderer Menschen. 2007 erschien »The Eat-Clean Diet Book«, und seitdem viele Varianten (für Männer, für die Familie, vegetarisch usw.). Der Erfolg ihrer Bücher liegt sicher nicht nur in ihrer eigenen Wandlung, sondern auch darin begründet, dass die »Eat-Clean Diet« keine Diät in dem Sinne ist, wie wir sie hierzulande verstehen. »Diet« ist nicht mit Diät zu übersetzen, sondern besser mit »Ernährungsweise«. Anstatt ein paar Wochen lang eine einseitige und verzichtreiche Diät durchzuführen, der in der Regel der berühmte Jo-Jo-Effekt folgt, sollte man doch viel besser seine gesamte Ernährung langfristig umkrempeln. Dem stimme ich persönlich und aus eigener Erfahrung absolut zu!

Aber was genau bedeutet nun »Clean Eating«? Die wichtigste Regel ist: Verzichte auf stark verarbeitete Lebensmittel sowie Fast Food, und esse möglichst vollwertige, un- oder wenig verarbeitete Lebensmittel ohne Zusatzstoffe – also »saubere Lebensmittel«. Das klingt doch zunächst mal stark nach der altbekannten »Vollwertkost«, die alles andere als ein neuer Trend ist. Im Gegenteil, eine vollwertige Ernährung wird seit vielen Jahrzehnten angepriesen, und das nicht ohne Grund: Sobald Lebensmittel stark verarbeitet werden, besitzen sie nicht mehr das volle Nährstoffspektrum. Wenn beispielsweise Getreide zu feinem Weißmehl (oder auch Auszugsmehl genannt) verarbeitet wird, gehen all jene wichtigen Nährstoffe verloren, die in den Randschichten und im Keimling enthalten sind. Weißmehl hat nur noch den Bruchteil an Nährstoffen zu bieten, die das volle Korn enthält. Warum aber bekommen wir heutzutage (im Gegensatz zu vor 100 Jahren) in Bäckereien und Supermärkten beinahe ausschließlich Backwaren aus Weißmehl angeboten statt aus Vollkorn? Weil Weißmehl deutlich länger haltbar ist, und Backwaren eine weichere Textur und längere Frische verleiht. Weißmehl wurde mit der Zeit immer populärer und ist heute in unglaublich vielen Produkten enthalten – und vermutlich heute einer *der* Hauptfaktoren einer ungesunden Ernährung, da es viele leere Kalorien und gleichzeitig wenig Nährstoffe enthält.

Ich habe früher gerne morgens drei oder vier Weißmehlbrötchen zum Frühstück gegessen (mit Salami, Käse, Leberwurst, Fleischwurst und weiteren nicht sonderlich gesunden Belägen), mit dem Ergebnis, dass ich nach 2–3 Stunden schon wieder großen Hunger hatte. Als ich anfing, Vollkornbrötchen zu essen, reichten mir 1–2 Brötchen bis zum Mittagessen. Warum? Weil Vollkornbrötchen deutlich mehr Nährstoffe und vor allem Ballaststoffe enthalten – und die machen länger satt. Brötchen aus Weißmehl hingegen enthalten vor allem einfache Kohlenhydrate, die vom Körper quasi umgehend in Zucker umgewandelt werden. Unser Blutzuckerspiegel steigt sofort dramatisch an, fällt aber auch sehr schnell wieder dramatisch ab – und dann will unser Körper mehr.

Clean Eating bedeutet letztlich aber noch mehr als Vollwertkost. Wer sich mit dem Thema eingehender beschäftigt, findet folgende Regeln genau so oder in ähnlicher Form immer wieder vor:

- Clean Eating ist keine Diät, sondern eine Lebenseinstellung!
- Iss naturbelassene Lebensmittel statt Fast Food und Industrieprodukte!
- Iss vollwertige Lebensmittel statt Weißmehlprodukte!
- Verzichte auf Industriezucker und künstliche Süßungsmittel!
- Verzichte auf Zusatzstoffe – lies die Zutatenliste!
- Iss nichts, was mehr als fünf Zutaten hat, oder was deine Oma nicht gekannt hat!
- Iss reichlich Gemüse & Obst!
- Frühstücke jeden Tag!
- Setze auf komplexe statt auf einfache Kohlenhydrate!
- Kombiniere möglichst komplexe Kohlenhydrate mit hochwertigem Eiweiß!
- Verzichte auf leere Kohlenhydrate zugunsten von Lebensmitteln mit hoher Nährstoffdichte!
- Iss gute Fette!
- Verzichte (weitgehend) auf Softdrinks und Alkohol!
- Trinke ausreichend Flüssigkeit in Form von Wasser und ungesüßtem Tee!
- Iss regelmäßig, möglichst 5–6 Mal am Tag!
- Stell dich in die Küche und koche selbst!
- Du brauchst keine Kalorien zählen und kannst dich stets sattessen!

Mit diesen Regeln ist das Konzept des Clean Eatings sehr gut zusammengefasst. Clean Eater sollen auf Gemüse, Obst, Vollkorngetreide, Hülsenfrüchte, Nüsse und Samen setzen – beim nicht-veganen Clean Eating auch auf Fleisch und Fisch, das aber möglichst selten. Verzichtet wird auf Fast Food, stark verarbeitete Lebensmittel, Zucker und künstlichen Zuckerersatz, auf Zusatzstoffe wie Geschmacksverstärker und Konservierungsstoffe, auf weißes Mehl, auf Transfettsäuren und Chemikalien wie Pestizide.

Klingt das kompliziert und aufwendig? Vielleicht für den Moment, aber keine Angst: Es wird von Tag zu Tag einfacher, ein Clean Eater zu sein, weil wir im Grunde genommen wieder oder erstmalig erlernen, was unserem Körper wirklich gut tut. Und der belohnt uns dafür: durch mehr Energie, mit einem besseren Körpergefühl, besseren Blutwerten und dem Verlust von überflüssigen Kilos auf den Hüften. Diese Erfolge motivieren, und irgendwann fragt man sich vermutlich, warum man nicht früher zum Clean Eater wurde. So wie wir gelernt haben, uns falsch zu ernähren, haben wir die Chance, (wieder) zu lernen, wie eine bessere Ernährung aussehen sollte. Der Preis, den wir dafür bezahlen müssen, ist etwas Geduld und Zeit – so wie wir für das Erlernen einer neuen Sprache, eines Computerspiels oder einer noch nie ausgeübten Sportart gerne bereit sind, genau das einzubringen.

Ganz ehrlich, man sollte sich keine Illusion machen: Das wird nicht immer einfach sein, auch wenn so viele Ernährungsratgeber genau das versprechen. Es wird mit sehr hoher Wahrscheinlichkeit Momente geben, in denen man vom Clean Eating genervt ist, weil ...

- man (noch nicht) weiß, ob man dieses Lebensmittel jetzt essen »darf« oder nicht.
- man im Supermarkt viel länger braucht als sonst, weil man nicht mehr nur die gewohnten Produkte einkauft.
- Zutatenlisten zu lesen keinen Spaß macht und zudem bisweilen eine echte Herausforderung darstellt.
- Freunde zum Grillen eingeladen haben und man sich blöd vorkommt, nur einen Salat zu essen – vielleicht wird man sogar ein wenig veräppelt deswegen.
- man einfach gerade unglaubliche Lust auf Chips oder Burger hat.
- es einfach so lecker riecht, wenn man am Döner-Imbiss vorbeiläuft.
- man das Gefühl hat, auf so vieles verzichten zu müssen.
- weil nach einem Frusttag eigentlich eine Pizza oder Schokolade alles besser machen würde.
- man sich plötzlich rechtfertigen muss, warum man jetzt nur noch »so gesundes Zeug« isst.
- es im Restaurant viel schwieriger ist, etwas Gesundes auf der Karte zu finden als etwas Ungesundes.

Solche Frustmomente werden mit allerhöchster Wahrscheinlichkeit auch bei dir eintreten. Das ist normal! Vielleicht fragst du dich jetzt, warum du dann überhaupt deine Ernährung umstellen solltest? Vermutlich hast du dir die Antwort schon selbst gegeben, denn sonst hättest du dieses Buch nicht gekauft. Irgendetwas an deiner jetzigen Ernährung hat dir offenbar nicht gefallen. Vielleicht, dass du zu viel auf die Waage bringst, oder dass deine Blutwerte beim letzten Check nicht in Ordnung waren. Vielleicht hast du es schon mit einer veganen Ernährung probiert und trotzdem hat sich körperlich bei dir nichts verbessert, hast du kein Gewicht verloren?

Was auch immer der Grund war, ich bin davon überzeugt, dass es sich für dich lohnen wird, deine Ernährung gesünder zu gestalten! Hättest du ein perfektes Gewicht und perfekte Blutwerte, würdest du dir die Mühe vermutlich kaum machen – warum auch?

VEGAN BEDEUTET NICHT AUTOMATISCH GESUND!

Veganer leben durchschnittlich gesünder, werden älter und wiegen weniger als Omnivore. Soweit die verfügbare Statistik. Der Haken hieran ist das Wort »durchschnittlich«. Ich kenne sehr viele Veganer, die Übergewicht haben und/oder sich nicht fit und gesund fühlen. Ich selbst habe durch die Umstellung auf eine rein pflanzliche Ernährung tatsächlich auch kein Gewicht verloren, obwohl so viele Ratgeber mir genau das in Aussicht stellten: Ernähre dich vegan und du wirst quasi über Nacht schlanker und fitter werden! Das Problem ist nur: Man kann sich auch bei einer veganen Ernährungsweise ganz wunderbar total ungesund ernähren.

Es fängt ja zunächst schon mal sehr gut an: Man verzichtet auf tierische Lebensmittel, die einen negativen Einfluss auf die Gesundheit haben können. Doch schaut man sich pflanzliche Alternativen zu tierischen Produkten an, muss man häufig feststellen, dass diese kaum weniger ungesund sind. Ich spreche hier in erster Linie von sogenannten Ersatzprodukten (auch »Fake-Produkte« genannt, weil sie tierische Produkte imitieren). Für Umsteiger auf eine vegane Ernährungsweise sind solche Ersatzprodukte zunächst einmal praktisch, weil sie die Umstellung des Speiseplans erleichtern. Man kann die gleichen Gerichte zubereiten, indem man tierische Lebensmittel gegen pflanzliche 1:1 austauscht: Sojaschnitzel gegen Schweineschnitzel, Reismilch gegen Vollmilch, Seitan-Gyros gegen Schweine-Gyros, vegane Chicken Nuggets gegen »echte«, Sojasahne gegen (Kuh-)Sahne usw. Das sollte in der Regel gesünder sein, zumindest wenn die Alternativen Reismilch, Hafersahne oder Tofu heißen. Wie sieht es aber mit stark verarbeiteten Produkten wie veganen Shrimps, Hähnchenschenkeln oder Käse aus? Sind solche pflanzlichen Alternativen wirklich gesund? Reicht es, komplett auf tierische Produkte zu verzichten, um gesund zu leben? Leider nein!

Unbehandeltes Obst und Gemüse, Hülsenfrüchte, Vollkornprodukte, Nüsse und Samen – alles gesunde Lebensmittel. Stark verarbeitete vegane Lebensmittel hingegen enthalten nicht selten zu viel gesättigte Fettsäuren, zu viel Salz, zu viel Zucker, viele Zusatzstoffe, leere Kalorien oder billiges, minderwertiges Öl – dafür aber wenig Nährstoffe. Schauen wir uns einfach mal als Beispiel die Inhaltsstoffe eines veganen Käses an, den man inzwischen in zig Varianten kaufen kann:

INHALTSSTOFFE VEGANER KÄSE (BEISPIEL)

Wasser, Kokosöl, modifizierte Stärke (aus Kartoffeln), Stärke, Meersalz, vegane Aromen, Säureregulator: Zitronensäure, Konservierungsstoff: Sorbinsäure, Farbstoff: Beta-Carotin.

Mit vollwertigen, natürlichen Lebensmitteln haben solche und andere Produkte herzlich wenig zu tun. Das heißt nicht, dass man sich nicht hin und wieder aus Geschmacksgründen ein Brot mit veganem Käse oder ein Seitan-Schnitzel gönnen darf – ich persönlich würde aber davon abraten, täglich und in großen Mengen solche Produkte zu verzehren. Wer sich hauptsächlich von Fertiggerichten und Fast Food, von stark verarbeiteten Lebensmitteln mit viel Zucker, Zusatzstoffen und ungesunden Fetten ernährt, tut seinem Körper nichts Gutes – sowohl, wenn man sich vegan als auch, wenn man sich nicht vegan ernährt!

Veganer Süßkram, Chips, Pommes, Schokoaufstrich, Kaffeeweißer, Aufschnitt, Sprühsahne, Pizzaschmelz, Instant-Sojadrink, Margarine, Lupinen-Schokodessert, Veggie Speck – das sind die Topseller im größten Onlineshop für vegane Produkte. Wirklich gesunde Lebensmittel findet man kaum unter diesen Bestsellern.

WENIG GESUNDES ENTHALTEN

Weiteres Beispiel: veganer Schinken. Er besteht (zumindest das Produkt, das ich herausgepickt habe) aus:

INHALTSSTOFFE VEGANER SCHINKEN

Wasser, texturiertes Sojaeiweiß, Sojaöl, modifizierte Maisstärke, Weizeneiweiß, Zucker, Salz, Maltodextrin, Hefeextrakt, Rauchsalz, Aroma und als Farbstoff: Eisenoxide.

Was genau sich hinter »Aroma« verbirgt, erfährt man nicht, die Zutaten scheinen durchgängig konventionellen Ursprungs zu sein. Nicht nur ein Zuviel an Salz und Zucker (in diesem Falle offenbar raffinierter Industriezucker), sondern auch isoliertes Sojaprotein und Hefeextrakt (als Geschmacksverstärker) werden von vielen Lebensmittelexperten kritisch betrachtet, wenngleich Hefeextrakt gesetzlich nicht als deklarationspflichtiger Zusatzstoff ausgewiesen werden muss. Menschen, die allergisch auf Glutamat reagieren, sollten aber wohl besser auf Produkte verzichten, die glutamatreiche Zutaten wie Hefeextrakt enthalten. Modifizierte Stärke ist ein in der Lebensmittelindustrie äußerst beliebter Zusatzstoff (als Verdickungsmittel), doch der Packungshinweis »modifizierte Stärke« sagt nichts darüber aus, welche chemischen Prozesse der Gewinnung zugrunde lagen. Der synthetische Farbstoff Eisenoxide ist ein Zusatzstoff, der auch unter der Bezeichnung »E172« zu finden ist. Weizeneiweiß – auch als Gluten zu bezeichnen – ist nicht nur für Menschen mit einer Glutenunverträglichkeit ein Problem, sondern generell steht der Verzehr von unserem modernen, stark hochgezüchteten Weizen im Verdacht, zahlreiche Krankheiten zu begünstigen. Am Ende bleibt die Erkenntnis, dass solche und ähnliche Produkte wenig Gesundes enthalten. Wenngleich sie vermutlich immer noch häufig gesünder sind als das tierische Original. Der vegane Schinken ist dabei nur eines von vielen Beispielen.

Warum gibt es eigentlich so eine große Zahl neuer veganer Produkte auf dem Markt, wenn sie höchstens nur ein bisschen gesünder sind als solche mit tierischen Inhaltsstoffen? Nun, in dem Maße, wie die Zahl vegan lebender Menschen immens anwächst, werden sie als Zielgruppe für die Lebensmittelindustrie immer interessanter. Mit veganen Produkten lässt sich Geld machen. Gleichzeitig hat ja niemand gesagt, dass Veganer gesünder leben müssten als Omnivore. Viele Veganer entscheiden sich schließlich nicht aus gesundheitlichen, sondern aus moralischen Gründen dafür, sich vegan zu ernähren. Vielleicht ernähren sie sich nach der Umstellung nicht viel gesünder, dafür aber tier- und umweltfreundlicher. Ich persönlich begrüße daher das wachsende vegane Angebot in den Supermärkten. Mir ist lieber, dass jemand in ein Seitan- statt in ein Kalbsschnitzel beißt, selbst wenn das Seitan-Schnitzel nicht sonderlich gesund ist. Dass sich Hersteller veganer Produkte letztlich der gleichen Markt-Mechanismen bedienen (müssen) wie Hersteller nicht-veganer Produkte, finde ich nicht weiter überraschend oder verwerflich.

Nun höre ich aber oft, Veganer würden sich ausschließlich von solchen Ersatzprodukten ernähren – was natürlich völliger Quatsch ist. Eine ausgewogene gesunde pflanzenbasierte Ernährung sollte optimalerweise in erster Linie aus Gemüse, Obst, Hülsenfrüchten, vollwertigem Getreide, Nüssen, Samen und hochwertigen Ölen bestehen. Ersatzprodukte, Fast Food und Convenience-Food hingegen sollten nur in Maßen genossen werden. Landen hauptsächlich letztgenannte ungesündere vegane Lebensmittel auf dem Teller, so darf man sich nicht nur als »Pudding-Veganer« bezeichnen lassen, sondern auch keinen Beifall seitens seiner Waage oder des Blutbildes erwarten.

Die Umstellung auf eine rein vegane Ernährung, ohne sich vorher ausreichend über die benötigten Nährstoffe und entsprechende Quellen zu informieren, kann sogar durchaus gefährlich werden. Isst man fortan entweder nur noch dic Beilagen oder konsumiert man bergeweise Ersatzprodukte, mangelt es einem schnell an lebensnotwendigen Vitaminen, Mineralien und weiteren Nährstoffen. Nicht wenige Menschen sind krank geworden, weil ihnen in einer veganen Ernährung kritische Nährstoffe wie Vitamin B12 fehlten. Ich kann daher nur raten: Informiere dich gut darüber, was dein Körper braucht, und woher du es bekommst! Das gilt übrigens selbstverständlich nicht nur für Veganer, sondern für alle, unabhängig vom Esstyp.

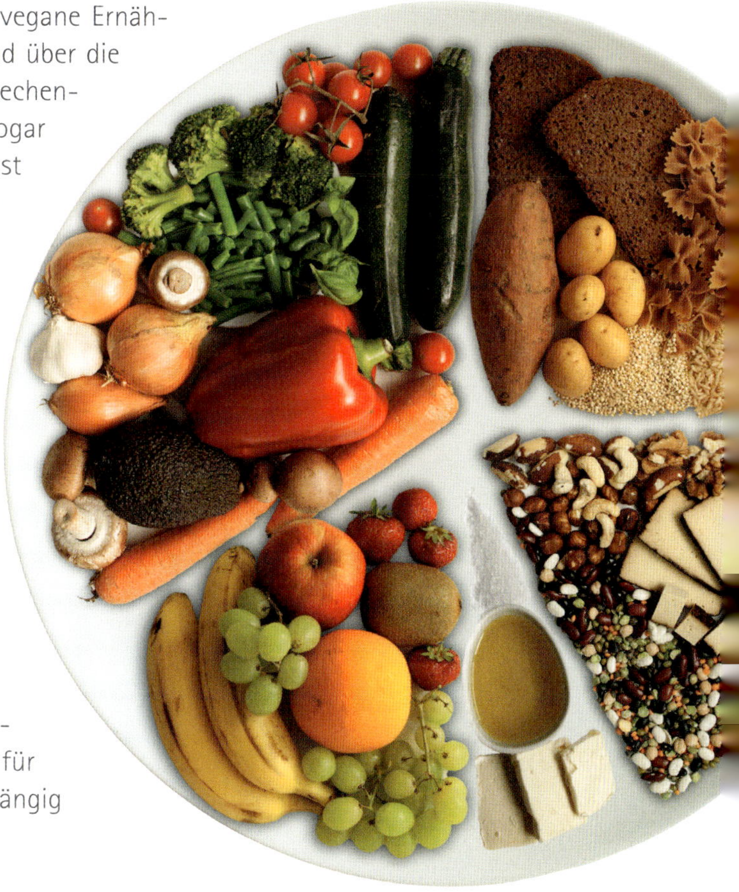

Fazit: Sich vegan zu ernähren, bedeutet nicht automatisch, sich auch gesund zu ernähren. Wer sich aber ausgewogen, vollwertig und abwechslungsreich vegan ernährt, steigert seine Chancen auf sein Wohlfühlgewicht und einen rundum optimal versorgten Körper ungemein!

WARUM CLEAN EATING FÜR MICH PERSÖNLICH AUCH »VEGAN« BEDEUTET

Der große »Clean Eating«-Trend kommt nicht aus der veganen Szene, nein, in fast allen Büchern zum Thema ist der Konsum tierischer Produkte »erlaubt«. In der Regel jedoch eingeschränkt: möglichst weitgehender Verzicht auf Fleisch und Fisch, möglichst nur Bio-Fleisch, am besten vom Weiderind (weil es sich von Gras ernährt hat), möglichst weniger belastete Fischarten usw. Trotzdem sind Zutaten wie Fleisch, Fisch, Eier und Milch oder Joghurt in sehr vielen Rezepten zu finden. Für mich persönlich hingegen bedeutet Clean Eating gleichzeitig auch »vegan«, und ich möchte natürlich auch gerne kurz erklären, warum.

Für mich sind tierische Produkte aus verschiedenen Gründen nicht »clean«, also sauber, denn allen »Produkten« ist eines gemeinsam: Sie wurden gegen den Willen der Tiere – zumeist ihren Tod in Kauf nehmend – »gewonnen«. Isst man ein Bio-Kalbsschnitzel, so wurde ein Kälbchen dafür getötet – noch im Babyalter. Trinkt man Milch oder isst man Joghurt, so wurden dafür Kühe gezwungen, unnatürlich hohe Mengen an Milch zu geben – was langfristig dazu führt, dass Kühe lange vor ihrer natürlichen Lebenserwartung ausgelaugt sind (2-3 statt 20-25 Jahre). Sie werden dann genauso zu Burgern verarbeitet, wie ihre männlichen Kälbchen für die Herstellung von Wiener Schnitzel getötet werden, weil sie sich nicht zur Milchkuh eignen. Zigmillionen männliche Küken werden – egal ob für die konventionelle oder die Bio-Industrie – jährlich getötet, weil sie keine Eier legen können, als Masthuhn aber ebenfalls nicht effektiv genug genutzt werden können (für die Eierindustrie und die Masthähnchenindustrie werden unterschiedliche Hühnerrassen genutzt). 750 Millionen Tiere werden alleine in Deutschland jährlich geschlachtet![21]

Wie man es dreht und wendet, am Ende ist nicht zu widerlegen: Für jedes Stück Fleisch und Fisch, letztlich aber auch für jedes Glas Milch und jedes Ei musste ein Tier leiden und früher oder später sterben – auch Tiere aus Bio-Haltung, auch Fische und auch Weiderinder. Jedem dieser Tiere wurde gegen seinen Willen das Leben genommen, das es viel zu kurz und unter unnatürlichen Bedingungen verbringen musste. Tiere sind soziale Wesen, sie haben Vorlieben und Ängste und sie haben einen Lebenswillen. Wir nehmen ihnen all das, um ein paar Minuten »Gaumenfreuden« zu genießen. Viele Tiere ahnen vor der Schlachtung, dass sie in wenigen Minuten getötet werden, denn sie bekommen den Todeskampf und die Schreie der anderen Tiere im Schlachthof mit. Tiere zu essen bedeutet daher für mich auch Tod, Angst und Gewalt – und diese Attribute sind für mich alles andere als »clean«. Im Gegenteil. Und deswegen

21 www.welt.de/politik/deutschland/article123700329/Deutsche-schlachten-pro-Jahr-750-Millionen-Tiere.html

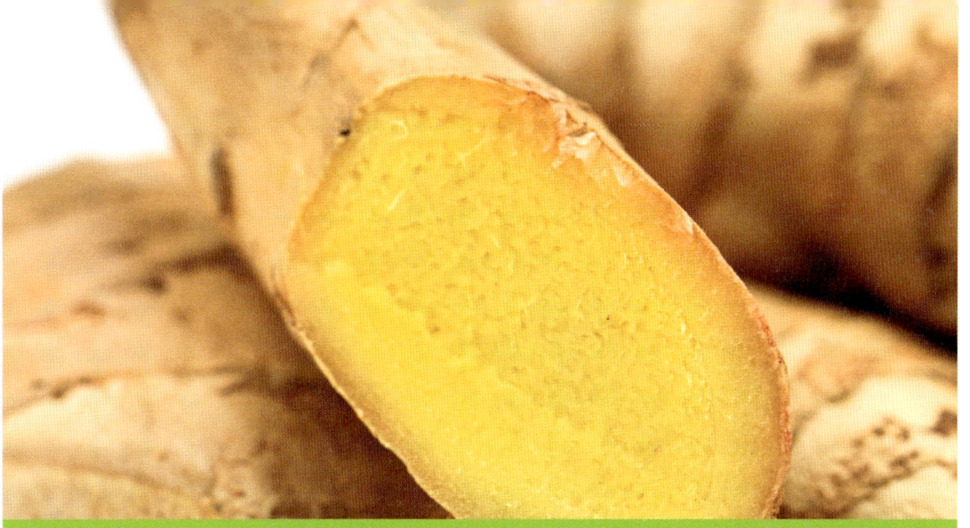

Foodstars: Ingwer

Seit vielen Jahrhunderten wird diese scharfe Knolle als Heil- und Würzmittel benutzt. Sie ist nicht nur schön scharf und schmeckt gut in indischen Currys, pikanten Soßen oder auch in Süßspeisen, sondern ist darüber hinaus richtig gesund. Ingwer wirkt entzündungshemmend, schmerzlindernd und schleimlösend, kann bei Verdauungsproblemen helfen, Übelkeit und Schwindelgefühle bekämpfen und krampflösend wirken.

verzichte ich in meiner Ernährung komplett und konsequent auf Fleisch, Fisch und weitere tierische Zutaten – und das mit ausschließlich positiven Folgen.

Großer ökologischer Fussabdruck, Energie-Ineffizienz und jede Menge Chemie

Tierische Produkte haben zudem einen großen ökologischen Fußabdruck. Für ihre Herstellung werden riesige Mengen an Ressourcen verbraucht: Land, Futter und Trinkwasser. Viel Futter (bis zu 16 Kilogramm) und Wasser (bis zu 16.000 Liter Trinkwasser) werden benötigt, um ein Kilogramm Fleisch zu gewinnen. Ein enormer Anteil der landwirtschaftlich nutzbaren Flächen auf diesem Planeten wird für die Tierhaltung genutzt, es werden täglich unfassbar große Flächen Regenwald abgeholzt, um Tierfutter anzubauen oder Tiere weiden zu lassen. Innerhalb eines Jahrzehntes gingen 70 % des Amazonas-Regenwaldes genau aus diesem Grund unwiederbringlich verloren. Natürlich geht das in erster Linie auf das Konto der Massentierhaltung, doch wer kann schon von sich behaupten, dass er ausschließlich Fleisch, Käse und Eier von ganz kleinen Bauernhöfen kauft, auf denen die Tiere bis zu ihrem letzten Tag glücklich leben? Keine Frage: Solche Bauernhöfe gibt es – doch sie könnten selbst einen gemäßigten Appetit auf tierische Produkte nicht im Entferntesten befriedigen, denn sie sind die absolute und schwer zu findende Ausnahme.

40 % der jährlichen Getreideernte sind für die Verfütterung an Nutztiere gedacht – gleichzeitig hungern immer noch fast eine Milliarde Menschen, verhungern täglich

15.000 Kinder.[22] Es entbehrt nicht einer gewissen Perversion, wenn in den ärmsten Ländern Afrikas große Flächen für den Anbau und Export von Tierfutter nach Europa genutzt werden, während quasi direkt daneben Kinder verhungern. Der Konsum von Fleisch ist für mich daher nicht sauber – weder moralisch, noch ökologisch.

Nicht »clean« sind tierische Produkte für mich auch in einem anderen Sinne. Unglaubliche Mengen an Antibiotika, Anabolika, Psychopharmaka und weiteren Medikamenten werden Nutztieren präventiv verabreicht – die Rückstände finden wir in Fleisch und weiteren tierischen Produkten. In einem Glas Milch wurden Rückstände von bis zu 20 Medikamenten entdeckt.[23] Etwa 90 % der krebsfördernden Chemikalie Dioxin, die der Mensch aufnimmt, werden über Milchprodukte und Fleisch aufgenommen, so die Weltgesundheitsorganisation. Wer gerne Innereien oder Fisch isst, nimmt Schwermetalle wie Quecksilber, Blei oder Kadmium zu sich.[24] Natürlich gilt nicht nur für tierische Lebensmittel, dass man chemische Rückstände mitverzehrt, doch bei tierischen Produkten scheint die Gefahr am höchsten zu sein. Hinzu kommen immer wieder teilweise dramatische Lebensmittelskandale, die ihren Ursprung offenbar immer in der Massentierhaltung haben. Auch in dieser Hinsicht ist für mich der Verzehr von tierischen Produkten absolut nicht »clean«.

Ich persönlich ernähre mich aus diesen bereits angeführten und weiteren Gründen vegan. In erster Linie möchte ich nicht, dass andere Lebewesen für meinen Konsum zu Schaden kommen – weil es einfach völlig unnötig ist. Für eine gesunde Ernährungsweise benötigen wir keine tierischen Produkte; im Gegenteil, sie können uns großen Schaden zufügen. Gleichzeitig möchte ich aber auch dazu beitragen, Umwelt und Klima schützen. Zudem bringt eine ausgewogene rein pflanzliche Ernährung zahlreiche gesundheitliche Vorteile mit sich. Dazu später noch mehr. Clean Eating bedeutet daher für mich ganz eindeutig »Clean Eating vegan«!

WORAUF ICH BEIM CLEAN EATING VEGAN VERZICHTE

Ist Clean Eating vegan ein Verzicht? Ganz klar: ja! Ich verzichte darauf, Lebensmittel zu essen, die für mich keine Lebensmittel (mehr) sind. Ich verzichte darauf, Produkte zu mir zu nehmen, von denen ich weiß, dass sie meinem Körper, meiner Umwelt, dem Klima und den Tieren schaden. Ich verzichte darauf, Fast Food, Industrienahrung, zu viele leere Kalorien, Zucker und schlechte Fette zu mir zu nehmen – weil all das mich krank machen kann. Ich verzichte also sehr gerne. Dafür bediene ich mich reichlich all der wunderbaren Lebensmittel, die uns die Natur bietet, und die den Namen »Lebens«-mittel wirklich verdienen. Aber dazu komme ich später. Schauen wir uns doch noch mal etwas genauer an, warum der Verzicht auf die folgenden Dinge aus Clean Eating vegan-Sicht Sinn ergibt.

22 www.globalincome.org/Deutsch/Fakten.html
23 www.yazio.com/de/artikel/studie-bis-zu-20-medikamente-einem-glas-milch-5224.html
24 www.stern.de/gesundheit/ernaehrung/gesunde-ernaehrung/schadstoffe-und-rueckstaende-gift-im-essen-3084258.html

TIERISCHE PRODUKTE

Es gibt aus meiner Sicht genau einen Grund, tierische Produkte zu sich zu nehmen: Sie schmecken. Zumindest einige. Im besten Falle könnte man den Konsum von Fleisch & Co. damit begründen, dass es einfacher ist, jederzeit und überall etwas zu essen zu bekommen. Genau das ist aber aus meiner Sicht auch nicht immer positiv zu sehen. Diesem »Pro-Argument« steht eine lange Liste von Argumenten gegenüber, die gegen den Verzehr von tierischen Produkten sprechen. Mir kommt es nach gut fünf Jahren veganer Ernährung inzwischen ehrlich gesagt absurd vor, Tiere zu essen. Wir töten ein anderes Lebewesen, schaden Umwelt und Klima und unserem eigenen Körper – für ein paar Minuten Genuss. Ich bin keinesfalls dogmatisch. Für mich gibt es kein »Ganz oder gar nicht«, auch wenn das in der veganen Szene sehr oft propagiert wird. Mir ist auch klar, dass eine Ernährungsumstellung nicht mal eben so nebenbei erledigt wird. Von daher finde ich, dass jeder das Recht hat, sich seine Zeit zur Umstellung zu nehmen und nur so weit zu gehen, wie er möchte.

Es lohnt sich jedenfalls wirklich, sich neben den moralischen und ökologischen auch die gesundheitlichen Risiken und Nachteile einer Ernährung mit tierischen Produkten anzuschauen. Immer mehr Menschen sehen ein, dass sie den Versprechungen der Fleisch- und Milchindustrie auf den Leim gegangen sind, und dass jene Versprechen leider nicht der Realität entsprechen. Man benötigt kein Fleisch, um stark zu sein. Und Milch macht keine starken Knochen – im Gegenteil. In den Ländern, in denen besonders viel Milch konsumiert wird, ist die Knochenschwäche-Rate (Osteoporose) am höchsten. Das liegt daran, dass Milch zu den Lebensmitteln gehört, die den Körper übersäuern. Der Körper muss dann darauf reagieren und schüttet Kalzium aus, das er aus unserem größten Kalziumspeicher entnimmt: den Knochen. Milchkonsum schwächt also die Knochen, anstatt sie zu stärken.

Mit den gesundheitlichen Vorteilen einer ausgewogenen veganen Ernährung sind bereits viele Bücher gefüllt worden. Längst ist bewiesen und wird immer wieder bestätigt, wie risikoreich der Verzehr tierischer Produkte ist – egal ob Fleisch, Fisch, Milch oder Eier. Menschen unter 65 Jahren, die zu viel Fleisch, Milchprodukte und Eier essen, sterben vier Mal häufiger an Krankheiten wie Krebs oder Diabetes als Menschen, die sich ausgewogener ernähren, so das Ergebnis einer Studie.[25] Angesehene Ernährungsinstitute und Universitäten wie Harvard kommen in ihren Studien zu erschreckenden Ergebnissen, was den Zusammenhang von Fleischverzehr (vor allem sogenanntes »rotes Fleisch« wie Steak oder Burger) und der Entstehung von Krebs und anderen schweren Krankheiten betrifft. Milch ist längst als Krankmacher entlarvt worden, fördert u. a. die Entstehung von Krebs, wie eine weitere Harvard-Studie und viele andere Studien eindeutig belegen.[26] Kein Wunder eigentlich, denn Milch ist schließlich Babynahrung für Kälber, voller (Wachstums-)Hormone, damit das Kälbchen in kürzester Zeit zu einem großen Tier heranwachsen kann. Es ist eigentlich ganz simpel: Kuhmilch

25 www.cell.com/cell-metabolism/fulltext/S1550-4131%2814%2900062-X
26 http://news.harvard.edu/gazette/2006/12.07/11-dairy.html

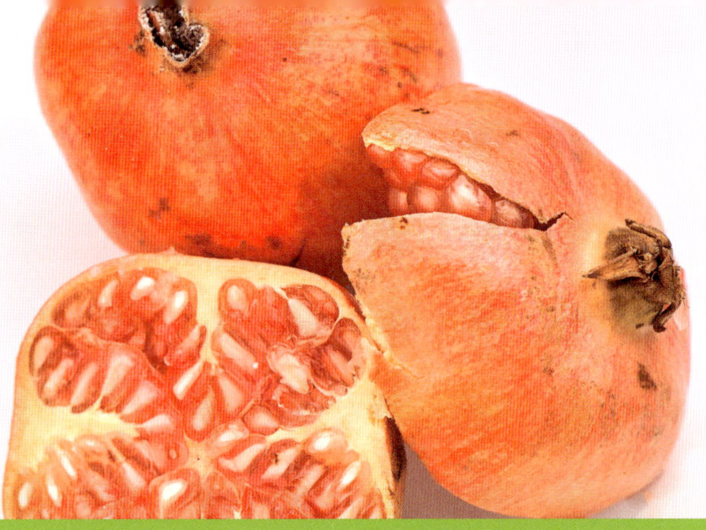

Foodstars: Granatäpfel

Granatäpfel haben viele gesundheitliche Auswirkungen: Sie können den Blutzuckerspiegel stabil halten, Entzündungen hemmen, Diabetes vorbeugen und bei Verdauungsproblemen helfen, sogar in der Krebstherapie werden sie eingesetzt, da sie das Wachstum von Krebszellen hemmen können. Sie enthalten zahlreiche Vitamine und Mineralstoffe sowie vor allem viele sekundäre Pflanzenstoffe. Gibt es als ganze Frucht, Saft oder in Kapseln.

ist nicht für Menschen gedacht und aus gesundheitlicher Sicht auch nicht geeignet. Der Großteil der Menschheit hat bis heute eine Laktose-Intoleranz. Warum sollten wir auch die Säuglingsnahrung einer anderen Spezies als gesund für uns erachten? Nachdem ich diese Tatsache verinnerlicht hatte, war (Kuh-)Milch für mich einfach kein Thema mehr. Inzwischen finde ich es ehrlich gesagt auch völlig absurd, Milch von Kühen, Schafen oder Ziegen zu trinken.

Tierische Produkte habe ich 2011 komplett von meinem Speiseplan gestrichen und wirklich nicht einen Tag vermisst. Heute frage ich mich vielmehr: Warum sollte ich Lebensmittel essen, an denen so viel Leid hängt, die mir gesundheitlich nicht gut tun und zudem unserer Umwelt schaden?

FAST FOOD

Ich war ein Fast-Food-Junkie, knapp 30 lange Jahre lang. Pommes mit Currywurst, Pizza, Döner, Gyros Kebap, Hotdogs, Hähnchen, Chinapfanne und ganz viel anderes habe ich mir täglich eingefahren, ohne jemals darüber nachzudenken, ob mir das schaden könnte. Warum auch? Mir ging es doch gut – abgesehen von meinem Übergewicht. Fast Food jeglicher Art steckt jedoch voll ungesunder Fette, vor allem Transfettsäuren, die beim starken Erhitzen (z. B. beim Frittieren) entstehen. Fast Food hat sehr häufig auch einen (viel zu) hohen Salz- und/oder Zuckergehalt. Nährstoffe hingegen findet man in Fast Food kaum. Dafür jede Menge Kalorien, sodass wir innerhalb kürzester Zeit wieder Hunger bekommen. Fast Food wird außerdem nicht nur schnell zubereitet, sondern auch viel zu schnell verzehrt – oftmals im Gehen. In der

Folge verputzen wir meist deutlich mehr Kalorien als uns lieb ist, weil unser Körper mit der Aussendung der Sättigungssignale gar nicht hinterherkommt. Fast Food kann sogar süchtig machen, denn chemische Zusatzstoffe, Glutamat, ein hoher Salzgehalt und Fruktosesirup in den Produkten führen zur Ausschüttung von Dopamin, dem Glückshormon – ähnlich wie beim Konsum von Drogen wie Kokain. Unser Gehirn verlangt daher nach Nachschub, immer häufiger und mehr. Sehen wir also lieber zu, dass wir »clean werden und bleiben«.

FERTIGPRODUKTE & STARK VERARBEITETE LEBENSMITTEL

Viele Menschen kochen überhaupt nicht mehr. Warum auch, wenn man sich ein Fertiggericht in den Ofen oder in die Mikrowelle schieben kann? Superpraktisch, superschnell, supergünstig. Leider auch superungesund! In Industrienahrung – also stark verarbeiteter Nahrung – finden wir in erster Linie günstige (und zumeist ungesunde) Rohstoffe und häufig auch sehr viele Zusatzstoffe, die das Produkt schmackhaft machen (z. B. Geschmacksverstärker), lange haltbar machen (Konservierungsstoffe), schöner aussehen lassen (künstliche Farbstoffe) oder die Textur verfeinern. Industrienahrung enthält zudem häufig genmanipulierte Rohstoffe (z. B. Mais) sowie Chemierückstände (z. B. Pestizide, die in der konventionellen Landwirtschaft eingesetzt werden). Und wie Fast Food enthält sie zumeist zu viel Salz, Zucker und gesättigte Fettsäuren.

Die Lebensmittelindustrie täuscht und trickst, wo es nur geht, von der Herstellung bis hin zu den Verpackungsangaben. Und das in der Regel sogar im gesetzlich erlaubten Rahmen, den die Hersteller gemeinsam sehr weit ausgedehnt haben – zum Vorteil für sich selbst, zum Nachteil für den Konsumenten. Etwas Hilfe bieten Internetseiten wie www.Lebensmittelklarheit.de oder Smartphone-Apps wie Barcoo. Oder aber man kauft einfach keine Produkte, deren Inhaltsstoffe einem nicht bekannt sind. Warum sollte man auch einen Erdbeerjoghurt essen, der weit über 20 Zutaten enthält, inklusive diverser Süßstoffe, jedoch keine Erdbeeren? Erdbeeraroma stellt die Industrie lieber aus Sägespänen und die Farbe aus Roter Bete her. Ist deutlich günstiger. Trotzdem darf ein solcher Joghurt das Siegel »natürlich« tragen. Ein Farbstoff aus Roter Bete z. B. wäre immerhin tatsächlich noch aus natürlicher Quelle, sehr häufig aber kommen auch nur rein chemische Farbstoffe zum Einsatz. Kochschinken wird aus einzelnen Stückchen zusammengeklebt und besteht bisweilen aus lediglich 50 % Fleisch; auch Hackfleisch wird mit Wasser gestreckt, der vermeintlich leckere Käse ist häufig Analogkäse aus Eiweißpulver, Pflanzenöl, Wasser und Geschmacksverstärkern.

Man könnte diese Aufzählung beinahe endlos fortführen. Die Lebensmittelindustrie reizt den Rahmen des gesetzlich Erlaubten aus, um aus billigsten Rohstoffen ungesunde, schnell verfügbare Nahrung mit riesigen Gewinnspannen herzustellen. Der Kreativität sind dabei keine Grenzen gesetzt, die Ergebnisse bisweilen wirklich eklig – doch das gilt es geschickt unter hübschen Verpackungen und Siegeln zu verbergen.

Logisch eigentlich: Mit vollwertigen Lebensmitteln ist nun mal einfach deutlich weniger zu verdienen. 170.000 industriell gefertigte Lebensmittel sind auf dem Markt, das Geschäft scheint sich also zu lohnen.[27]

Lebensmittel zu verarbeiten, ist an für sich erst mal nichts Schlechtes. Viele Lebensmittel werden erst durch einen gewissen Verarbeitungsgrad überhaupt genießbar: durch Kochen, Räuchern, Fermentieren, Einlegen, Salzen, Pasteurisieren und andere Techniken. Keimen oder Fermentieren können ansonsten unbehandelte Lebensmittel sogar in ihrem Nährwert deutlich steigern. Das Konservieren von Lebensmitteln ermöglicht eine lange Haltbarkeit. Und nicht jeder hat die Zeit oder das Wissen, beispielsweise Pasta oder Brot selber herzustellen. Die Verarbeitung von Lebensmitteln ist also grundsätzlich nützlich, sie erleichtert uns das Leben und erweitert die Vielfalt im Supermarkt. Das Problem entsteht erst dann, wenn Lebensmittel so stark verarbeitet werden, dass ihr Nährwert extrem stark sinkt oder sie mit weiteren Zutaten angereichert werden, die schädlich sind.

Stark verarbeitete Lebensmittel bzw. Zutaten in Produkten sind zunächst mal das genaue Gegenteil von vollwertigen Lebensmitteln. Ein sehr gutes, weil weitverbreitetes Beispiel ist Mehl. Wird Getreide geerntet, so enthält gerade der Keim besonders viele Vitamine und Mineralstoffe, die Schale bietet wertvolle Ballaststoffe. Im Mehlkörper an sich finden wir in erster Linie komplexe Kohlenhydrate und Eiweiß. Was passiert aber, wenn dieses vollwertige Korn zu Weißmehl verarbeitet wird? Die wertvollen Bestandteile Keim und Schale werden entfernt, einhergehend mit einem dramatischen Verlust an Nährstoffen. Übrig bleibt ein Mehl, das einen hohen Anteil an einfachen Kohlenhydraten aufweist, also viele leere Kalorien birgt. Die Vitamine und Mineralien, die der Körper eigentlich benötigt, um effektiv Energie erzeugen zu können, wurden fast komplett entzogen. Stattdessen wird eine Menge Zucker (Kohlenhydrate werden schließlich in Zucker umgewandelt) in die Blutbahn eingeführt, und überschüssiger Zucker wird in Fett umgewandelt. Deswegen gilt Weißmehl auch als Dickmacher. Produkte aus dem vollen Korn hingegen bieten nicht nur das volle Nährwertspektrum, sondern auch zahlreiche gesundheitliche Vorteile, auf die man nicht verzichten sollte – warum auch?

WARUM DIE ABGESPECKTE VERSION ESSEN, WENN ICH ALLES BEKOMMEN KANN?

Warum sollte man also die abgespeckte Version von etwas essen, obwohl einem die vollwertige Variante zur Verfügung steht? Nicht nur der deutliche höhere Nährstoffgehalt, sondern auch die Kombination der enthaltenen Nährstoffe lässt stark verarbeitete Lebensmittel dagegen absolut unappetitlich erscheinen. Dem Kauf eines Produktes sollte stets ein kritischer Blick auf die Inhaltsliste vorausgehen. Wie kann es sein, dass eine Tüte Chips eine solche lange Liste an Zutaten enthält?

27 www.zdf.de/zdfzeit/die-tricks-der-lebensmittelindustrie-41944648.html

INHALTSSTOFFE KARTOFFELCHIPS

Kartoffeln, Pflanzenöl, Salz, Aroma, Zucker, Maltodextrin, Magermilchpulver, Geschmacksverstärker Mononatriumglutamat/Dinatriuminosinat/Dinatriumguanylat, Molkenpulver, Gewürze

Oder werfen wir mal einen Blick auf die Inhaltsstoffe einer handelsüblichen Tomatensuppe.

INHALTSSTOFFE TOMATENSUPPE (FERTIGPRODUKT)

Tomatenpulver (26,5 %), Weizenmehl, modifizierte Stärke, Zucker, pflanzliches Fett, Jodsalz, Stärke, Maltodextrin, Zwiebelpulver, Aroma, Hefeextrakt, natives Olivenöl extra, Gewürze, Kräuter (Petersilie, Basilikum, Oregano, Thymian, Lorbeer), Milcheiweißerzeugnis, Emulgatoren (Lecithine, Mono- und Diglyceride von Speisefettsäuren), Säuerungsmittel Citronensäure

Bereiten wir uns eine frische Tomatensuppe selber zu, werden wir wohl auf Zutaten wie Weizenmehl, (künstliches) Aroma, Hefeextrakt, Milcheiweißerzeugnis oder Emulgatoren dankend verzichten. Eine Tomatensuppe kann sehr gesund sein – stellt man sie selber aus frischen Zutaten her. Die hier angeführte Variante möchte ich jedenfalls nicht essen. Hier verzichte ich liebend gerne.

Ich könnte an dieser Stelle noch viele weitere Beispiele anführen (am besten geht man selber mal bewusst durch den Supermarkt oder schaut bei Portalen wie www.das-ist-drin.de rein), aber es läuft am Ende stets auf die gleiche Erkenntnis hinaus: Stark verarbeitete Lebensmittel und Fertiggerichte enthalten unnötiges und ungesundes Fett, zu viel (einfachen) Zucker, häufig Weißmehl, künstliche Aromen und weitere Zusatzstoffe sowie jede Menge leere Kalorien. Verzichten muss der Käufer hingegen auf das, worauf es eigentlich am meisten ankommt: den vollen Nährstoffgehalt. Ich bin immer wieder aufs Neue erstaunt, in welchen Produkten man Inhaltsstoffe wie Zucker oder Weizen findet, obwohl sie dort eigentlich nicht hineingehören. Das, was wir zuhauf in den Supermarkt-Regalen finden, hat sehr häufig mit dem Begriff »Lebensmittel« nur noch wenig zu tun – es ist wohl eher tote Nahrung.

BEISPIELE FÜR UNVERARBEITET VS. LEICHT VERARBEITET VS. STARK VERARBEITET

UNVERARBEITET	LEICHT VERARBEITET	STARK VERARBEITET
Weizen, ganze Körner	Weizenvollkornmehl	Croissant aus Weißmehl
Sojabohnen (Edamame)	Naturtofu	Tofuwürstchen
Apfel	getrocknete Apfelringe	Apfelkuchen beim Discounter
Tomate	Tomatensoße ohne Zusätze	Tomaten-Tütensuppe

Das sind nur einige wenige Beispiele, die zeigen sollen, in welcher unterschiedlicher Form man Lebensmittel essen kann – von unverarbeitet bis stark industriell verarbeitet. Verzichten sollte man nach Möglichkeit komplett auf alle stark verarbeiteten Lebensmittel, während man bei unverarbeiteten und bei leicht verarbeiteten Lebensmitteln in der Regel zugreifen kann. Mit der Zeit entwickelt man ein besseres Gefühl dafür, zu welcher Kategorie ein Lebensmittel oder ein Produkt zählt.

ZUCKER

Eine der ungesündesten Zutaten in Lebensmitteln, und eben besonders häufig in Industrienahrung und Fast Food zu finden, ist Zucker. Und davon verzehren wir reichlich, der Durchschnittseuropäer immerhin 40 Kilogramm reinen Zucker pro Jahr. Das entspricht etwas 37 Zuckerwürfeln und 600 Kalorien – täglich. Zucker ist jedoch nicht immer leicht zu identifizieren, er verbirgt sich auch hinter folgenden Begriffen:

- Saccharose
- Dextrose
- Raffinose
- Glukose
- Fruktosesirup oder Fruktose-Glukose-Sirup
- Glukosesirup oder Stärkesirup
- Karamellsirup
- Laktose
- Maltose oder Malzextrakt
- Maltodextrin, Dextrin oder Weizendextrin
- Süßmolkenpulver
- Gerstenmalz/Gerstenmalzextrakt[28]

Und natürlich enthalten auch Früchte oder Trockenfrüchte Zucker, zudem findet man in vielen Produkten Dicksäfte wie Apfel- oder Agavendicksaft. Durch die Aufteilung auf verschiedene Zuckerarten schaffen es die Lebensmittelhersteller, den Zuckergehalt auf der Zutatenliste weniger hoch erscheinen zu lassen. Addiert man aber die einzeln ausgewiesenen Zuckerarten, so ergibt sich ein ganz anderes Bild. Die Verbraucherzentrale Niedersachsen hat 70 (!) Bezeichnungen für Zutaten identifiziert, die zum Süßen dienen oder zum Zuckergehalt eines Produktes beitragen.[29]

Zucker ist keineswegs grundsätzlich ungesund. Es kommt hier – wie bei so vielen anderen Nährstoffen oder Produkten – auf die Qualität bzw. auf die Quelle an. Natürlicher Zucker, wie er in Obst, Gemüse und anderen vollwertigen Lebensmitteln vorkommt, ist wichtig und gesund, denn Zucker liefert uns Energie. Ein zu hoher Zuckerkonsum aus den falschen Quellen sorgt nicht nur für unnötige Kilos, sondern kann

28 www.lebensmittelklarheit.de/informationen/zucker-hat-viele-namen
29 www.verbraucherzentrale-niedersachsen.de/versteckspiel-mit-zucker

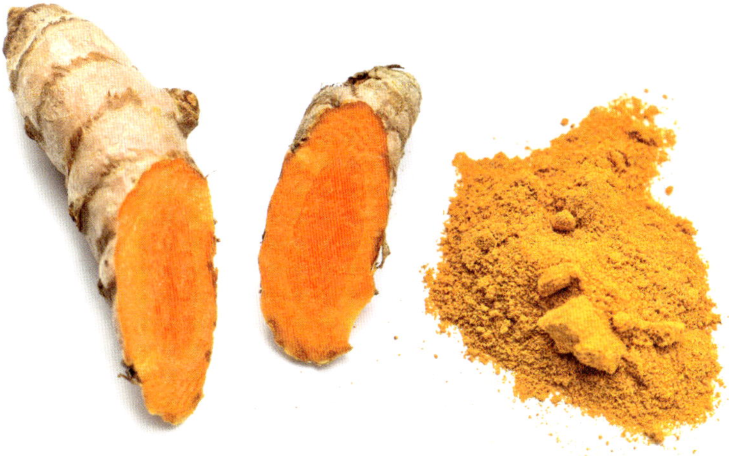

FOODSTARS: KURKUMA

Kurkuma gilt als eine der wirksamsten Heilpflanzen und wird zur Bekämpfung und Linderung zahlreicher Krankheiten eingesetzt, wie Alzheimer, Lungen-, Darm- und Lebererkrankungen und Krebs. Kurkuma hat eine stark antioxidative Wirkung, ist entzündungshemmend, schützt vor Schlaganfällen und Herzinfarkten. Außerdem soll es krebsvorbeugend wirken und die Ausbreitung bereits bestehender Krebszellen stoppen.

sogar krank machen: von ständiger Müdigkeit über Darmprobleme und Blähungen bis hin zu Hautkrankheiten oder Schlafstörungen. Kein Wunder, denn (Einfach-)Zucker lässt den Blutzuckerspiegel extrem schnell ansteigen. Der Körper muss reagieren und schüttet Insulin aus, das den Zucker in die Zellen transportiert. Der Blutzuckerspiegel wird gesenkt, doch das Verlangen nach Zuckernachschub kommt schneller als man denkt. Gerade dann, wenn der Blutzuckerspiegel sehr hoch war, folgt der Absturz umso stärker, und man fühlt sich unterzuckert. Dieses extreme Auf und Ab kann zum chronischen Problem werden und langfristig zu Diabetes führen.

Die größten Treiber sind die sogenannten Einfach- und Zweifachzuckervarianten wie Traubenzucker, Fruchtzucker, Haushaltszucker, Milchzucker oder Alkohol. Vollkornprodukte, Hülsenfrüchte und einige Gemüsesorten hingegen enthalten Mehrfachzuckervarianten wie Stärke und Ballaststoffe. Diese Zuckerarten sind komplexer, weshalb unser Körper deutlich länger braucht, um sie zu verwerten. Unser Blutzuckerspiegel bleibt deshalb konstanter und steigt nach dem Konsum solcher Lebensmittel nur mäßig an, ein Absturz des Spiegels sowie Hungerattacken bleiben damit aus.

Heißt es aber nicht auch immer, dass Zucker glücklich macht? Tatsächlich hat Zucker genau diesen Effekt, weil er schnell verfügbare Kohlenhydrate liefert. Unsere Belohnungssysteme im Gehirn werden aktiviert, Euphorie macht sich zumindest kurz breit, Dopamin wird ausgeschüttet. Das Problem: Dieser Effekt ist nur kurzfristig, bald schon verlangt unser Gehirn nach Nachschub. Wir können gar nicht genug davon kriegen – und werden zuckersüchtig. Stoppen wir von heute auf morgen mit dem

Konsum von Zucker, zeigen sich starke Entzugserscheinungen. Deswegen wird der Konsum von Zucker von vielen Wissenschaftlern auf eine Stufe mit dem Missbrauch von Kokain oder Nikotin gestellt.

Die Lebensmittelindustrie setzt gerne Zucker ein, denn gezuckerte Lebensmittel schmecken den meisten Menschen besser. Das gilt nicht nur für Kuchen und süße Aufstriche, sondern auch für Ketchup, Käsecreme, Würste, Chips, Müslis und eine unüberschaubare Anzahl weiterer Produkte. Auch in Produkten für Kinder wird nicht mit Zucker gegeizt, sie sind sogar häufig noch zuckriger als Produkte für Erwachsene: 20 Gramm Zucker auf 100 Gramm Frühstücksflocken für Kinder sind keine Seltenheit. So trimmt man die Geschmäcker der Kleinen schon morgens auf das süße Verlangen. Zucker macht süchtig!

Ich verzichte möglichst komplett auf besonders ungesunde Zuckervarianten wie raffinierten Zucker. Gesündere Alternativen sind:

- Reissirup
- Ahornsirup
- Apfeldicksaft
- Agavendicksaft
- Kokosblütenzucker
- Birkenzucker (auch Xylit oder Xylitol genannt)
- Vollrohrzucker
- Stevia

Es lässt sich allerdings auch ganz hervorragend mit der Süße aus Früchten oder Trockenfrüchten arbeiten, z. B. bei der Herstellung von Gebäck oder süßen Smoothies. In meinem Vorratsschrank findet man ansonsten lediglich Kokosblütenzucker (viele Mineral- und Nährstoffe, niedriger glykämischer Index, lecker!) und Agavendicksaft. Wichtig ist (nicht nur hier) die Bio-Qualität!

UNGESUNDE FETTE

Fett ist wohl der Nährstoff mit dem schlechtesten Image, dabei ist die Zufuhr von Fett für unseren Körper lebensnotwendig. Fett dient als Energiequelle und Energiespeicher, schützt unsere Organe und hilft dabei, lebensnotwendige Vitamine zu absorbieren. Ohne Fett geht es nicht. Aber auch bei Fett gilt: Auf die richtigen Fette und die optimale Zusammensetzung kommt es an, denn Fett ist nicht gleich Fett. Und Fett kann fett machen!

Fett ist nicht nur ein guter Geschmacksträger, sondern auch ein großer Energieträger, denn 1 Gramm Fett enthält 9 Kilokalorien, während bei Kohlenhydraten und Proteinen lediglich 4 Kilokalorien zu Buche schlagen. Wer dauerhaft mehr Fett – und damit zuviele Kalorien – als er braucht zu sich nimmt, wird mit ziemlich großer Wahrscheinlichkeit übergewichtig werden. Man unterscheidet zwischen gesättigten und ungesättigten Fettsäuren, bei Letzteren noch mal zwischen einfach und mehrfach ungesättigten. Der Anteil der gesättigten Fettsäuren an der Gesamtfettaufnahme sollte bei maximal 25–30 % liegen, am Gesamtkalorienbedarf 7–10 %, da gesättigte Fettsäuren die Blutfette sowie den Cholesterinspiegel erhöhen.

Wir benötigen sowohl gesättigte als auch ungesättigte Fettsäuren. Das eigentliche Problem ist, dass in unserer Ernährung das Verhältnis zwischen gesättigten und ungesättigten Fettsäuren in der Regel nicht optimal ist – wir verzehren im Durchschnitt viel zu viele gesättigte Fettsäuren. Ein Hauptgrund dürfte sein, dass gerade tierische Lebensmittel zumeist einen hohen Anteil an gesättigten, gleichzeitig einen zu geringen Anteil an einfach und besonders an mehrfach ungesättigten Fettsäuren aufweisen. Pflanzliche Lebensmittel sind deutlich bessere Lieferanten für ungesättigte Fettsäuren. Doch nicht nur Fleisch, sondern auch Kuchen und Snacks wie Chips und Süßigkeiten beinhalten sehr häufig einen sehr hohen Anteil an gesättigten Fettsäuren.

Wirklich bedenklich sind die sogenannten künstlichen »Transfettsäuren«, die auf Lebensmittelverpackungen als »gehärtete« oder »zum Teil gehärtete Fette« zu identifizieren sind. Transfettsäuren sind billig und lange haltbar, und deswegen für die Lebensmittelindustrie besonders interessant. Leider wirken sie sich in gesundheitlicher Sicht ausschließlich negativ aus, unter anderem auf den Cholesterinspiegel. Künstliche Transfettsäuren entstehen durch das Erhitzen von Fetten, z. B. beim Frittieren. Transfette findet man daher in Pommes, Chips, Chicken Wings, aber auch in frittiertem Gebäck wie Krapfen.

Ein hoher Anteil an tierischen Produkten und Fast Food in der Ernährung sorgt leider auch für ein schlechtes Fettsäuren-Verhältnis. Besser fährt man auch in dieser Hinsicht also mit einer pflanzenbasierten Ernährungsweise. Wichtig ist die Aufnahme von Omega-6- (Linolsäure) und Omega-3-Fettsäuren (Alpha-Linolsäure). Diese mehrfach ungesättigten Fettsäuren werden als essenziell bezeichnet, da der Körper sie im Gegensatz zu gesättigten und einfach ungesättigten Fettsäuren nicht selbst herstellen kann. Wir müssen sie also über unsere Nahrung zuführen. Das optimale Verhältnis wäre irgendwo zwischen 4:1 und 10:1 anzusetzen. Bei Veganern liegt das Verhältnis jedoch im Durchschnitt eher bei 14:1 bis 20:1, ist also zumeist nicht optimal.[30] Daher müssen gerade Veganer auf ihre Omega-6-Zufuhr achten, da wir im Gegensatz zu Allesessern keine Omega-3-reichen Fische verzehren. Gute vegane Quellen sind u. a. Leinsamen, Chiasamen und Walnüsse.[31]

»EIN HOHER ANTEIL AN TIERISCHEN PRODUKTEN UND FAST FOOD IN DER ERNÄHRUNG SORGT LEIDER AUCH FÜR EIN SCHLECHTES FETTSÄUREN-VERHÄLTNIS.«

Man sieht in der folgenden Tabelle, dass Chiasamen und Leinsamen sogar mehr Omega 3 als Omega 6 enthalten, daher empfiehlt es sich, regelmäßig Chia- und Lein-

30 Leitzmann, C. & Keller, M. (2010). Vegetarische Ernährung (2. Auflage). Stuttgart: Ulmer UTB. (S. 242)
31 http://www.highfive-vegan.org/makronaehrstoffe/fett/

samen auf den Speiseplan zu setzen – beides in vielen Hinsichten wertvolle Lebensmittel. Grundsätzlich gilt, dass wir das von uns benötigte Fett möglichst über vollwertige pflanzliche Lebensmittel statt über isolierte Fette wie Öle (hier auch bitte nur kalt gepresste, native Öle, keine raffinierten) oder Streichfette (z. B. Margarine) zu uns nehmen. Sehr gute natürliche Fettquellen sind Avocados, Oliven, Nüsse und Samen.

OMEGA-6- UND OMEGA-3-FETTSÄUREN IN LEBENSMITTELN IN GRAMM (PRO 100 GRAMM)

LEBENSMITTEL	OMEGA-6-FETTSÄUREN	OMEGA-3-FETTSÄUREN
Chiasamen	5,9	20,4
Distelöl	75,1	0,4
Hanfsamen	19,7	7,6
Leinsamen	5,4	20,1
Leinöl	14,3	52,8
Maiskeimöl	55,5	0,9
Rapsöl	14,9	8,5
Sojaöl	52,8	7,7
Walnüsse	42	10,1
Walnussöl	53,2	12,2

EINFACHE KOHLENHYDRATE

Kohlenhydrate sind keineswegs schlecht, auch wenn viele Diäten oder Ernährungskonzepte wie »Low-Carb« zum Verzicht raten. Im Gegenteil: Wir benötigen Kohlenhydrate, sie sind unserer wichtigster Energielieferant für Muskeln und Gehirn. Selbst im Schlaf benötigen wir Energie, um unsere Körperfunktionen aufrechtzuerhalten. Kohlenhydrate stehen aber im Verdacht, dick zu machen. Doch das ist maximal die halbe Wahrheit. Wir müssen einfach nur die *richtigen* Kohlenhydrate zu uns nehmen. Kohlenhydrate sind nicht gleich Kohlenhydrate. Verzichten sollten wir auf die einfachen, kurzkettigen Kohlenhydrate, während wir zur Deckung unseres Energiebedarfs vor allem auf komplexe, langkettige Kohlenhydrate setzen sollten.

Es ist sehr wichtig, zu verstehen, wie sich einfache und komplexe Kohlenhydrate unterscheiden, da hier ein zentraler Faktor für eine gesunde Ernährungsweise liegt. Daher ein ganz klein wenig Theorie an dieser Stelle: Kohlenhydrate bestehen aus Zuckermolekülen, die uns über unser Blut mit Energie für Muskeln und unser Gehirn versorgen. Zucker ist jedoch nicht gleich Zucker, man unterscheidet zwischen Einfachzucker (Monosaccharid), Zweifachzucker (Disaccharide) und Mehrfachzucker (Polysaccharide). Schauen wir uns diese Zuckerarten einmal in Tabellenform an.

ZUCKERARTEN

	EINFACHZUCKER	ZWEIFACHZUCKER	MEHRFACHZUCKER
ANZAHL ZUCKERMOLEKÜLE	1	2	mehr als 10
ZUCKERARTEN	• Traubenzucker (Glukose) • Fruchtzucker (Fruktose)	• Haushaltszucker (Saccharose) • Milchzucker (Laktose) • Malzzucker (Maltose)	• Stärke • Glykogen • Ballaststoffe • Dextrin
AUS ...	• Süßigkeiten • Obst (viele Sorten)	• einige Gemüsesorten wie Brokkoli, Blumenkohl, Salat • einige Obstsorten wie z. B. Beeren • Alkohol • Hefe • Schokolade	• Vollkornprodukte • Getreideprodukte • Hülsenfrüchte • einige Obstsorten • einige Gemüsesorten • Kartoffeln

Je weniger Zuckermoleküle enthalten sind, also je kurzkettiger die Kohlenhydrate sind, umso schneller werden sie über das Blut in die Zellen transportiert und dort verwertet. Kohlenhydrate werden dazu zunächst einmal im Verdauungstrakt in Einfachzucker (Glukose) zerlegt. Anschließend transportiert das Hormon Insulin die Glukose vom Blut in die Körperzellen. Das Problem an Lebensmitteln, die einen hohen Gehalt an Einfach- oder Zweifachzucker, also kurzkettigen Kohlenhydraten aufweisen, ist, dass diese für einen hohen Anstieg des Blutzuckerspiegels sorgen, gleichzeitig aber keinen langanhaltenden Sättigungseffekt mit sich bringen. Schon nach kurzer Zeit sinkt der Blutzuckerspiegel wieder ab – und wir haben erneut Hunger.

Die deutlich besseren Energielieferanten sind daher Lebensmittel mit komplexen Kohlenhydraten, weil sie deutlich langsamer ins Blut gelangen – sie müssen erst aufgespalten werden. Dadurch bleibt der Blutzuckerspiegel konstanter, wird nicht so extrem hochgepeitscht, um dann schnell wieder abzufallen – häufig sogar unter den Ausgangswert. Komplexe Kohlenhydrate wie ballaststoffreiche Vollkornprodukte oder stärkehaltige Hülsenfrüchte sorgen für ein deutlich besseres und langanhaltendes Sättigungsgefühl. Außerdem liefern langkettige Kohlenhydrate in der Regel zusätzlich wichtige Vitamine, Mineralien sowie sekundäre Pflanzenstoffe und haben häufig einen geringeren Fettgehalt. Sie haben einfach eine deutlich höhere Nährstoffdichte. Wir sollten also auf Lebensmittel setzen, die komplexe Koh-

»HÜLSENFRÜCHTE SORGEN FÜR EIN DEUTLICH BESSERES UND LANGANHALTENDES SÄTTIGUNGSGEFÜHL.«

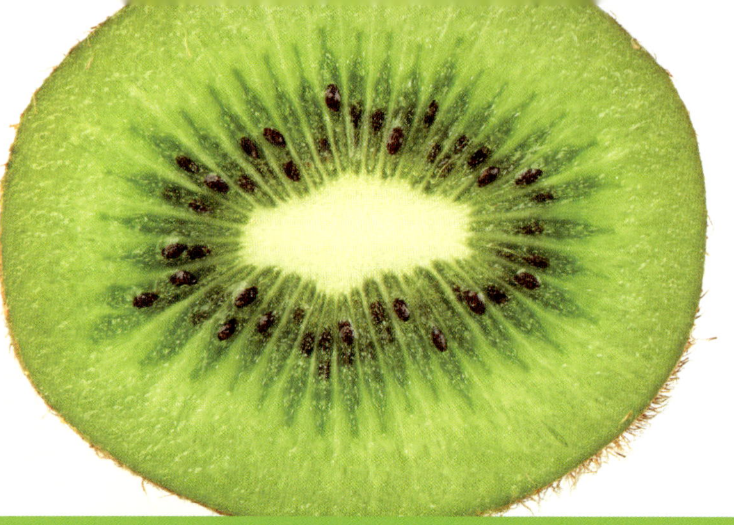

Foodstars: Kiwi

Kiwis sind nicht nur unglaublich lecker, sondern enthalten fast doppelt so viel Vitamin C wie Zitronen oder Orangen. Eine Kiwi deckt 80 % unseres Tagesbedarfes an Vitamin C! Zu den gesundheitsfördernden Eigenschaften von Kiwis zählen die Stärkung des Immunsystems, Senkung des Blutdrucks, Vorbeugung gegen Allergien und Erkältungen, Förderung der Gewichtsabnahme und der Verdauung und so einiges mehr. Wow!

lenhydrate enthalten. Diese halten unseren Blutzuckerspiegel stabiler, sorgen für ein angenehmeres Sättigungsgefühl und sind in der Regel nährstoffreicher. Sie weisen eine deutlich höhere Nährstoffdichte auf, d. h. das Verhältnis zwischen Energiegehalt (Kalorien) und Nährstoffgehalt ist hier viel besser. Wir bekommen quasi pro Kalorie mehr Nährstoffe mitgeliefert als bei den eingangs erwähnten Lebensmitteln, die viele Kalorien liefern, aber dazu kaum Nährstoffe. Komplexe Kohlenhydrate sind wertvoll und wichtig, sie gehören täglich auf den Speiseplan. Sie bringen zahlreiche gesundheitliche Vorteile mit sich, da sie Ballaststoffe, Stärke und viele wichtige Mikronährstoffe enthalten.

»JE KURZKETTIGER DIE ENTHALTENEN KOHLENHYDRATE, UMSO SÜẞER IST DER GESCHMACK.«

Wer sich nun fragt, warum denn Nudeln oder Hülsenfrüchte nicht süßer schmecken, obwohl sie doch letztlich auch als Zucker in unsere Blutbahn gelangen, so ist die Antwort ganz simpel: Das liegt daran, dass komplexe Kohlenhydrate keinen süßen Geschmack mit sich bringen. Je kurzkettiger die enthaltenen Kohlenhydrate, umso süßer ist der Geschmack. Genau deshalb haben wir so oft Lust auf Süßes, empfinden wir Süßigkeiten als Belohnung. Unser Körper giert einfach nach möglichst schnell verfügbarer Energie, und die bekommt er am schnellsten und einfachsten aus kurzkettigen Kohlenhydraten.

Was ist aber dann mit Obst? Obst enthält vor allem Fruchtzucker, der zu den Einfachzuckern gehört. Sollten wir also auf Obst verzichten? Nein, keineswegs. Im Gegensatz zu beispielsweise Haushaltszucker, der nur leere Kalorien bietet, liefert uns

Obst jede Menge lebenswichtige Vitamine, Mineralstoffe, sekundäre Pflanzenstoffe und auch Ballaststoffe. Verzichte auf Haushaltszucker, Fast Food und Limos, niemals aber auf Obst! 15 Bananen pro Tag würde ich allerdings auch nicht empfehlen. Viel hilft nicht immer viel!

LEERE KALORIEN

Bei »Clean Eating« geht es in erster Linie darum, vollwertige Lebensmittel mit dem gesamten Spektrum an Nährstoffen zu sich zu nehmen. Ernähren wir uns aber in erster Linie von Lebensmitteln, die hauptsächlich aus einfachen Kohlenhydraten und sogenannten leeren Kalorien bestehen, also beispielsweise von Kuchen, Brot und Nudeln aus Weißmehl, Süßigkeiten, Fertiggerichten, Fast Food, Backwaren aus weißem Mehl, Limonaden oder alkoholischen Getränken, so belohnen wir uns kurzfristig, bestrafen uns aber langfristig.

Warum aber spricht man von »leeren Kalorien«? Weil solche Lebensmittel in der Regel zwar eine hohe Menge an Kalorien enthalten, dafür aber nur wenig Nährstoffe liefern. Ihre Nährstoffdichte ist äußerst gering. Sie versorgen uns zwar durchaus mit schneller Energie, aber keiner Energie mit echtem Nährwert. Gerade wenn man Gewicht verlieren möchte (aber nicht nur dann) ist es wichtig, Lebensmittel mit einer hohen Nährstoffdichte zu sich zu nehmen.

Lebensmittel mit einer hohen Nährstoffdichte sind Obst und Gemüse (vor allem grünes Blattgemüse), Vollkornprodukte, Hülsenfrüchte, Kartoffeln oder auch Sojaprodukte. Der amerikanische Ernährungswissenschaftler Dr. Joel Fuhrman hat die Formel »H=N/C« geprägt.[32] »H« steht für »Health« (Gesundheit), »N« für »Nutrition intake« (Nährstoffgehalt), »C« für »Calorie intake« (Kalorienzufuhr). Sprich: Je höher dieser Wert, desto gesünder das Lebensmittel.

Auf der Liste der gesündesten Lebensmittel stehen bei Dr. Fuhrman nach dieser Formel vor allem grüne Blattgemüsesorten wie Grünkohl oder Wasserkresse, Pak Choi und Spinat, im Mittelfeld Gemüsesorten wie Rosenkohl, Karotten, Brokkoli und Blumenkohl, am Ende der Liste findet man vor allem tierische Lebensmittel, Pommes, Weißmehlprodukte, Chips und Softdrinks.[33] Nun muss man nicht ständig mit dem Taschenrechner durch den Supermarkt laufen, sondern kann auch hier im Prinzip der Regel »Je vollwertiger und frischer, desto gesünder« folgen, denn unverarbeitete pflanzliche Lebensmittel haben in der Regel auch eine höhere Nährstoffdichte. Schauen wir uns doch mal beispielhaft einige wichtige Werte am Beispiel von Grünkohl, Bratwurst und einem Croissant an, alle Angaben auf 100 Gramm bezogen. Man sieht: Grünkohl hat nicht nur deutlich weniger Kalorien sowie einen deutlich geringeren Fettgehalt, sondern auch in jeder anderen Hinsicht deutlich bessere Werte als zwei der beliebtesten Fast-Food- und To Go-Mahlzeiten. Versuche also auf solche Lebens-

32 Dr. Noel Fuhrman - Eat to Live: Das wirkungsvolle, nährstoffreiche Programm für schnelles und nachhaltiges Abnehmen (2016)
33 www.drfuhrman.com/learn/library/articles/95/andi-food-scores-rating-the-nutrient-density-of-foods

mittel, die hauptsächlich leere Kalorien liefern, zu verzichten – und packe dir lieber Grünkohl als Bratwurst auf den Teller!

NÄHRWERTE IM VERGLEICH: GRÜNKOHL, BRATWURST, CROISSANT

	GRÜNKOHL	BRATWURST	CROISSANT
KALORIEN	45	239	448
FETT	0,9 g	18 g	25,8 g
KOHLENHYDRATE	2,5 g	1 g	47,3 g
PROTEIN	4,3 g	18 g	6,7 g
BALLASTSTOFFE	4,2 g	0,1 g	1,8 g
CHOLESTERIN	0 mg	63 mg	42 mg
VITAMIN C	105 mg	0 mg	0 mg
KALZIUM	212 mg	13 mg	27 mg
EISEN	1,9 mg	0,7 mg	0,5 mg

ZUSATZSTOFFE

Zusatzstoffe helfen der Lebensmittelindustrie, aus billigen Zutaten etwas Schmackhaftes herzustellen, das möglichst ewig haltbar ist. Ein künstliches Aroma ist deutlich günstiger als die Originalzutat (z. B. Obst), und vermutlich in der Regel auch deutlich einfacher zu verarbeiten. Zusatzstoffe helfen, ein Produkt farblich ansprechender zu gestalten, die Konsistenz zu verbessern, es dickflüssiger oder auch luftiger zu produzieren usw. Zusatzstoffe werden daher in Gruppen wie Farbstoffe, Konservierungsstoffe, Verdickungsmittel, Säureregulatoren, Geschmacksverstärker, Trennmittel, Überzugsmittel oder Süßstoffe eingeteilt. In Europa tragen die meisten zugelassenen Zusatzstoffe eine sogenannte »E-Nummer« (das »E« steht für Europa), über 300 Zusatzstoffe sind hier zugelassen. Bei Bioprodukten sind nur knapp 50 Zusatzstoffe in Lebensmitteln zugelassen.

Der Produzent kann übrigens selbst entscheiden, ob auf der Verpackung beispielsweise »Säuerungsmittel Zitronensäure« oder »Antioxidationsmittel E330« aufgedruckt wird. Was klingt harmloser? Zwar gelten die durch die »Europäische Behörde für Lebensmittelsicherheit« zugelassenen Zusatzstoffe als gesundheitlich unbedenklich, doch diese Einschätzung teilen Verbraucherschutzzentralen und Ernährungsexperten keineswegs. Asthmatiker und generell empfindliche Menschen werden vor bestimmten Zusatzstoffen gewarnt, auch Geschmacksverstärker wie Glutamat werden als äußerst bedenklich eingestuft. Davon abgesehen gibt es auch eine Vielzahl von Zusatzstoffen, die man eigentlich nicht zu sich nehmen möchte, sobald man weiß, was sich hinter den kryptischen E-Nummern verbirgt, z. B.

- der Farbstoff Karmin aus gemahlenen Blattläusen (zur Färbung)
- Silikonöl, das Pommes und Chicken Nuggets länger frisch hält
- L-Cystein (E920), das aus Menschenhaaren, Schweineborsten, Hörnern, Federn und Schlachtabfällen gewonnen wird und Backwaren schön fluffig macht
- Gelatine (beispielsweise in Gummibärchen), die aus Tierkadavern hergestellt wird

Und das sind nur ein paar wenige Beispiele. Man sollte sich einfach mal anschauen, wie lang die Zutatenliste eines Brots beim Discounter ist. Bis zu 20 Zusatzstoffe sind in einem einzigen Teig zulässig! Tatsächlich braucht man aber für die Herstellung von Brot nur Mehl, Hefe, Wasser und Salz. Die meisten Menschen denken vermutlich aber, dass auch ein Discounter-Brot gesund ist. Leider falsch gedacht. Noch schlimmer sieht es bei Fertigprodukten wie Instant-Suppen o. ä. aus. Schauen wir uns mal die Zutatenliste einer asiatischen Fertigsuppe an, der man nur noch heißes Wasser hinzufügen muss.

INHALTSSTOFFE ASIATISCHE FERTIGSUPPE (INSTANT)

Nudeln (57,5 g): Weizenmehl, Pflanzenöl, Kochsalz, Geschmacksverstärker (E621), Mehlbehandlungsmittel (E500, E451), Antioxidationsmittel [(E306) mit Soja und Milchzucker], Säureregulator (E330); Suppenpulver (8,0 g): Zucker, getrockneter Krebs, Salz, Geschmacksverstärker (E621, E635), Maltodextrin, Gewürze, Säureregulatoren (E262, E330, E331), Farbstoffe (E160c, E150c), Koriander, Zitronengrasaroma, Trennmittel (E551). Getrocknetes Gemüse (1,5 g): Mais, Karotten, Frühlingszwiebeln.

Wow. Das ist eine ganz schöne Menge an Zusatzstoffen – in einem einzigen Produkt, das gerade bei jungen Menschen und bei Büromenschen ziemlich beliebt ist. Die Inhaltsangaben auf Verpackungen listen übrigens die Zutaten in der Reihenfolge ihres Anteils am Gesamtprodukt auf.

Leider tricksen die Hersteller ungesunder Produkte so viel wie möglich, deswegen sollte man auch Packungsaufschriften wie »ohne Konservierungsstoffe«, »ohne Farbstoffe« oder »ohne Geschmacksverstärker« nicht blind vertrauen. So kann in einem Produkt, das angeblich ohne Geschmacksverstärker auskommt, durchaus Glutamat enthalten sein, aber in Form von Hefeextrakt – und Hefeextrakt muss nicht als Zusatzstoff deklariert werden. Trotzdem hat Hefeextrakt mit dem Ursprungsprodukt

Hefe nur noch wenig zu tun. Zutaten, die weniger als 2 % am Gesamtprodukt ausmachen, müssen häufig erst gar nicht deklariert werden. 2.700 verschiedene Aromastoffe dürfen in der EU ohne genaue Angabe der Substanz verwendet werden – auf der Verpackung reicht der pauschale Hinweis »Aroma«. Und es gibt viele weitere Tricks, die dem Verbraucher ein gesünderes Produkt vorgaukeln, als es tatsächlich ist.[34]

Zusatzstoffe sind zwar nicht automatisch gesundheitsschädlich, die bessere Alternative aber ist der komplette Verzicht auf Produkte, die Zusatzstoffe enthalten. Am besten kauft man einfach nichts, was Zutaten enthält, die man nicht kennt oder nicht aussprechen kann. Die Zutatenliste sollte zudem möglichst kurz sein, 5–6 Zutaten dürften in der Regel ausreichend sein. Oder man geht einfach nach dem Motto: »Iss nichts, was deine Großmutter nicht als Essen erkannt hätte«.

ALKOHOL

Wer »clean eaten« möchte, sollte auch beim Alkohol einen möglichst bewussten Umgang pflegen, was die Häufigkeit und Menge angeht. Gegen ein gelegentliches Gläschen Wein oder ein Bier scheint aus gesundheitlicher Sicht nichts zu sprechen, wer aber regelmäßig und viel Alkohol zu sich nimmt, belastet seinen Körper stark, denn Alkohol ist vor allem eines für den Körper: Ein Gift, das er abbauen muss. Eine weitere negative Begleiterscheinung von Alkoholgenuss ist der relativ hohe Alkohol- und Zuckergehalt vieler alkoholischer Getränke. Und: Alkohol weckt bei vielen Menschen die Lust auf Salziges wie Chips oder Erdnüsse. Und wie oft bin ich dann am nächsten Tag aufgewacht und habe mich über mich selbst geärgert? Viel zu oft! Das hat mich dann nicht mal davon abgehalten, mich am »Tag danach« schlecht zu ernähren, da dann die Lust auf Deftiges und Salziges in der Regel noch anhält. Man muss nicht gleich zum Asketen werden, aber beim »Clean Eating« sollte zumindest gelten: möglichst wenig Alkohol.

Fassen wir noch mal kurz und knackig die Don'ts einer »Clean Eating vegan«-Ernährungsweise zusammen:

(MÖGLICHST WEITGEHENDER) VERZICHT AUF

- tierische Produkte
- Fast Food
- Fertigprodukte & stark verarbeitete Lebensmittel
- Zucker
- ungesunde Fette
- einfache Kohlenhydrate und leere Kalorien
- Zusatzstoffe
- Alkohol

34 www.stern.de/gesundheit/ernaehrung/grundlagen/tricks-aroma-geschmacksverstaerker-lebensmittel-3092064.html

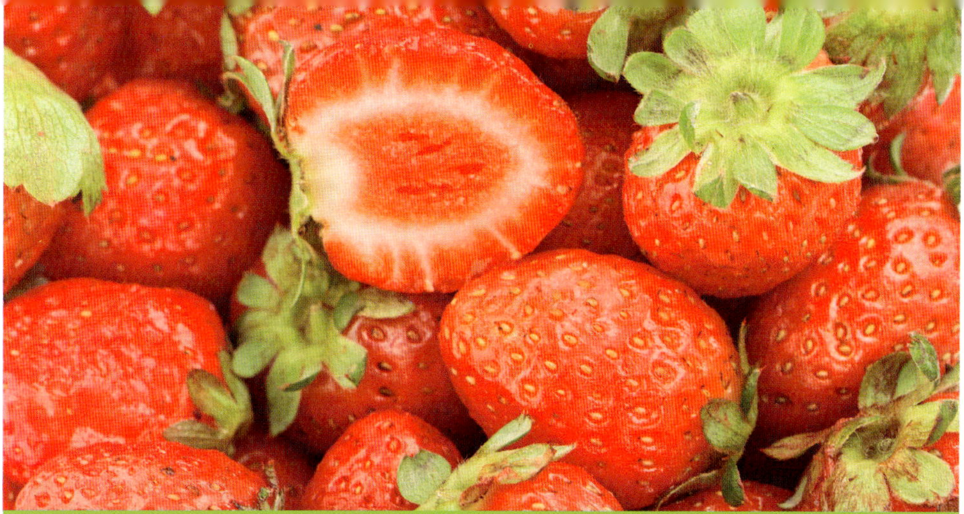

FOODSTARS: ERDBEEREN

Erdbeeren sind köstliche Vitaminbomben. Sie enthalten viele Vitamine und wenige Kalorien, vor allem der Vitamin-C-Gehalt lässt sich sehen, denn er ist höher als der von Zitronen und Orangen. Außerdem wird durch den hohen Ballaststoffgehalt in Erdbeeren die Verdauung angeregt. Kalium, Magnesium, Kalzium, Zink und Eisen sowie weitere Mineralstoffe sind ebenfalls enthalten – dafür nur wenig Zucker. Erdbeeren können Gicht lindern, krebsvorbeugend wirken und vor Herz-Kreislauf-Erkrankungen schützen.

DIE GRUNDLAGE: AUF SAUBERE LEBENSMITTEL SETZEN

Nachdem wir uns angeschaut haben, worauf man bei einer gesunden Ernährungsweise komplett oder zumindest so weit wie möglich verzichten sollte, fragt man sich eventuell: Was kann ich dann eigentlich noch essen? Eine verständliche Frage, wenn man – so wie ich früher – einfach über zu wenig Ernährungswissen verfügt, und sich sozusagen ungesund ernährt, weil man es einfach nicht besser weiß. Die Antwort ist verblüffend einfach: Du kannst immer noch jede Menge essen; selbst wenn du dich dazu entscheidest, nicht nur auf »clean«, sondern auch auf »vegan« zu setzen.

Das Angebot an vollwertigen gesunden und sauberen, rein pflanzlichen Lebensmitteln ist immens, vielfältig und lecker. Wichtig ist stets, dass wir all diese Lebensmittel möglichst vollwertig und frisch sowie möglichst unverarbeitet zu uns nehmen. Nur dann bieten sie uns das volle Nährstoff-Spektrum und damit auch den größtmöglichen positiven Effekt für unsere Gesundheit.

»IM PRINZIP KANNST DU NACH DEM GRUNDSATZ VERFAHREN: ESSE NICHTS, WAS DEINE GROßMUTTER NICHT AUCH SCHON KANNTE.«

Im Prinzip bedeutet »Clean Eating« nichts anderes als die Rückkehr zum Ursprünglichen. Bevor die Industrialisierung von Nahrungsmitteln stattfand, haben die Menschen ganz selbstverständlich Lebensmittel vollwertig und frisch gegessen. Es gab einfach kein Fast Food und keine Fertigprodukte. Man hatte schlicht und ergreifend noch nicht entdeckt, wie viel Geld sich damit machen lässt, nahrungsähnliche Produkte billig herzustellen und mit großem Gewinn zu verkaufen. Es reicht ein Blick auf die Zutatenliste eines Produktes: Je länger diese ist, umso stärker wurde das Lebensmittel verarbeitet. Je kürzer die Zutatenliste ist, umso größer die Chance, dass es sich um ein sauberes Lebensmittel handelt. Im Prinzip kannst du nach dem Grundsatz verfahren: Esse nichts, was deine Großmutter nicht auch schon kannte. Warum? Weil es vor vielleicht 30-40 Jahren diesen ganzen Verarbeitungs- und Zusatzstoffwahnsinn noch nicht gab – oder zumindest längst nicht so wie heute. Die Lebensmittelindustrie hat eine Weile gebraucht, bis sie herausfand, dass sich richtig viel Geld mit stark verarbeiteten Lebensmitteln verdienen lässt. Das Ergebnis können wir bei jedem Gang in den Supermarkt bestaunen.

Zusatzstoffe sind ein ganz klarer Hinweis darauf, dass es sich um ein stark verarbeitetes Produkt handelt. Je mehr Zusatzstoffe enthalten sind, umso stärker ist das Produkt verarbeitet. Doch wir benötigen keine Zusatzstoffe im Essen, im Gegenteil sollten wir sie meiden, wo wir können. Natürlich sind Zusatzstoffe nicht gleich Zusatzstoffe, es gibt weniger und stärker schädliche. Je weniger und unschädlicher, desto besser in jedem Fall! Lebensmittel, die uns als »Light-Variante« angeboten werden, sind in der Regel ebenso stark verarbeitet wie solche Produkte, die als »fettarm« oder »fettfrei« beworben werden, denn hier hat man künstlich nachgeholfen, um die Kalorienzahl oder den Fettgehalt zu vermindern.

»WIR BRAUCHEN KEINE KÜNSTLICH HERGESTELLTEN LEBENSMITTEL, UM GESUND UND FIT ZU SEIN.«

Wir brauchen keine künstlich hergestellten »Lebens«mittel, um gesund und fit zu sein. Im Gegenteil: Wir sollten auf diese minderwertigen Produkte, die mit so vielen ungesunden Zutaten angereichert wurden, sogar ganz bewusst verzichten. Auf vollwertige und möglichst unverarbeitete Lebensmittel statt auf Industrieprodukte zu setzen – das ist vermutlich die erste und wichtigste Clean Eating-Regel! »Clean« bedeutet für mich

- möglichst naturbelassen und vollwertig
- ohne Zusatzstoffe
- ohne zugesetzten Zucker jeglicher Art
- möglichst frisch (bei Obst und Gemüse)
- Bio-Qualität
- mit komplexen Kohlenhydraten statt leerer Kalorien
- mit einem möglichst gesunden Fett-Verhältnis
- vegan

Das ist tatsächlich der wichtigste Schlüssel zu einer gesunden Ernährung: Gönne dir das ganze Spektrum an natürlichen Nährstoffen statt einer Mogelpackung, die kaum noch Nährstoffe, dafür aber eine Menge Zusatzstoffe, unnötigen Zucker, leere Kalorien und zuviel ungesundes Fett enthält. Das Besondere an vollwertigen, unverarbeiteten Lebensmitteln ist, dass genau diese Kombination an Nährstoffen, genau diese Zusammensetzung, die jedes einzelne Lebensmittel zu bieten hat, gesund ist. Extrahiert man einzelne Nährstoffe (z. B. für Nahrungsergänzungsmittel), oder nimmt diesen Lebensmitteln bestimmte Nährstoffe durch eine starke Verarbeitung (z. B. die Umwandlung von Vollkorngetreide in Weißmehl), so bekommt man am Ende nicht mehr das ganze Paket an gesundheitlichen Vorteilen geboten. Warum darauf freiwillig verzichten?

Auf saubere Lebensmittel zu setzen bedeutet nicht, alles ab sofort roh zu verzehren, keine Angst! Es gibt in der Ernährung kein »ganz oder gar nicht«. Natürlich darf man Gemüse kochen oder auch haltbar machen, Getreide zu Brot verarbeiten usw. Eine leichte Verarbeitung von Lebensmitteln ist unproblematisch oder sogar bisweilen vorteilhaft oder gar notwendig. Das Problem fängt dort an, wo Lebensmittel industriell stark verarbeitet werden, indem man ihnen wichtige Nährstoffe entzieht und sie mit ungesunden Zutaten anreichert, die uns schaden. Und es fängt für mich auch dort an, problematisch zu sein, wo man Lebensmittel und vor allem Tiere mit Medikamenten und Chemikalien »behandelt«, egal ob es sich um reichlich Antibiotika für Tiere (mehrere tausend Tonnen werden in Deutschland pro Jahr verarbreicht, mehr als Menschen zu sich nehmen) oder um unfassbar großen Mengen von Insektiziden und Pestiziden handelt, mit denen Obst und Gemüse immer und immer wieder besprüht werden. Für mich bedeutet daher sauber nicht nur vollwertig und so wenig wie möglich verarbeitet, sondern auch vegan und bio.

»FÜR MICH BEDEUTET DAHER SAUBER NICHT NUR VOLLWERTIG UND SO WENIG WIE MÖGLICH VERARBEITET, SONDERN AUCH VEGAN UND BIO.«

GESUND TRINKEN – AUCH »CLEAN DRINKING« IST WICHTIG!

Wenn ich von »Lebensmitteln« schreibe, dann schließt das natürlich auch Getränke mit ein, denn sie sind genauso wichtig wie das, was wir essen. Kaum jemand dürfte nicht die Empfehlung kennen, täglich 2 oder 3 Liter Wasser zu trinken. Kein Wunder, denn wir bestehen zu 50–60 % aus Wasser und verlieren jeden Tag über 2 Liter Wasser. Da wird kontinuierlich Nachschub benötigt. Trinkt man zu wenig, kann das die Leistungsfähigkeit einschränken oder gar richtig gefährlich werden. Dieser Empfehlung schließe ich mich daher voll und ganz an, doch ich persönlich möchte nicht nur Wasser trinken. Etwas Abwechslung finde ich nicht schlecht. So gebe ich gerne Früchte wie Zitronen, Limetten, Orangen, Äpfel, gefrorene Beeren und weitere Obstsorten, aber auch Minze, Ingwer und Zimtstangen in eine große Wasserkaraffe, und fülle immer wieder Wasser nach. Supereinfach und günstig! Das Ganze nennt man übrigens neudeutsch »Infused Water«. Ungesüßter Tee steht auch täglich auf meinem Plan, die gesundheitlichen Wirkungen von grünem Tee sind nämlich ebenfalls nicht zu unterschätzen. Alkohol versuche ich möglichst wenig zu trinken, Softdrinks habe ich vor Jahren schon abgeschworen. Gelegentlich trinke ich gerne noch Kokoswasser, das es inzwischen in jedem Bioladen gibt. Und wenn Limonaden, dann solche, die keinen Zucker enthalten, sondern nur mit natürlicher Süße aus den Früchten auskommen.

Wer vegan lebt, trinkt natürlich auch keine Milch vom Tier. Alternativen stehen aber inzwischen gefühlt mehrere Hundert zur Verfügung, vom klassischen Sojadrink über Hafer-, Buchweizen-, Reis- oder Mandeldrink bis hin zu einer bunten Auswahl an Mischungen wie Reis-Kokos-Drink (mein Favorit), Schoko-Hafer, Vanille-Kamut, Erbeer-Soja usw. Wie gesagt, die Auswahl ist riesig groß. Pflanzendrinks nutze ich morgens für mein Müsli und für Schoko-Smoothies. Ich achte bei Pflanzendrinks ebenfalls darauf, dass kein Zucker und natürlich auch keine sonstigen Zusatzstoffe enthalten sind. Man sollte nicht gleich die Flinte ins Korn werfen, wenn die erste Pflanzenmilch nicht schmeckt. Einfach munter weiter durchs Sortiment testen, irgendwann wird man garantiert fündig! Oder noch besser: Selber machen! Das ist tatsächlich überhaupt nicht schwer, besonders wenn man seinen eigenen Pflanzendrink aus Nüssen herstellt, wie Macadamia, Mandel, Cashew oder Haselnüsse (nehmen wir jetzt mal die biologische Zuordnung nicht allzu eng, denn Cashews gehören eigentlich zu der Gruppe der Steinfrüchte). Etwas aufwendiger ist die Herstellung von Milch aus Sojabohnen, weil man diese vorher noch einweichen und kochen muss.

INFUSED-WATER-IDEEN (FÜR JE 1 LITER WASSER)

- 1/2 Zitrone in Scheiben, 1/4 Gurke in Scheiben, Eiswürfel
- 100 g Wassermelone, 1 Zweig Rosmarin, Eiswürfel
- 1/2 Zitrone, 50 g gefrorene Heidelbeeren, 2-3 Blätter Minze
- 50 g gefrorene Mango, 1 Stück Ingwer
- 5 Erdbeeren (halbiert), 1/2 Zitrone in Scheiben, 2-3 Blättchen Basilikum
- 1 Orange in Scheiben, 50 gefrorene Himbeeren
- 1 Orange, 1/2 Zitrone und 1/4 Gurke in Scheiben, 1/2 Handvoll frische Minze

Wer es sich einfach machen möchte, kann spezielle Pflanzendrinkzubereiter wie den »Vegan Star Vital« oder den »Veggiefino«[35] erstehen, es klappt aber auch mit einem Mixer und Nussbeutel. Vorteil: günstiger und ganz nach eigenem Geschmack herstellbar. Nachteil: ist arbeitsaufwendiger und hält sich etwas kürzer als die gekauften Varianten (maximal 3-4 Tage im Kühlschrank). Aus Pflanzendrinks kann man auch tolle Getränke wie Bananenmilch (1/2 Liter Haferdrink + 1 gefrorene Banane) oder einen kühlen Matcha Latte (1/2 Liter Reis-Kokos-Drink, 1 TL Matcha, 1/4 gefrorene Banane) zaubern. Ich wiederhole mich an dieser Stelle gerne: Werde kreativ, du kannst ja nichts falsch machen! Säfte trinke ich seltener, und wenn, dann nur frisch gepresst, weil Säfte einen hohen (Frucht-)Zuckergehalt aufweisen, der den Blutzuckerspiegel ansteigen

35 Gibt es z. B. bei ww.w.keimling.de zu kaufen

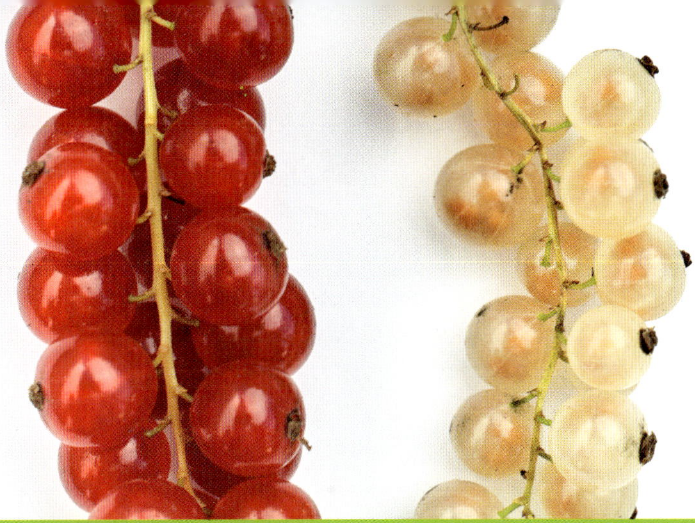

Foodstars: Johannisbeeren

Sauer macht gesund! Die kleinen Früchtchen in rot, weiß oder schwarz sind reich an Vitamin C, Eisen und Kalium und helfen unserer Verdauung auf die Sprünge. Gleichzeitig sind sie äußerst kalorienarm und helfen beim Abnehmen. Sie schützen außerdem das Immunsystem und sind förderlich für Haut und Sehkraft. Geschmacklich und von den Inhaltsstoffen her unterscheiden sich die unterschiedlichen Johannisbeeren, gesund sind sie alle!

lässt. Häufiger trinke ich Grüne Smoothies, da sie nicht nur wahre Nährstoffbomben sind, sondern auch im Gegensatz zu Säften reich an Ballaststoffen, da Früchte und Blattgrün komplett verwertet werden.

Grüne Smoothies sind besonders für all jene unter uns großartig, die nicht so gerne Obst pur essen. Außerdem kann man sich »Grünzeug« wie frischen Spinat, Mangold, jede Art von Salat oder Kräuter mit in den Smoothie packen – und es schmeckt, weil das Obst für die nötige Süße sorgt. Schon mal Karottengrün (das, was man üblicherweise entsorgt bei einem Bund Karotten) im Smoothie getrunken? Das Grün der Karotten hat tatsächlich mehr Nährstoffe zu bieten als die Karotte selbst und schmeckt in einem Smoothie angenehm mild und lecker. Ich finde übrigens, dass man nicht unbedingt Rezepte für Grüne Smoothies (und natürlich auch für reine Frucht-Smoothies) benötigt, weil man hier nicht wirklich was falsch machen kann. Im schlimmsten Fall stellt man fest, dass einem bestimmte Zutaten oder Kombinationen eben nicht schmecken. Also einfach mal loskombinieren!

An kälteren Tagen mag ich natürlich auch mal ein wärmeres Getränk. Abgesehen von Tees jeglicher Art bin ich großer Fan der sogenannten »Goldenen Milch« (s. Rezept im Rezeptteil, S. 148), lecker finde ich aber auch einen »Matcha Latte«, für den man eine Pflanzenmilch erwärmt, diese ein wenig aufschäumt (falls der Pflanzendrink das hergibt) und dazu Matcha gibt (1/2 TL pro Tasse, in ein wenig heißes Wasser mit einem Cappuccino-Aufschäumer oder einem Matcha-Besen eingerührt). Eine echt gute Alternative zu Kaffee, dem ich fast komplett abgeschworen habe. Das in Matcha enthaltene Koffein entfaltet sich langsamer, der Effekt hält aber länger an. Trinke ich Kaffee, so fühle ich mich in der Regel nach vielleicht 30 Minuten müder als zuvor. Dann lieber einen Matcha-Tee oder z. B. einen Pflanzendrink mit Maca und Datteln.

DER (GRÜNE) SMOOTHIES-BAUKASTEN

FRÜCHTE	Banane, Apfel, Avocado, Erdbeere, Orange, Grapefruit, Weintraube, Ananas, Mango, Papaya, Birne, Blaubeere, Kiwi, Melone, Pfirisch, Nektarine usw.
GRÜNZEUG	Spinat (frisch), Mangold, Feldsalat, Kopfsalat, Eisbergsalat, Möhrengrün, Radieschengrün, Grünkohl, Löwenzahnblätter, Brennnesselblätter, Basilikum, Minze usw.
GEMÜSE	Gurke (Schlangengurke, keine Gewürzgurke), Rote Bete, Staudensellerie, Paprika usw.
FLÜSSIGKEIT	Wasser, Kokoswasser, Pflanzendrinks jeglicher Art (z. B. Mandel-, Reis- oder Haferdrink)
ÖL (OPTIONAL)	Kokosöl, Leinöl, Walnussöl, Leinöl (je 1 TL pro 1 Liter Smoothie)
SUPERFOODS (OPTIONAL)	Gersten- und Weizengras, Moringa, Gojibeeren, Macapulver, Matcha, Lucumapulver, Baobabpulver usw.
TOPPINGS (FÜR SMOOTHIE BOWLS)	Kakaonibs, gepoppter Amarant, Haferflocken, TK-Beerenmischung usw.

Grüne Smoothies sind keine Wissenschaft, sondern ganz flott und ohne großes Regelwerk herzustellen. Das Verhältnis zwischen Obst und »Grünzeug« sollte ungefähr Hälfte/Hälfte sein. Wem das »zu grün« schmeckt, der gibt erst mal weniger Grünes in den Mixer. Man sollte bei aller Experimentiererei aber auch nicht zu viele Zutaten nehmen, sondern sich maximal zwei aus jeder Kategorie herauspicken und mit einer Flüssigkeit kombinieren. Bei Grünen Smoothies kommt bei mir in der Regel nur Wasser oder Kokoswasser als Flüssigkeit infrage, bei Frucht-Smoothies gerne auch ein Pflanzendrink. »Anfänger« sollten nicht unbedingt gleich intensivere Geschmacksträger wie Grünkohl, Rucola oder Basilikum verwenden, sondern eher sanft anfangen: Bananen, Äpfel oder Erdbeeren beispielsweise kombiniert mit Spinat oder Gurke, dazu Wasser und Kokosöl wären ein guter Ausgangspunkt. Bananen kann man übrigens ganz hervorragend schälen, grob stückeln und als Smoothies-Grundlage einfrieren, gerade im Sommer. Generell eignet sich Tiefkühlobst sehr gut für Smoothies.

Smoothies, vor allem Grüne Smoothies, sind aus ernährungsphysiologischer Sicht fantastisch, weil sie neben jeder Menge Vitamine und Mineralstoffe auch komplexe Kohlenhydrate, Ballaststoffe, ungesättigte Fettsäuren und hochwertiges pflanzliches Protein enthalten. Besser geht es kaum. Erwähnte ich schon, dass sie auch noch richtig gut schmecken? Erstaunlicherweise haben viele Menschen fast schon Angst vor solchen Smoothies aufgrund ihrer grünen Farbe. Das habe ich ehrlich gesagt noch nie verstanden; ich finde sie sehen besser aus als eine blasse Schinkenscheibe! Man kann sie unendlich variieren, sie sind in wenigen Minuten zubereitet und lassen sich auch wunderbar für unterwegs mitnehmen, z. B. in einem Schraubglas.

Für einen richtig schön sämigen Smoothie empfiehlt sich die Anschaffung eines leistungsstarken Mixers (z. B. »Vitamix« oder »Foodmatic«), diese können aber durchaus eine größere Anschaffung darstellen. Ab ungefähr 100 Euro bekommt man einen recht leistungsstarken Mixer, ich finde aber, dass die Anschaffung sich wirklich lohnt. Der Vorteil eines leistungsstarken Mixers ist, dass er durch eine hohe Umdrehungszahl die stabilen Zellwände des grünen Blattgemüses auftrennt und so alle Nährstoffe freilegt. Das bedeutet die volle Nährstoff-Dröhnung! Und ich persönlich mag es, wenn die Konsistenz schön fein und ohne Stückchen ist. Dürfte ich nur ein Küchengerät auf eine einsame Insel mitnehmen, es wäre mein Mixer!

Wer lieber löffelt als trinkt, lässt einfach die zusätzliche Flüssigkeit (fast) weg und bekommt einen netten Brei, der in der Food-Szene als »Smoothie Bowl« bezeichnet wird. Tatsächlich sind Smoothie Bowls eine feine Sache, weil man sie löffelt und noch ein wenig kaut, statt sich schnell einen Smoothie runterzukippen. Wer seinen Smoothie löffelt, speichelt ihn besser ein, was wiederum der Verdauung hilft. Zudem kann man sie hübsch mit Zutaten wie Kakaonibs, Früchten oder gepopptem Amarant toppen. Und: Mir persönlich gibt eine Smoothie Bowl eher das Gefühl, etwas »Richtiges« gegessen zu haben, als wenn ich einen Smoothie trinke.

NÄHRSTOFFE: WIE VIEL BENÖTIGE ICH UND WOHER BEKOMME ICH SIE?

Immer wieder wurde in diesem Buch über Nährstoffe gesprochen, über Fett, Kohlenhydrate, Proteine, Vitamine und Mineralien. Hat man alles schon mal gehört, aber muss ich dann nicht auch wissen, wofür genau diese Begriffe stehen, welche Nährstoffe ich in welcher Menge brauche – und woher ich die bitte schön dann auch bekomme? Ja, im Prinzip schon. Zumindest schadet es nicht, das etwas genauer zu wissen. Aber die gute Nachricht vorab lautet: Man muss nicht jede Mahlzeit anhand einer Nährwerte-Fibel oder Smartphone-App analysieren und vor dem Zubettgehen überprüfen, ob man auch alles bekommen hat, was man so braucht. Wir müssen kein tägliches Pensum erfüllen. Wichtig ist lediglich, dass wir unserem Körper alles geben, was er an Nährstoffen benötigt. Und dafür brauchen wir weder Taschenrechner noch Multivitamin-Pillen.

Wenn wir uns abwechslungsreich, ausgewogen, möglichst frisch und vollwertig ernähren, sollten wir absolut auf der sicheren Seite sein. Mir persönlich wäre es viel zu aufwendig, ständig zu schauen und nachzurechnen. Alle 1–2 Jahre lasse ich ein großes Blutbild erstellen, und das bestätigt mir immer wieder aufs Neue: alles fein. Das heißt nicht, dass man sorglos mit dem Thema umgehen sollte, im Gegenteil: Wer auf »Clean Eating vegan« setzt, geht absolut verantwortungsvoll mit dem Thema und seinem Körper um. Trotzdem schadet es nicht, zumindest kurz mal das Wichtigste zu klären – ergänzend zu dem bereits Gesagten. Zunächst mal: Nährstoffe werden in Makro- und Mikronährstoffe unterschieden.

ÜBERSICHT MAKRONÄHRSTOFFE

MAKRONÄHRSTOFF	FUNKTION	GUTE QUELLEN
KOHLENHYDRATE	Kohlenhydrate als wichtigste Energielieferanten bestehen aus Zuckermolekülen, die uns über unser Blut Energie für Gehirn und Muskeln liefern. Grob kann man Kohlenhydrate in 3 Gruppen einteilen: Zucker, Stärke und Ballaststoffe.	Gute pflanzliche KH-Quellen sind Haferflocken, VK-Nudeln, VK-Reis, VK-Brot, verschiedene Getreidesorten, Kartoffeln, Karotten, Bananen, Erdbeeren, aber auch Hülsenfrüchte wie Linsen und Bohnen.
FETT	Wird als Energiequelle und -speicher benötigt, zum Schutz von Organen, zur Bildung vieler Hormone, zur Bildung von Vitamin D usw.	Z. B. kaltgepresste Öle, Nüsse, Samen, Avocados, Oliven oder Sojaprodukte.
EIWEIß (PROTEIN)	Wird zum Aufbau von Zellen benötigt, aber auch zur Regulierung von Stoffwechselvorgängen, für die Bewegung von Muskeln, zur Regulierung des Säure-Basen-Haushaltes, zum Transport von Substanzen im Blut usw.	Vor allem Hülsenfrüchte, aber auch z. B. Tofu und Tempeh, Nüsse, Brokkoli, Quinoa, Haferflocken und Kartoffeln.

Wie sollten sich diese Nährstoffe in meiner Nahrung anteilig darstellen? Dazu gibt es, wie schon zuvor beschrieben, viele unterschiedliche Meinungen, je nach Konzept (Low-Carb, High-Carb, Low-Fat, 80/10/10 usw.). Die Deutsche Gesellschaft für Ernährung beispielsweise empfiehlt folgende Verteilung:

- Kohlenhydrate: 55–60 %
- Eiweiß: 10–15 %
- Fett: 30 %

Wie viel das konkret umgerechnet in Gramm wäre, hängt natürlich sehr stark von der angestrebten oder empfohlenen Gesamtkalorienzufuhr ab. Und die unterscheidet sich beispielsweise nach Geschlecht und Alter. Und auch danach, ob man ein aktiver Mensch ist und Sport treibt bzw. eine körperlich schwere Arbeit ausübt, oder ob man

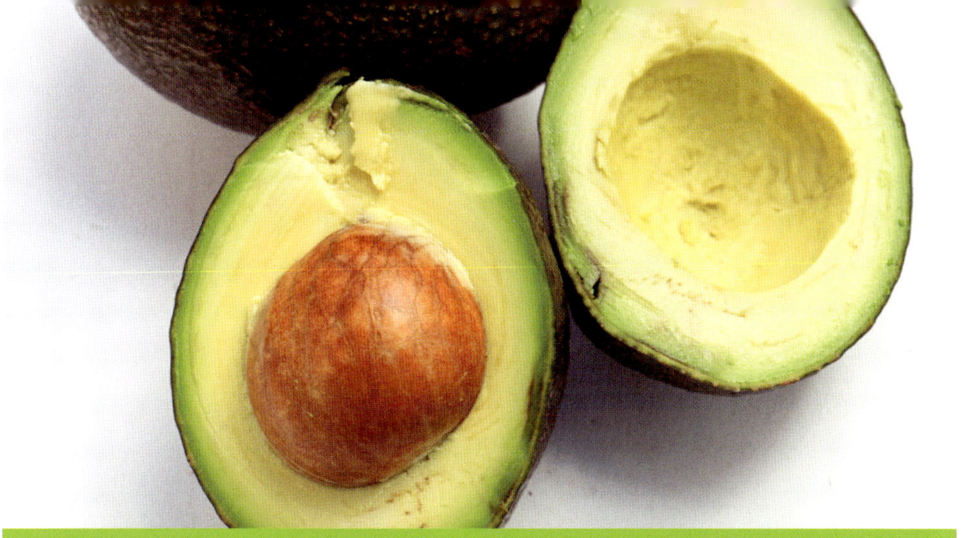

Foodstars: Avocados

Für viele überraschend ist die Avocado eine Frucht, kein Gemüse. Und diese Frucht hat es in sich, vor allem was den Fettgehalt angeht. Doch keine Angst, denn es handelt sich um gesunde, ungesättigte Fettsäuren, und die können sogar dem Körper beim Fettabbau helfen. Doch übertreiben sollte man es mit dem Avocado-Genuss trotzdem nicht bei 23 Gramm Fett pro 100 Gramm. Sie enthalten nicht nur viel Fett, sondern auch reichlich Vitamin A und E sowie sekundäre Pflanzenstoffe. Die gängigsten Avocado-Sorten in unseren heimischen Supermärkten heißen »Hass« und »Fuerte«. Ich bevorzuge die »Hass«-Avocados.

seine Tage sitzend im Büro verbringt. Ginge man (als Beispiel) von 2.000 Kalorien täglich aus, so wären das 264 Gramm Kohlenhydrate (bei 55 %), 72 Gramm Eiweiß (bei 15 %) und 66 Gramm Fett. Moment! Warum ist der absolute Anteil von Fett geringer als der Eiweißanteil, obwohl wir doch 30 % Fett und nur 10–15 % Eiweiß zu uns nehmen sollen? Weil jedes Gramm Fett 9 Kalorien mit sich bringt, während Kohlenhydrate und Eiweiß nur mit jeweils 4 Kalorien zu Buche schlagen.

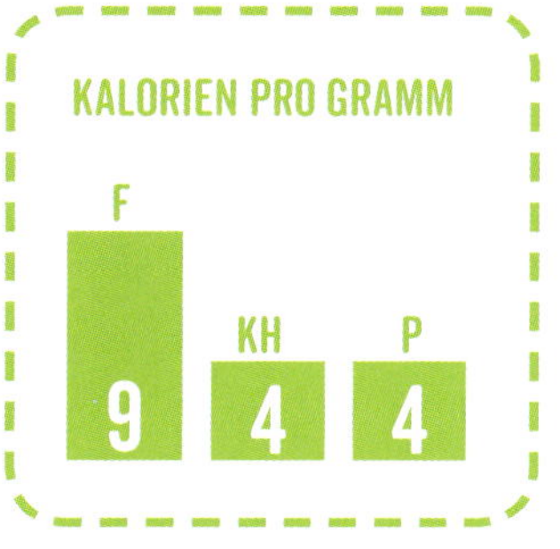

Ein bisschen kompliziert. Und wie gesagt: Das sind nur Beispielwerte, die individuellen Werte hängen von einigen persönlichen Faktoren ab. Und das waren jetzt nur die Makronährstoffe. Mikronährstoffe liefern im Gegensatz zu Makronährstoffen keine Energie, und doch sind sie lebensnotwendig. Sie müssen über die Nahrung aufgenommen werden, da unser Körper sie nicht selbst herstellen kann. Versorgen wir unseren Körper nicht ausreichend mit allen notwendigen Mikronährstoffen, rächt sich das bitter – letztlich kann ein dauerhafter Mangel zum Tod führen. Die Gruppe der Mikronährstoffe besteht aus knapp 50 Vitaminen, Mineralstoffen und Spurenelementen sowie sekundären Pflanzenstoffen.

WICHTIGE MIKRONÄHRSTOFFE

- Vitamine wie A, B6, B12, C, D, E oder Folsäure
- Mineralstoffe und Spurenelemente wie Kalzium, Magnesium, Kalium, Zink, Eisen, Selen oder Jod
- sekundäre Pflanzenstoffe wie Phytin, Phenolsäuren, Carotinoide oder Flavonoide

Vitamine und Mineralstoffe sind vermutlich jedem recht geläufig, der Begriff »sekundäre Pflanzenstoffe« hingegen dürfte häufig ein Fragezeichen hervorrufen. Sekundäre Pflanzenstoffe sind jedoch äußerst wichtig, obwohl sie – wie alle Mikronährstoffe – keine Energie liefern. Sie haben zahlreiche nützliche Funktionen für unseren Organismus, sie können

- den Blutdruck senken
- entzündungshemmend wirken
- das Immunsystem stärken
- den Cholesterinspiegel positiv beeinflussen
- das Risiko senken, an Herz-Kreislauf-Erkrankungen zu erkranken
- das Risiko senken, an Krebs zu erkranken
- und noch einiges mehr

Keine Angst, das muss man nicht alles auswendig lernen, aber ein ganz klein wenig Theorie schadet sicher nicht. Die wichtigste Frage ist und bleibt: Wie stelle ich sicher, dass ich all diese Nährstoffe in ausreichender Menge zu mir nehme? Und wie ist das bei einer veganen Ernährungsweise? Auch wenn diese Stimmen so langsam weniger werden, gibt es immer noch Menschen, die davon überzeugt sind, eine rein pflanzliche Ernährung sei eine Mangelernährung, und Veganer bekämen zwangsläufig einen Nährstoffmangel. Doch dieses Vorurteil widerlegen immer mehr Menschen, die auf eine vegane Ernährung umstellen – und denen es gesundheitlich plötzlich viel besser geht. Gleichzeitig haben viele »Allesesser« teilweise gefährliche Nährstoffmängel. Die Frage ist am Ende des Tages nicht mal »Vegan oder nicht vegan?«, sondern »Ernähre ich mich so, dass ich alle Nährstoffe bekomme?« Und für die Beantwortung dieser Frage ist es zunächst mal egal, welche Ernährungsform ich gewählt habe. Ich kann ein Allesesser mit eklatanten Mangelerscheinungen sein – oder ein kerngesunder Veganer.

Pflanzen bieten (fast) alle Nährstoffe, die wir Menschen brauchen, in ausreichender Menge und Qualität. Du kannst ein Rindersteak essen, um dir eine Portion Protein zuzuführen – mindestens genauso ergiebig sind aber beispielsweise Bohnen, die zudem ohne all die negativen Begleiterscheinungen des Fleischkonsums auskommen und einfach nur gesund sind. In der Regel sind pflanzliche Nährstoffquellen sogar gesünder als tierische. Um beim Vergleich zwischen dem Steak und der Portion Bohnen zu bleiben: Bohnen enthalten mehr Proteine pro 100 Gramm als Rindfleisch, dafür nur einen Bruchteil des Fetts von Rind, 5-mal so viel Eisen, kein Cholesterol (im Gegensatz zu Rindfleisch), benötigen zudem deutlich weniger Ressourcen für die Herstellung, verursachen nur einen Bruchteil der CO_2-Emissionen, und für die Produktion von Bohnen wird kein Tier getötet. Sieg auf ganzer Linie für die Bohnen!

Die Deutsche Gesellschaft für Ernährung empfiehlt für Erwachsene eine tägliche Proteinzufuhr von 0,8 Gramm pro Kilogramm Körpergewicht. Eine 85 Kilogramm schwere Person sollte damit laut Empfehlungen 68 Gramm Protein zu sich nehmen. Tatsächlich essen wir im Durchschnitt aufgrund des hohen Verzehrs an tierischen Produkten zuviel Protein, und gerade das tierische Eiweiß wird in Verbindung mit der Entstehung vieler Zivilisationskrankheiten gebracht. Immer mehr Ernährungsstudien kommen zum Ergebnis, dass tierische Proteine sozusagen die Haupt-Bösewichte sind. Die Aufnahme von tierischen Proteinen ist mit einem höheren Risiko verbunden, früher zu sterben, so das Ergebnis von Langzeitstudien.[36] Gleichzeitig erhöhen wir unsere Chancen, gesund alt zu werden, wenn wir auf pflanzliche Proteine setzen.[37]

GUTE PFLANZLICHE PROTEINQUELLEN

LEBENSMITTEL	PROTEIN IN GRAMM JE 100 GRAMM LEBENSMITTEL
Erdnussbutter	26
rote Linsen (roh)	23,4
Sojaschnetzel (TVP)	22,5
Seitan	21,6
Tofu (je nach Hersteller unterschiedlich)	15
Erdnussbutter	26
Quinoa	14
Tempeh	19
Kichererbsen	19
veganes Proteinpulver aus Reis, Lupine, Hanf usw.	je nach Produkt bis zu 90 Gramm

Es kommt also nicht nur nur darauf an *wie viel* Protein wir zu uns nehmen, sondern vor allem *aus welcher Quelle*. Glücklicherweise benötigen wir kein Fleisch, um Proteine zu uns zu nehmen. Wir können Linsen, Tofu, Quinoa, Erdnüsse, Haferflocken, Kidneybohnen und viele andere pflanzliche Quellen zur Eiweiß-Aufnahme nutzen. Der Vorteil pflanzlicher Quellen ist, dass sie weniger gesättigte Fettsäuren und kein Cholesterin enthalten. Ehrlicherweise muss man anfügen, dass die wenigsten pflanzli-

36 www.spiegel.de/gesundheit/ernaehrung/pflanzliches-eiweiss-ist-gesuender-als-tierisches-a-1105632.html
37 http://archinte.jamanetwork.com/article.aspx?articleid=2540540

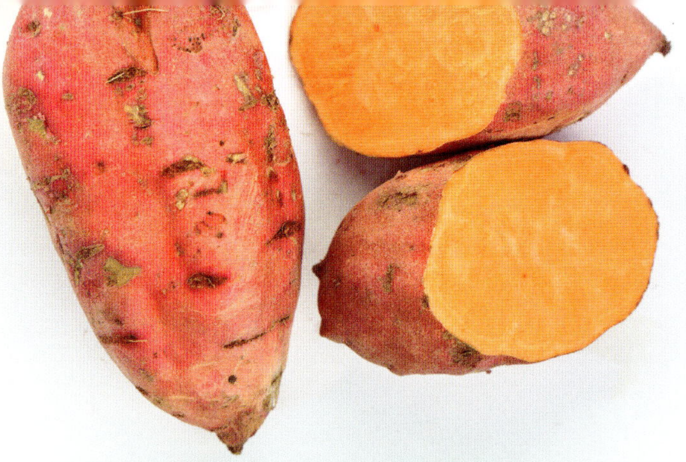

FOODSTARS: SÜẞKARTOFFELN

Werden wie Kartoffeln zubereitet, schmecken aber aufgrund ihres höheren Zuckergehaltes süßer. Doch keine Angst: Sie sind fettarm, reich an Mineralien und Vitaminen, hochwertigen Ballaststoffen und sekundären Pflanzenstoffen. Das reichlich enthaltene Kalium beispielsweise schützt vor Schlaganfällen und Herzinfarkten. Sie sind vielfältig verwendbar und gelten als noch gesünder als die bei uns bekannten Kartoffeln.

chen Lebensmitteln alle essenziellen Aminosäuren enthalten, von denen es insgesamt neun gibt. Diese kann der Körper nicht selber herstellen, also müssen wir sie uns über Nahrung zuführen. Doch das stellt kein Problem dar, wenn man auch bei den Proteinquellen Abwechslung reinbringt und sie kombiniert.[38] Menschen in besonderen Umständen wie z. B. Schwangere, aber auch Sportler haben einen höheren Proteinbedarf. Gerade für solche Personen sind pflanzliche Proteinpulver eine einfache Möglichkeit, den erhöhten Bedarf ausreichend zu decken.

Ebenfalls häufig gefragt wird: Woher bekommen Veganer Kalzium, wenn nicht aus Milch? Aus Grünkohl, Rucola, Mandeln, Brokkoli, Sesam, Mineralwasser und vielen anderen rein pflanzlichen Lebensmitteln. Das Gleiche könnte ich an dieser Stelle für alle Nährstoffe durchdeklinieren. Das Fazit bleibt am Ende aber immer gleich: Pflanzen bieten uns alle Nährstoffe, die wir benötigen – ohne die negativen Begleiterscheinungen tierischer Lebensmittel. Es kommt sicher nicht von ungefähr, dass Vegetarier und Veganer im Schnitt länger und gesünder leben als Fleischesser. Eine kurze Internetsuche wird zu jedem Nährstoff eine lange Liste pflanzlicher Lebensmittel auswerfen, die hervorragende Quellen darstellen. Zum Vergleich: Kuhmilch mit 3,5 % enthält 120 mg Kalzium pro 100 g. Die Milchindustrie hat natürlich kein Interesse daran, dass wir höherwertige und gesündere Kalziumquellen entdecken, aber die Fakten und Zahlen sprechen nun mal ganz klar für sich.

»PFLANZEN BIETEN UNS ALLE NÄHRSTOFFE, DIE WIR BENÖTIGEN – OHNE DIE NEGATIVEN BEGLEITERSCHEINUNGEN TIERISCHER LEBENSMITTEL.«

38 http://www.highfive-vegan.org/makronaehrstoffe/protein/

GUTE PFLANZLICHE KALZIUMQUELLEN

LEBENSMITTEL	KALZIUM IN MG JE 100 GRAMM LEBENSMITTEL
Mohn	2500
Moringa	1300
Sesammus (Tahini)	832
Chiasamen	631
Mandeln	252
Grünkohl	200
Feigen	200
Rucola	160
Spinat (gekocht)	126
Tofu	105

Wenn du dich

- rein pflanzlich
- möglichst vollwertig
- abwechslungsreich
- möglichst frisch
- ausgewogen
- und mit möglichst viel Rohkost

ernährst, solltest du mit Nährstoffmangeln absolut nichts zu tun haben, im Gegenteil: Dein nächstes Blutbild dürfte mit hoher Wahrscheinlichkeit dein verbessertes Körpergefühl bestätigen. Du musst beim Zusammenstellen deiner Nahrung nicht peinlichst genau darauf achten, wie sie aus Nährstoff-Sicht zusammengestellt ist. Versuche aber, so oft es geht komplexe Kohlenhydrate, Ballaststoffe, gesunde Fette und hochwertiges Protein auf dem Teller zu haben. Das ist gesund und hält lange satt. Wenn du dich durch den Regenbogen in der Gemüse- und Obstabteilung isst, und möglichst täglich Hülsenfrüchte auf deinen Speiseplan setzt, so ist das schon mehr als die halbe Miete. Besonders angenehm ist, dass du von Lebensmitteln wie Gemüse, Obst und Hülsenfrüchten so viel essen kannst wie du magst. Iss dich satt – ohne schlechtes Gewissen.

BALLASTSTOFFE – ALLES ANDERE ALS BALLAST FÜR DEN KÖRPER

Ein wichtiger Nährstoff, der heutzutage in einer durchschnittlich schlechten Ernährungsweise zu kurz kommt, sind Ballaststoffe. Ballaststoffe sind unverdauliche Fasern aus pflanzlichen Lebensmitteln, sie gehören zu den komplexen Kohlenhydraten und sie haben zahlreiche gesundheitliche Vorteile. Sie fördern eine gut funktionierende Verdauung und Darmflora, beugen Verstopfungen vor, sind cholesterinsenkend, sollen vor Herz-Kreislauf-Erkrankungen schützen, binden Giftstoffe aus der Nahrung und leiten sie aus – und sie sättigen. Letzteres ist besonders für Menschen interessant, die abnehmen wollen, häufig aber ein Hungergefühl verspüren. Isst man ballaststoffreiche Lebensmittel, sollte man dies besser in den Griff bekommen können.

10 GUTE QUELLEN FÜR BALLASTSTOFFE

LEBENSMITTEL	BALLASTSTOFFE IN G JE 100 G LEBENSMITTEL
Weizenkleie	45,1
Leinsamen, ungeschält	35
Chiasamen	34,4
Weiße Bohnen	23,2
Sojabohnen und Sojafleisch	22
getrocknete Pflaumen	18,8
Schwarzwurzel	18,3
Linsen	17
Erbsen	16,6
Roggenvollkornmehl	14,8

Ballaststoffe sind also alles andere als Ballast für den Körper, auch wenn der Name dieses vermuten lassen könnte und man ihre großen gesundheitlichen Vorteile lange nicht erkannt hat, da sie im Gegensatz zu anderen Nährstoffen keine Energie liefern. Man unterscheidet zwei Arten von Ballaststoffen: lösliche und unlösliche. Lösliche binden Flüssigkeit, quellen auf und sorgen für ein Sättigungsgefühl. Solche löslichen Ballaststoffe sind vor allem in Hülsenfrüchten und Vollkorngetreide zu finden. Unlösliche Ballaststoffe finden wir vor allem in Gemüse und Obst; sie sorgen für eine gute Verdauung. Wer sich aber hauptsächlich von tierischen Lebensmitteln und stark verarbeiteten Lebensmitteln wie Weißmehlprodukten ernährt, wird mit hoher Wahrscheinlichkeit zu wenig Ballaststoffe zu sich nehmen, denn sie sind hier nicht (tierische Lebensmittel) oder nur in geringer Menge enthalten.

Ballaststoffreiche Nahrung sorgt für einen nur langsamen Blutzuckerspiegel-Anstieg und verhindert damit Heißhungerattacken – neben zahlreichen gesundheitlichen Vorteilen. Und hier sind Clean Eater mal wieder klar im Vorteil, denn Ballaststoffe finden wir reichlich in Vollkornprodukten (Brot, Nudeln, Naturreis usw.), in Hülsenfrüchten wie Bohnen und Linsen, in Getreideflocken, in Nüssen und in Obst und Gemüse.[39] Auch in Hinblick auf diesen immens wichtigen Nährstoff ist man also klar im Vorteil, wenn man stets die vollwertige Variante eines Lebensmittels wählt. Fast Food und stark verarbeitete Lebensmittel hingegen sind ballaststoffarm.

SÄURE? BASEN!

Ein weiterer von vielen Menschen stark unterschätzter wichtiger Gesundheitsfaktor ist das sogenannte Säure-Basen-Verhältnis, das einen großen Einfluss auf unseren Stoffwechsel hat. Unser Organismus benötigt für die dort stattfindenden Prozesse entweder ein basisches oder saures Milieu, damit diese Prozesse reibungslos funktionieren. So muss unser Organismus ständig nachregulieren, damit der Säure-Basen-Haushalt im Gleichgewicht bleibt. Ist unser Körper jedoch ständig übersäuert, weil wir ihm zu viele Säure bildende Lebensmittel zuführen, kann dies zu starken gesundheitlichen Beeinträchtigungen führen, weil es ihm nicht mehr gelingt, ausreichend nachzuregulieren. Dazu entzieht er unseren Speichern Magnesium, Kalzium und weitere basische Mineralstoffe. Das kann dauerhaft zu einem chronischen Mangel dieser Nährstoffe führen, und unser Stoffwechsel gerät gleichzeitig nachhaltig in Schieflage, weil er gegen das Überangebot an Säuren nicht mehr ankommt. Häufige Müdigkeit und Unausgeglichenheit können erste Anzeichen einer chronischen Übersäuerung sein. Ein gesundes Säure-Basen-Verhältnis soll bei 20:80 zu liegen, doch dieses Optimalverhältnis werden die meisten Menschen nicht erreichen können, weil sie sich zu ungesund ernähren.

BEISPIELE: BASISCH VS. GUTE UND NEUTRALE SÄUREBILDNER VS. SCHLECHTE SÄUREBILDNER

BASISCH	GUTE UND NEUTRALE SÄUREBILDNER	SCHLECHTE SÄUREBILDNER
Äpfel	Amarant	Fleisch und Wurstwaren
Bananen	Chiasamen	Milchprodukte
Erdbeeren	Hanf	Eier
Auberginen	Hülsenfrüchte	Essig
Brokkoli	Leinsamen	Fertigprodukte
Karotten	Kokosnüsse	Sojaprodukte
Champignons	Mais	raffinierter Zucker
Salate und Kräuter	Sesam	Alkohol
Sprossen	Tempeh	Softdrinks

39 www.bmi-rechner.net/ballaststoffe-tabelle.htm

Lebensmittel kann man in zwei Kategorien einteilen: Basen bildene Lebensmittel und Säure bildende Lebensmittel. Basen bildende Lebensmittel sind vor allem in der Obst- und Gemüseabteilung zu finden, Säure bildende Lebensmittel sind vor allem solche tierischer Herkunft wie Fleisch und Fisch, Milch und Milchprodukte und Eier, aber auch Fertigprodukte, Fast Food oder Weißmehlprodukte. Man sieht schnell, dass die Säure bildenden Lebensmittel größtenteils auch der Gruppe der ungesunden Lebensmittel zuzuordnen sind.

Nicht alle Säure bildenden Lebensmittel sind »schlecht«. Man unterscheidet hier noch mal zwischen schlechten Säurebildnern (wie den oben erwähnten) und guten Säurebildnern, die zwar Säure bildend sind, aber trotzdem zahlreiche gesundheitliche Vorteile mit sich bringen. Diese dürfen und sollten sogar bedenkenlos (im gewissen Maße) in die Ernährung integriert werden, z. B. Vollkorngetreide wie Dinkel oder Gerste, Getreideprodukte wie Couscous, Hülsenfrüchte, Hirse, Vollkornreis, Nüsse, Leinsamen, Pseudo-Getreide wie Amarant und Quinoa, Tofu und Tempeh.

Sein Säure-Basen-Verhältnis kann man übrigens durch einen pH-Wert-Test erfahren. Du bekommst u. a. in der Apotheke Teststreifen hierfür. pH-Werte zwischen 7 und 14 sind im basischen Bereich, Werte unter 7 weisen auf eine Übersäuerung hin. Der Optimalwert liegt zwischen 7,35 und 7,45.

NAHRUNGSERGÄNZUNGSMITTEL – NOTWENDIG ODER NUTZLOS?

Nahrungsergänzungsmittel sind ein riesiges Geschäft. Man findet in der Apotheke, in Drogeriemärkten, im Onlinehandel, selbst im Supermarkt eine große Auswahl an Präparaten, die einzelne Vitamine supplementieren (ersetzen) sollen, oder auch Kombipräparate (Multi-Vitamin). Fast 1 Milliarde Euro werden jährlich alleine in Deutschland mit solchen Produkten umgesetzt, vor allem mit Mineralstoffpräparaten wie Magnesium.[40] Sie sollen uns helfen, einen Mangel auszugleichen, der durch eine nicht perfekte Ernährungsweise entstanden ist. Das bedeutet umgekehrt: Ernähren wir uns gut, benötigen wir keine Mittelchen. Es gibt durchaus Ausnahmesituationen, in denen eine zusätzliche Ergänzung mit bestimmten Präparaten sinnvoll erscheint, z. B. während einer Schwangerschaft, doch ansonsten hilft viel nicht immer viel. Sogar die Gefahr einer Überdosierung kann drohen. Generell, so viele Kritiker, seien die meisten Nahrungsergänzungsmittel wirkungslos oder gar schädlich – auch wenn uns die Hersteller mit vollmundigen Versprechungen auf den Verpackungen locken wollen.

Eine abwechslungsreiche, vollwertige und möglichst frische Ernährungsweise sollte uns problemlos mit allen Nährstoffen versorgen, die wir benötigen. Das gilt auch für eine vegane Ernährung. Ein Sonderfall ist hier allerdings das Vitamin B12 (Cobalamin), der wohl einzige wirklich kritische Nährstoff bei einer rein pflanzlichen Ernährungsweise. B12 ist fast ausschließlich in Nahrungsmitteln tierischen Ursprungs zu finden, auch wenn man immer wieder auf Behauptungen stoßen wird, dass B12

40 www.welt.de/wirtschaft/article140445194/Das-grosse-Geschaeft-mit-den-nutzlosen-Pillen.html

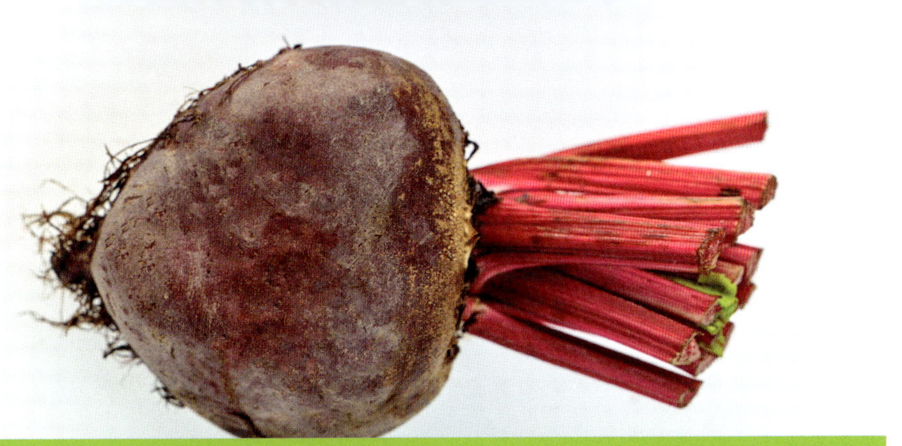

FOODSTARS: ROTE BETE

Gehört zu den gesündesten Gemüsesorten überhaupt und ist ein echter Alleskönner. Sie überzeugen nicht nur geschmacklich, sondern haben richtig viel an Nährstoffen zu bieten, z. B. Betanin, Folsäure, B-Vitamine und Vitamin C. Sie wirken allesamt antioxidativ, wodurch Haut, Nägel und Haare schöner werden. Wer unter Eisenmangel leidet oder im Herbst erkältungsanfällig ist, sollte möglichst oft Rote Bete essen. Ich liebe die Knollen!

in Algen wie Chlorella oder Spirulina, aber auch in Sojaprodukten wie Tempeh enthalten sein soll. Es handelt sich hier aber wohl nur um sogenannte B12-Analoge, die zwar eine ähnliche Zellstruktur besitzen, aber vom Körper nicht verstoffwechselt werden. Daher empfehle ich auf jeden Fall, Vitamin B12 zu supplementieren, z. B. über Lutschtabletten mit Methylcobalamin. Es lohnt sich, hier ein wenig besser nach Produktempfehlungen zu recherchieren, da gerade Drogeriemarkt-Präparate häufig viel zu gering dosiert sind.

Man sollte dieses Thema absolut nicht auf die leichte Schulter nehmen, da das Vitamin B12 für zahlreiche Körperfunktionen (z. B. Blutbildung, Zellteilung, Energiegewinnung aus Eiweißen und Fetten) immens wichtig ist, und ein chronischer Mangel zu gravierenden Schäden führen kann. Die gute Nachricht ist, dass wir sehr wenig B12 benötigen, und uns ein gut gefüllter B12-Speicher durchaus 2–3 Jahre über die Runden bringen kann. Eine regelmäßige (alle 1–2 Jahre) Kontrolle beim Hausarzt (Blutbild) ist absolut zu empfehlen. Wichtig ist, dass der Arzt die Werte Holotranscobalamin, Serum Vitamin B12 und Homocystein testet, um zu einem aussagekräftigen Ergebnis zu gelangen.

WEIZEN & GLUTEN – WO IST DAS PROBLEM?

Seit wenigen Jahren erleben glutenfreie Lebensmittel einen wahren Boom. Hersteller solcher Produkte kommen kaum hinterher mit der Produktion, so schnell und stark ist die Nachfrage gewachsen. Aber warum eigentlich? Leiden tatsächlich immer mehr Menschen unter eine Glutenunverträglichkeit – oder ist es gerade hip, sich glutenfrei zu ernähren? Schauen wir uns doch zunächst mal kurz an, was das überhaupt ist: eine Glutenunverträglichkeit.

Gluten ist ein sogenanntes Klebereiweiß, das in den meisten gängigen Getreidesorten wie Weizen, Roggen, Dinkel oder Gerste enthalten ist. Kommt Gluten mit Wasser zusammen, so entsteht eine klebrige Masse, die die gute Backfähigkeit des Getreides erst ermöglicht. Leidet jemand unter einer Glutenunverträglichkeit (auch Zöliakie genannt), so ruft die Aufnahme von Gluten eine Entzündung der Dünndarmschleimhaut hervor. Kurzfristige Beschwerden sind Bauchweh, Durchfall und Blähungen, langfristig kann die Schleimhaut des Darms beschädigt werden. Der Deutschen Gesellschaft für Zöliakie zufolge leidet in Deutschland jeder 200. Mensch unter dieser Erkrankung. Tatsächlich mit steigender Tendenz, was aber wohl auch der größeren Bekanntheit dieser Krankheit und den besseren Diagnosemöglichkeiten geschuldet ist. Eine Zöliakie ist nämlich tatsächlich nicht leicht zu erkennen, weshalb viele Menschen lange darunter leiden, bis eine hilfreiche Diagnose (hoffentlich) erfolgt. Wird Zöliakie festgestellt, sollte der Verzehr von glutenhaltigen Lebensmitteln sofort und komplett eingestellt werden. Neben Getreideerzeugnissen wie Backwaren, Nudeln oder Pizza kann auch eine Panade, Malzkaffee, Bier oder Sojasoße Gluten enthalten. Zum Glück gibt es zahlreiche glutenfreie Getreide-Varianten wie Mais, Reis, Hirse und Teff, sowie die Pseudo-Getreidesorten Quinoa, Amarant und Buchweizen, die zwar biologisch gesehen kein Getreide sind, aber ähnlich verwendet werden können.

Neben einer Glutenunverträglichkeit soll es auch eine Glutensensitivität geben. Es scheint bis heute aber noch keinen zuverlässigen Beweis zu geben, dass eine solche Sensitivität als Krankheitsbild besteht. Falls ja, so leiden offenbar immer mehr Menschen darunter, jeder 20. soll betroffen sein. Im Gegensatz zu einer Zöliakie findet zwar keine Darmschleimhautveränderung statt, trotzdem haben Menschen, die darunter leiden, ähnliche Beschwerden wie Zöliakie-Kranke. Hier reicht es aber offenbar aus, den Verzehr von glutenhaltigen Lebensmitteln einzuschränken. Viele Menschen in meinem Bekannten- und Freundeskreis berichten trotz nicht vorhandener Zöliakie von einem positiveren Körpergefühl, sobald sie auf Gluten verzichten. Es scheint zumindest mal den Versuch wert zu sein, dies bei sich selbst zu testen. Gluten ist in folgenden anderen Lebensmitteln enthalten:

- Getreidesorten wie Weizen, Roggen, Gerste, Hafer, Dinkel, Grünkern, Einkorn, Emmer, Kamut und Produkte aus diesen Getreiden
- Mehl, Grieß, Graupen, Stärke, Getreideflocken, Müsli
- Teigwaren, Nudeln, Brot, Brötchen, Baguette, Fladenbrot
- Gnocchi, Klöße, Knödel
- Paniermehl
- Seitan und Produkte, die Seitan enthalten
- Pizza
- viele Fertiggerichte
- Kuchen, Torten, Blätterteigteilchen, Hefegebäck, Kekse

- Salzstangen und Knabbergebäck
- Bier und Malzbier

In vielen Produkten ist Gluten nicht ganz so offensichtlich erkennbar, und doch enthalten:

- in vielen Zusatzstoffen wie Aromen, Farbstoffen, Stabilisatoren, Verdickungsmitteln, Geliermitteln oder Geschmacksverstärker
- Fertigsoßen
- Pudding
- Eis
- Chips
- Ketchup, Worcestersauce und in anderen Würzsoßen
- Schokolade
- Limonaden
- usw.

Man muss also bisweilen schon sehr genau hinschauen, um zu erkennen, ob das Klebereiweiß Gluten enthalten ist. Wer komplett auf Gluten verzichten möchte, muss sich gut informieren, welche Alternativen ihm zur Verfügung stehen.

GLUTEN-AUSTAUSCHTABELLE (EINIGE BEISPIELE)

GUTENHALTIGES LEBENSMITTEL	GLUTENFREIE ALTERNATIVE
Haferflocken	Sojaflocken, Reisflocken
Nudeln	Reisnudeln, Buchweizennudeln, Hirsenudeln, Nudeln aus Hülsenfrüchten usw.
Weizenmehl	Reismehl, Maismehl, Buchweizenmehl, Teffmehl, Kichererbsenmehl, Sojamehl, Kastanienmehl, Kokosmehl, Lupinenmehl, Linsenmehl und viele andere
Couscous und Bulgur	Quinoa und Amarant
Brot	glutenfreies Brot, z. B. aus Teffmehl
Cornflakes	Mais-Cornflakes
Seitan	Tofu oder Lupine

VIELLEICHT IST DER WEIZEN SCHULD?

Es besteht jedoch ein weiterer Verdacht: dass der moderne hochgezüchtete Weizen an sich für diese Beschwerden verantwortlich ist. Und dann spricht man von einer

Weizensensitivität oder gar einer Weizenallergie. Das Problem ist, dass Weizen in den letzten Jahrzehnten zum Hochleistungsweizen wurde. Man hat ihn genetisch so verändert, dass er ertragreicher wurde. Mit dem Ur-Weizen hat er nicht mehr viel zu tun. Im Verdacht für die Auslösung einer Weizenunverträglichkeit oder -sensitivität steht der Insekten-Abwehrstoff ATI, der in moderne Hochleistungssorten hineingezüchtet wurde, um den Weizen resistenter gegen Schädlinge zu machen. Studien haben gezeigt, dass viele Menschen zwar stark auf Hochleistungsweizen reagiert haben, gleichzeitig aber alte Getreidesorten wie Einkorn oder Emmer gut vertragen – obwohl auch diese Gluten enthalten. Hinzu kommt, dass durch die Veränderung des Weizens neue Glutenproteine entstanden sind, die unser Verdauungssystem offenbar noch nicht adaptieren konnte. Auch diese Entwicklung kann sehr wohl eine Erklärung dafür sein, dass immer mehr Menschen Produkte aus Hochleistungsweizen nicht gut vertragen. So muss also nicht zwangsläufig im Gluten der Schuldige gesucht werden, vielmehr kann der Weizen an sich das Problem sein.

Selbst wenn keine Beschwerden wie oben beschrieben auftreten, empfiehlt es sich, den Konsum von Weizen stark einzuschränken und stattdessen auf weniger stark veränderte Getreidesorten umzusatteln. Man sollte allerdings nicht nur bei Brot und Pasta näher hinschauen, denn Weizen ist in vielen verarbeiteten Produkten auf der Inhaltsliste zu finden. Viele Menschen berichten von einem besseren Körpergefühl nach dem Verzicht auf Weizen oder Gluten. Angesichts der vielen Alternativen ist ein Verzicht nicht sonderlich schwierig. Ich persönlich versuche, so gut es geht auf Weizen zu verzichten. Für die Annahme, dass ein Verzicht auf Gluten für Menschen ohne Unverträglichkeit einen gesundheitlichen Vorteil bringt, gibt es offenbar bislang keine gesicherte Erkenntnis.

IST SOJA SCHÄDLICH?

Ein weiteres Lebensmittel, das von vielen Seiten äußerst kritisch betrachtet wird, ist Soja. Soja soll die Fruchtbarkeit von Männern beeinträchtigen, bei Frauen die Eierstock-Funktion, Allergien auslösen und die Aufnahme bestimmter Nährstoffe hemmen. Ach ja, und es ist verantwortlich für die Abholzung des Regenwaldes, weil die Veganer so viel Tofu essen. So zumindest lautet ein weiteres recht absurdes Vorurteil. Absurd deshalb, weil gerade einmal rund 2 % der weltweiten Sojaernte zu Tofu & Co. verarbeitet werden – der große Rest wird als Tierfutter verwendet. Aber zurück zu den gesundheitlichen Aspekten von Sojabohnen. Soja hat hier eine Menge zu bieten: viele Nährstoffe, z. B. alle essenziellen Aminosäuren und viel Protein. Es soll den LDL-Cholesterin-Spiegel senken und damit vor Herzinfarkten und Schlaganfällen schützen. Dem Konsum von Soja in Form von Tofu, Sojamilch, Tempeh und weiteren Produkten wird durch unzählige Studien eine Vielzahl gesundheitlicher Vorteile zugeschrieben. Gleichzeitig gibt es eine Menge Kritik und Warnungen vor Soja. Soja ist ein sehr umstrittenes Lebensmittel.

Das eigentliche Problem entsteht offenbar – so ein Erklärungsversuch – dort, wo Soja stark verarbeitet wird, z. B. indem isolierte Sojaproteine Produkten wie beispielsweise Müsliriegeln hinzugefügt werden. Also immer dann, wenn Soja stark verarbeitet wird, ist ein Verzehr nicht zu empfehlen. Gegen gering verarbeitete Produkte wie Tofu, Tempeh und Sojamilch in moderaten Mengen hingegen scheint absolut nichts zu sprechen. Man sollte es einfach mit dem Sojakonsum nicht übertreiben und stets auf Bioprodukte setzen, denn diese dürfen nicht aus genmanipuliertem Soja hergestellt werden.

Wer konsequent auf Soja verzichten möchte – weil er unter einer Soja-Allergie leidet oder diesem Lebensmittel kritisch gegenüber steht – muss schon genauer hinschauen, gerade bei einer veganen Ernährungsweise, die bei vielen Menschen stark auf Sojaprodukten aufbaut. Soja findet man unter vielen Namen, z. B.

- Tofu
- Sojabohnen (Edamame)
- Sojadrinks
- Sojamehl
- Sojasahne
- Sojapudding
- Miso
- Natto
- Tempeh
- TVP (texturiertes Sojaprotein)
- Sojaöl
- Sojalecithin
- E 322 Lecithin (Soja)
- E 426 Sojabohnen-Polyse[41]
- Yuba

In vielen Produkten, z. B. in Soßen (Tamari, Teryiaki, Worcester, Shoyu usw.), in Brot- und Backwaren, Müsliriegeln oder Aufstrichen ist Soja in irgendeiner Form enthalten. Es gilt also, die Inhaltsliste stets genau zu studieren. Besonders für Menschen mit einer Soja-Unverträglichkeit ist das genaue Hinschauen unerlässlich, weil für sie bereits kleine Mengen an Soja lebensbedrohlich sein können. Soja ist eines der 14 Hauptallergene, die zusammen ungefähr 90 % aller Lebensmittelallergien ausmachen. Daher muss Soja in Deutschland auf allen Verpackungen gut sichtbar als Zutat aufgeführt werden.

Übrigens: Aufgrund der gestiegenen Nachfrage nach Sojaprodukten bauen immer mehr Produzenten Soja in Europa an, beispielsweise in Österreich. So wird auch die

41 www.myallergo.de/wissenswertes/allergien/lebensmittel/soja-allergie/

Ökobilanz von Soja für vegane Produkte besser. Die Tabelle auf der folgenden Seite zeigt für alle, die auf Soja verzichten wollen, Alternativen auf, denn davon gibt es zum Glück reichlich.

SOJA-AUSTAUSCHTABELLE

SOJAPRODUKT	SOJAFREIE ALTERNATIVE
Sojadrink	Reisdrink, Haferdrink, Dinkeldrink, Kamutdrink, Kokosdrink, Mandeldrink, Quinoadrink, Hanfdrink, Haselnussdrink, Macadamiadrink usw.
Sojajoghurt	Reisjoghurt, Kokosjoghurt, selbst gemachter Joghurt auf Grundlage von sojafreien Pflanzendrinks
Sojasahne	Hafer-, Dinkel-, Mandel- oder Kokossahne
Tofu	Seitan, Tofu auf Basis von Kichererbsen oder Linsen, Lupinenprodukte
Tempeh	Tempeh auf Basis von Kichererbsen oder Lupine
Tofubratlinge und -würstchen usw.	Alternative Produkte auf Basis von Seitan oder Lupinen. Hier immer prüfen, ob nicht trotzdem Tofu mit enthalten ist.
Sojamehl	Leinsamenmehl, Chiamehl, Mandelmehl, Kokosmehl, Kastanienmehl usw.
Sojaprotein	Reisprotein, Hanfprotein, Erbsenprotein, Lupinenprotein, Cranberryprotein, Sonnenblumenprotein usw.

DES VEGANERS FLEISCHERSATZ

Was essen Veganer statt Fleisch? Sojaschnitzel, Seitansteaks und jede Menge Tofu? Vermutlich machen das tatsächlich viele Veganer, sonst würde es nicht einen so großen Markt für Fleischersatzprodukte geben. Nur sind stark verarbeitete Ersatzprodukte keineswegs gesund, und daher aus »Clean Eating vegan«-Sicht nicht zu empfehlen. Bio-Tofu (Natur-Tofu, geräucherter Tofu, Tofu mit Kräutern usw.) hingegen kann man wie bereits erwähnt in Maßen beruhigt verzehren – Tofu ist aber kein 1:1-Ersatz für Schnitzel, Würstchen & Co. Was also isst man dann stattdessen? Z. B. gesunde Burger aus Hülsenfrüchten – es ist eine wahre Offenbarung, was für köstliche und deftige Burger und Bratlinge man aus Kidneybohnen (aus denen man auch eine hervorragende vegane Leberwurst herstellen kann), Linsen oder Kichererbsen herstellen kann. Ganz ohne Tofu und vor allem ganz ohne Seitan.

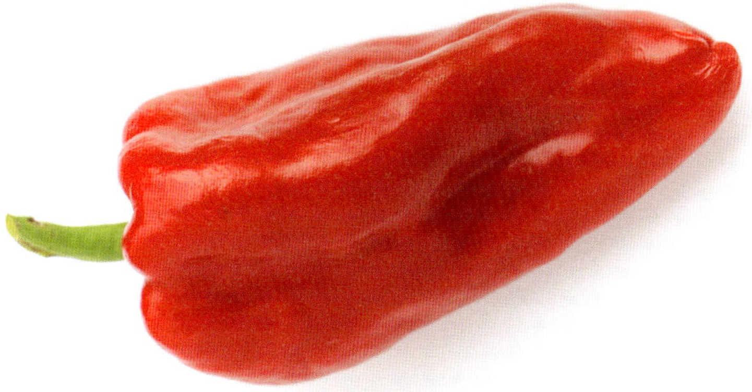

Foodstars: Paprika

Gibt es in verschiedenen Varianten und Farben – empfehlenswert sind alle. Eine Gemüsepaprika hat wenige Kalorien, dafür jede Menge Vitamin C. Zudem einen hohen Gehalt an sekundären Pflanzenstoffen, die den Stoffwechsel in Schwung bringen sollen. Außerdem soll Paprika dabei helfen, abzunehmen, weil ihre Inhaltsstoffe die Magensaftbildung anregt und den Verdauungstrakt entkrampft. Vitamin C kurbelt die Fettverbrennung an.

Seitan ist ein Renner in der veganen Szene, weil man damit den Geschmack und die Textur von Fleisch sehr gut imitieren kann. Und das auch noch zum kleinen Preis, denn Seitan ist nichts anderes als das in Weizen enthaltene Eiweiß. Gluten gewinnt man, indem man die Stärke aus Weißmehl »herauswäscht«. Seitan ist also kein sonderlich gesundes Lebensmittel.

Eine gesündere und nachhaltigere Alternative zu Seitan sind Produkte aus Lupine. Lupinenprodukte werden aus den Samen der Süßlupine hergestellt, die botanisch mit Bohnen verwandt ist. In ökologischer Hinsicht ist die Lupine toll, weil sie auch in Deutschland angebaut werden kann. Aus gesundheitlicher Sicht ist die Lupine gut, weil sie alle essenziellen Aminosäuren enthält und ein sehr guter Proteinlieferant ist. Immer mehr Produzenten entdecken die Lupine für sich und stellen daraus Fleischersatz, Milch, Pudding und andere Produkte her. Auch wenn der Grundstoff Lupine gesünder ist als Seitan, sollte man einen genauen Blick auf die Verpackung von Lupinenprodukten werfen, denn diese sind häufig leider stark verarbeitet.

Bei mir landet häufiger Tempeh in der Pfanne, ein Sojaprodukt, für das Sojabohnen mit einem Schimmelpilz geimpft werden – schmeckt leckerer als es klingt. Tempeh ist ebenfalls ein guter Proteinlieferant, hat aber darüber hinaus noch ordentlich Ballaststoffe und weitere wertvolle Nährstoffe zu bieten. Tempeh kann man in Rollen oder Scheiben kaufen. Er wird in der Pfanne angebraten und schmeckt gut auf Salaten oder in Wok-Gerichten.

Die meisten Menschen, die auf eine vegane Ernährung umstellen, probieren anfänglich zahlreiche Ersatzprodukte aus, weil es natürlich interessant ist, herauszufinden, wie diese im Vergleich zum »Original« schmecken. Dauerhaft sollte man aber besser seine Art und Weise zu kochen ändern und Ersatzprodukte wieder vom Speiseplan streichen. Bezüglich der Nährwerte sind sie uninteressant, und geschmacklich sind sie auch nicht immer überzeugend. Besser experimentiert man mit neuen Gemüsesorten und Hülsenfrüchten.

IST ROHKOST WIRKLICH SO GESUND?

Verfechter der Rohkost haben schlagende Argumente für die ungekochten Varianten von Obst- und vielen Gemüsesorten (und weiteren Lebensmitteln). Durch den Erhitzungsprozess beim Kochen gehen bis zu 80 % der Vitamine, Nährstoffe und Enzyme in der Nahrung verloren – ab 42 Grad »sterben« diese Nährstoffe ab. Für die volle Nährstoff-Dröhnung ist Rohkost also tatsächlich sehr zu empfehlen, die Argumente der Rohkost-Verfechter sind absolut nachzuvollziehen. Trotzdem werden wohl die meisten Menschen relativ wenige Lebensmittel roh verzehren. Am ehesten noch Obst, gelegentlich mal Gemüse, aber Getreide und Hülsenfrüchte vermutlich äußerst selten. Viele Lebensmittel wie beispielsweise Getreide werden erst durch bestimmte Techniken wie Ankeimen genießbar, nicht jedes Lebensmittel kann man roh essen (bei Pilzen z. B. sollte man sich vor dem Verzehr gut informieren). Ich war aber erstaunt, dass man tatsächlich unheimlich viele Gemüsesorten problemlos roh verzehren kann.

Tatsächlich verträgt aber auch nicht jeder Mensch rohköstliche Lebensmittel in größeren Mengen, bei nicht wenigen treten Magenbeschwerden, Blähungen und andere Symptome nach dem Verzehr von größeren Portionen Rohkost auf. Hinzu kommt, dass eine 100%-ige Rohkost-Lebensweise durchaus auch aufwendiger ist, wenn man eben nicht nur Obst und Salate essen möchte – und das sollte man auch nicht, da man sich dann zu einseitig ernähren würde. Dabei hat die rohköstliche Küche tatsächlich in Sachen Kreativität einiges zu bieten, von rohköstlicher Pizza bis hin zu sagenhaften Rohkost-Torten. Erstaunlich, was erfahrene Rohkost-Köche auf den Teller bringen können.

Ich habe einmal ein Rohkost-Experiment gewagt, und mich vier Wochen lang rein rohköstlich ernährt. Mir ging es dabei körperlich tatsächlich wahnsinnig gut. Plötzlich verschwanden meine ansonsten so starken Gelüste auf Fettiges und Salziges sowie auf Alkohol. Ich hatte das Gefühl, dass sich mein Körper neu justiert hatte und mir signalisierte, dass er ab sofort nichts Ungesundes mehr zu sich nehmen wollte. Ein wirklich fantastisches Gefühl, und nebenbei nahm ich übrigens auch noch fünf Kilogramm ab. Warum ich nicht bei 100 % Rohkost geblieben bin? Weil mir das dauerhaft doch ehrlich gesagt ein wenig zu anstrengend gewesen wäre. Weil man schon mehr vorbereiten muss, so manches wirklich aufwendiger ist, und ich einfach auch warmes Essen total gerne mag. Eine »echte«, also klassische gebackene Pizza, schmeckt mir eben meist doch besser als die rohköstliche Variante, auch wenn eine Rohkost-Pizza wirklich raffiniert hergestellt und richtig lecker sein kann. Das gleiche gilt für so einige andere Gerichte (Pasta!). Nichtsdestotrotz empfehle ich trotzdem, möglichst oft rohköstlich zu essen, beispielsweise Salate und Smoothies. Man bekommt damit einfach eine höhere Dosis Nährstoffe geliefert – warum darauf verzichten?

IM TREND: SUPERFOODS – ECHTE HELFER ODER NUR MARKETING?

Ein Riesenthema in der veganen Szene sind seit wenigen Jahren »Superfoods« wie Matcha-Tee, Gojibeeren, Maca, Moringa, Kakao, Baobab, Acai, Chiasamen, Spirulina und Chlorella, Hanfsamen, Weizengras, Lucuma und viele Kokosprodukte. Und das war nur ein kleiner Auszug aus dem wachsenden Angebot an Früchten und Pülverchen, das man bei uns inzwischen im veganen Supermarkt, Bioladen oder Onlineshop erwerben kann. Jedes Superfood für sich verspricht große gesundheitliche Vorteile. Kein Wunder, denn sie bieten jede Menge Nährstoffe in ungewöhnlich hohen Konzentrationen – daher der Name »Superfood«. All diese Superfoods sind allerdings nicht neu, sondern wurden teilweise schon vor Jahrhunderten zur Leistungssteigerung oder zu medizinischen Zwecken verwendet. Heute sind sie unheimlich angesagt. Nicht nur pur kann man sie kaufen, sondern findet sie auch immer häufiger in Produkten wie Müslis oder Riegeln. Leider sind sie aber auch zumeist nicht sonderlich günstig, und sie haben oft einen weiten Transportweg hinter sich. Lohnt sich also der Kauf?

Grundsätzlich sind natürlich alle Lebensmittel toll, die von vorne bis hinten gesund sind. Das müssen aber nicht zwangsweise die neuen Superfoods sein, von denen ich gerade einige aufgezählt habe. Wir finden nämlich auch jede Menge Lebensmittel quasi vor der Haustür, die man ebenfalls als Superfoods bezeichnen kann – weil auch sie einen höhen Gehalt an bestimmten Nährstoffen aufweisen. Dazu gehören Kräuter und Wildkräuter wie Löwenzahn und Bärlauch, Beeren wie Johannisbeeren oder Brombeeren, Gemüse wie Grünkohl oder Spinat, Nüsse oder auch Gewürze wie Oregano und Thymian. Alles gesunde Lebensmittel, die bei bestimmten Nährstoffen Top-Werte bieten. Man muss also nicht zwangsläufig (teurere) Superfoods aus der Ferne kaufen, denn wir finden auch viele heimische Superfoods in den Bioläden und Supermärkten.

10 TOLLE HEIMISCHE SUPERFOODS

NAME	GESUNDHEITLICHE VORTEILE
Knoblauch	antioxidative Wirkung, blutdrucksenkend, Verbesserung des Cholesterinspiegels, krebsvorbeugend, Stärkung der Abwehrkräfte usw.
Heidelbeeren	reduziert DNA-Schäden, die durch Stress entstehen, viel Vitamin C und E, viele Antioxidanzien, Stärkung des Immunsystems
Rucola	viele Mineralstoffe und Vitamine, reich an Antioxidanzien, positive Wirkung auf Verdauungs- und Immunsystem
Walnüsse	hoher Gehalt an entzündungshemmenden Omega-3-Fettsäuren, hoher Gehalt an Antioxidanzien, viele Vitamine und Mineralstoffe
Weintrauben	Reich an Vitamin C, Eisen und weiteren wichtigen Nährstoffen, viele Antioxidanzien, kurbeln die Zellerneuerung an

LEBENSMITTEL	GESUNDHEITLICHE VORTEILE
Spinat	tolle Quelle für Eisen, Kalzium, Magnesium, B-Vitamine, reguliert den Cholesterinspiegel
Hagebutten	viele Vitamine (B-Vitamine, Vitamin K und E), stärkt das Immunsystem, hoher Gehalt an Antioxidanzien, bindet Gifte und reguliert die Darmaktivität
Brokkoli	viele Vitamine (B1, B2, C, A), Kalzium, Kalium, Eisen, zahlreiche sekundäre Pflanzenstoffe, wirkt entgiftend, senkt das Krebsrisiko usw.
Brennnessel	reich an Vitaminen C und A, viele Mineralstoffe, wirkt entzündungshemmend und antibakteriell, senkt den Blutdruck und stärkt das Immunsystem
Sauerkraut	unterstützt die Darmflora, ist reich an Vitaminen A, B und C, viele Mineralstoffe und Ballaststoffe

In meinem Vorratsschrank findet man trotzdem so einige exotischere Superfoods, weil ich sie einfach als Bereicherung für meinen Speiseplan empfinde. Meine Favoriten sind Chiasamen, Kakaonibs, Matcha-Tee, Gojibeeren, Kokosflocken und noch ein paar weitere.

MEINE LIEBSTEN EXOTISCHEREN SUPERFOODS

LEBENSMITTEL	GESUNDHEITLICHE VORTEILE
Chiasamen	Echte Nährstoffbomben mit einem hervorragenden Verhältnis von Omega-3- zu Omega-6-Fettsäuren, komplexe Kohlenhydrate, viel Eisen und Kalzium usw. Gerne als Pudding oder Zutat im Müsli.
Erdmandeln	Hoher Ballaststoffgehalt, viele Mineralstoffe, ungesättigte Fettsäuren und Vitamin E. Schützen das Immunsystem und bringen schnelle Energie. Schmecken gut in Müslis oder schokoladigen Smoothies.
Gojibeeren	Gelten als eines der besten Lebensmittel der Welt. Enthalten alle essenziellen Aminosäuren, viel Vitamin E und C sowie 21 wichtige Spurenelemente. Schmecken super pur als Snack oder in Müslis.
Hanfsamen	Bestehen zu 90 % aus mehrfach ungesättigten Fettsäuren, optimales Verhältnis von Omega-3- zu Omega-6-Fettsäuren, viel Protein mit allen essenziellen Aminosäuren. Kann man in geschälter und ungeschälter Form kaufen, schmecken lecker nussig im Müsli, in Energieriegeln oder im Smoothie, aber auch als Salat-Topping.
Kakao	Kakao enthält 621 schützende Antioxidanzien, viel Eisen, Kalzium und Magnesium und sorgt für die Ausschüttung von Serotonin – macht also glücklich. Ich liebe gehackte Kakaobohnen (Kakaonibs), als Zutat im Müsli, auf der Smoothie Bowl oder in Energiebällchen.

Kokosnuss	Vielfältig verwendbar, als Öl, als Kokoswasser, als Mehl oder in Raspel- und Flockenform. Kalorienarm, enthält viele B-Vitamine, Mineralstoffe und Spurenelemente, sekundäre Pflanzenstoffe und Aminosäuren. Ich benutze Kokosöl zum Anbraten, Kokoswasser als isotonsischen Durstlöscher, Flocken und Raspel im Müsli oder auf einer Smoothie Bowl. Ein absoluter Allrounder!
Matcha	Der wohl hochwertigste grüne Tee, hergestellt aus dem kompletten Teeblatt. Enthält mehr als 100-mal mehr Antioxidanzien als herkömmlicher grüner Tee. Matcha gilt als gesündere Alternative zu Kaffee, da es zwar Koffein enthält, dieses aber durch die im Matcha enthaltene Aminosäure L-Theanin langsamer freigesetzt wird – sprich, die Wirkung ist sanfter und hält länger an.
Maca	Die Maca-Knolle enthält komplexe Kohlenhydrate, viel Protein und gutes Fett, außerdem ist sie reich an Kalzium, Zink, Jod, Eisen und weiteren Nährstoffen. Hat eine aphrodisierende Wirkung, hilft beim Stressabbau und macht geistig wach. Schmeckt als Pulver gut in süßlichen Speisen und Smoothies.

SIND BIO, REGIONAL UND SAISONAL WIRKLICH WICHTIG?

»Cleane« Lebensmittel haben für mich auch eine Menge mit der Herstellung bzw. Herkunft zu tun. Obst und Gemüse aus konventionellem Anbau sind selten wirklich sauber – zu viele Insektizide, Pestizide und weitere Chemikalien werden im konventionellen Landbau verwendet. Und die essen wir teilweise mit, denn kaum ein konventionelles Gemüse ist wirklich rückstandsfrei. Ich kaufe daher seit über 10 Jahren so weit es geht alles in Bio-Qualität. In der Bio-Landwirtschaft dürfen kaum Chemikalien eingesetzt werden, besonders streng sind die Vorschriften in Bio-Verbänden wie Demeter oder Bioland, im Gegensatz zum EU-Bio, das deutlich lockerere Vorschriften hat. Trotzdem gilt so oder so für mich: Bio ist immer besser! Die biologische Landwirtschaft schützt zudem Umwelt und schont Tiere zumindest etwas mehr als die konventionelle. Ob Bio-Lebensmittel tatsächlich auch einen gesundheitlichen Vorteil gegenüber konventionellen Lebensmitteln haben, darüber wird fleißig gestritten, einen endgültigen Beweis gibt es scheinbar noch nicht. Und dennoch setze ich in jedem Fall aus den anderen oben genannten Gründen immer auf Bioprodukte. Ich möchte keine Chemikalien im Essen haben und ich finde, Bio schmeckt auch besser!

Ein weiterer Aspekt, der mir nicht unwichtig ist: Regionalität. Ich bevorzuge Lebensmittel aus der Region. Alleine schon, weil diese kürzere Transportwege haben und daher auch für mich sauberer sind. Wenn sie dann auch noch Saison haben, umso besser. Dann schmecken sie nicht nur am intensivsten, sondern sind zudem am günstigsten und haben nicht Monate im Kühlhaus verbracht. Natürlich: Es ist toll, jederzeit jedes Lebensmittel verfügbar zu haben. Doch wirklich notwendig finde ich es nicht. Ich muss nicht Erdbeeren aus Südafrika essen, weil hier gerade keine Erdbeer-Saison ist. Ich warte lieber und freue mich umso mehr darauf!

WERDE AUCH DU ZUM CLEAN EATER!

Das war jetzt eine ganze Menge Theorie, die hoffentlich geholfen hat, das Konzept des »Clean Eating vegan« besser zu verstehen. Bevor es praxisnäher wird, möchte ich noch einmal zusammenfassen, warum sich eine Ernährungsumstellung auf saubere, rein pflanzliche Lebensmittel lohnt. Ich habe jedes Mal aufs Neue die Wahl: Esse ich naturbelassene, vollwertige, frische, vegane Bio-Lebensmittel – oder wähle ich die deutlich ungesündere, stark verarbeitete konventionelle Variante, die mit Zusatzstoffen und ungesunden Zutaten angereichert wurde, kaum noch Nährstoffe enthält, dafür aber leere Kalorien? Esse ich echte Lebensmittel oder Industrienahrung? Kommt mir abends eine selbst gekochte gesunde Mahlzeit auf den Tisch – oder bestelle ich was beim Imbiss? Ich kann täglich mehrfach selbst entscheiden, ob ich meiner Gesundheit, Tieren und meiner Umwelt was Gutes tue – oder eben nicht.

Selbst wenn man sich 50 Jahre lang schlecht ernährt hat, und diese Gewohnheiten tief sitzen, kann man seine Ernährung komplett umstellen. Und man wird schnell merken, warum sich das lohnt. Es ist nicht normal, dass man sich nach einem Mittagessen abgeschlagen und müde fühlt. Es ist auch nicht normal oder unvermeidbar, dass man häufig krank ist, oder noch schlimmer: chronisch krank wird. Unser Körper hat sagenhafte Selbstheilungskräfte, doch wenn wir ihn ununterbrochen dazu zwingen, viel zu große Mengen an ungesunden Lebensmitteln zu verarbeiten, versagen diese irgendwann. Doch wir können das ganz einfach verhindern: Indem wir unserem Körper gesunde Lebensmittel geben, und damit alle Nährstoffe, die er benötigt. Tun wir das, so stehen die Chancen verdammt gut, dass wir gesund werden und bleiben, unser Optimalgewicht erreichen und fit bis ins hohe Alter bleiben. Wenn wir uns aber permanent schlechten Treibstoff zuführen, ist es kein Wunder, wenn der Motor stottert und wir immer wieder in die Werkstatt müssen.

»SELBST WENN MAN SICH 50 JAHRE LANG SCHLECHT ERNÄHRT HAT, UND DIESE GEWOHNHEITEN TIEF SITZEN, KANN MAN SEINE ERNÄHRUNG KOMPLETT UMSTELLEN.«

Die besten Lebensmittel, die uns zur Verfügung stehen, sind solche, die

- möglichst naturbelassen,
- vollwertig,
- möglichst frisch,
- rein pflanzlich,
- möglichst wenig verarbeitet,
- zusatzstofffrei sind,
- Bio-Qualität aufweisen und
- die wir viel mit Abwechslung auf den Teller bringen.

Das sind für mich saubere Lebensmittel. Sie bieten uns alles, was wir benötigen, um gesund und fit zu sein. Alles andere sollten wir weglassen. Möglichst komplett. Wer zum veganen Clean Eater wird, trifft ganz sicher eine sehr kluge Entscheidung – für seine eigene Gesundheit, für Tiere und für unsere Umwelt.

Das tolle am »Clean Eating vegan« ist, dass es wirklich einfach ist. Keine Punkte zählen, keine Nährstofftabellen durchforsten, keine starren Pläne und Vorschriften. Du musst nicht hungern, sondern kannst so viel essen, wie du magst – Hauptsache, du isst die richtigen Lebensmittel. »Clean Eating vegan« ist keine komplizierte und kurzfristige Diät, sondern eine nachhaltige Lebenseinstellung, die dir guttut, bei der es dir an nichts fehlen wird. Das Schwierigste an der Umstellung auf diese Ernährungsweise ist, dass du alte Gewohnheiten über Bord werfen musst. Und natürlich, dass du lernen musst, den ständigen Verführungen, denen wir ununterbrochen ausgesetzt sind, zu widerstehen. Du wirst sehen: Das wird mit der Zeit immer einfacher.

»WIR TUN ALSO NICHTS ANDERES, ALS AN ALTHERGEBRACHTE GRUNDSÄTZE ANZUKNÜPFEN UND DIESE MIT EIN PAAR NEUEREN ERKENNTNISSEN ANZUREICHERN.«

»Clean Eating vegan« ist kein neuartiges Ernährungskonzept, sondern im Prinzip etwas Selbstverständliches: Gib deinem Körper nur, was ihm guttut. Wir tun also nichts anderes, als an althergebrachte Grundsätze anzuknüpfen und diese mit ein paar neueren Erkenntnissen anzureichern. Und wir werden reichlich belohnt:

- Wir fühlen uns fitter und werden seltener krank, weil wir unserem Körper statt krankmachender Schadstoffe alle Nährstoffe in gesunder Verpackung zukommen lassen, die er braucht.
- Wir haben mehr Energie, weil wir unseren Blutzuckerspiegel nicht permanent rauf- und runterjagen, sondern ihn durch eine Ernährung voller komplexer Kohlenhydrate und Ballaststoffe so konstant wie möglich halten – Heißhungerattacken und Mittagstief ade!
- Wir leiden keinen (falschen oder echten) Hunger, sondern fühlen uns gut gesättigt.
- Wir können überflüssige Pfunde verlieren, weil wir auf zu viel Zucker, Fett und leere Kalorien verzichten, zugunsten von Lebensmitteln mit hoher Nährstoffdichte, die uns satt machen und halten.
- Die Chancen stehen ziemlich gut, dass wir zufriedener oder gar glücklicher sind, aufgrund des besseren Körpergefühls, weil wir unser Optimalgewicht erreichen usw. Eine solche Ernährungsumstellung wirkt sich mit hoher Wahrscheinlichkeit auch psychisch positiv aus!

Diese und weitere Belohnungen werden dich motivieren, am Ball zu bleiben! Denke immer dran: Du bist, was du isst!

JETZT DU! SO WIRD UND BLEIBT MAN EIN CLEAN EATER!

SO GELINGT DER EINSTIEG UND SO BLEIBST DU AM BALL!

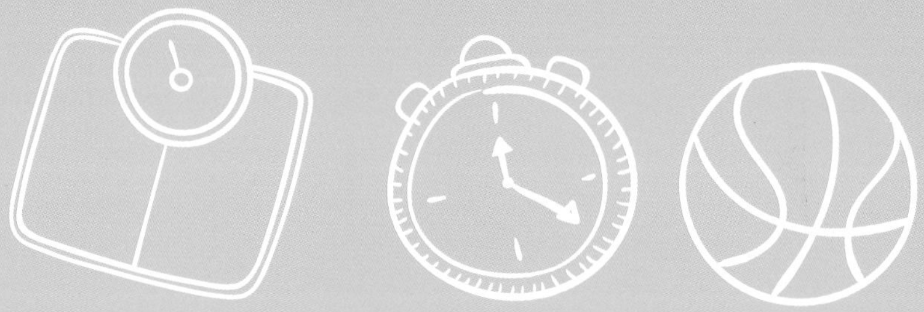

- SO GELINGT DER EINSTIEG – SUPEREINFACH, ODER?
- MACH ES SELBST!
- SO SIEHT MEIN TYPISCHER SPEISEPLAN AUS – ODER AUCH NICHT
- KEINE ZEIT FÜR GESUNDES ESSEN? DOCH!
- UNTERWEGS GESUND ERNÄHREN
- KANN ICH MIT »CLEAN EATING VEGAN« ABNEHMEN?
- SO BLEIBST DU LANGFRISTIG EIN CLEAN EATER

JETZT DU! SO WIRD UND BLEIBT MAN EIN CLEAN EATER!

Auf die Theorie folgt die Praxis, ganz klar. Wenn du bis hierhin gelesen hast, hast du hoffentlich jetzt auch Lust darauf bekommen, deine Ernährung umzustellen. Aber wo anfangen? Keine Angst: Es gibt auf den folgenden Seiten eine ganze Menge Tipps, wie man selbst im stressigen Alltag auf sauberes, gesundes Essen statt auf Fast Food und Fertiggerichte zugreift.

SO GELINGT DER EINSTIEG – SUPEREINFACH, ODER?

Man muss »nur« anfangen, seine Einkaufs- und Ernährungsgewohnheiten grundlegend zu verändern. Ich weiß sehr gut: Das ist gar nicht so einfach! Doch es ist auch alles andere als unmöglich. Ich persönlich habe mich schon häufiger über Aussagen in Ernährungsratgebern geärgert, die behaupten: »Ist doch ganz leicht!« Das stimmt einfach nicht. Kaum etwas ist so tief in uns verwurzelt wie unsere über viele Jahre und Jahrzehnte hinweg erlernten Ernährungsgewohnheiten. Diese können wir aber Schritt für Schritt ändern, ohne uns unter Druck zu setzen. Für eine solche Umstellung ist der »Clean-Eating-vegan«-Ansatz gut geeignet, da es ein recht simples Konzept ist. Man muss nur ein paar naheliegende Punkte beachten – das war's! Der Rest kommt von alleine. Das wird am Anfang etwas schwieriger sein, weil man neue Dinge erlernen muss, z. B. die Inhaltsangaben auf einer Verpackung richtig zu lesen, gesündere Produkte im Supermarkt zu finden, anders zu kochen als sonst und so einiges andere. Du musst tatsächlich raus aus deiner Komfortzone.

Clean Eating geht aber tatsächlich noch früher los. Und zwar in deinem Kopf! Es ist ein wenig, wie mit dem Rauchen aufzuhören: Wenn du es nicht wirklich willst, wird es nicht klappen. Du musst davon überzeugt sein, dass du deine bisherige Ernährungsweise gegen eine gesündere tauschen willst. Du solltest bereit sein, zumindest anfänglich mehr Zeit in deine Ernährung zu investieren, denn das Ganze ist ein Lernprozess, eine kleine Reise ins Unbekannte. »Clean Eating vegan« ist keine 14-Tage-Diät, durch die man sich quält, um danach wieder in die alten Gewohnheiten zu verfallen. Es ist eine nachhaltige und umfangreiche Veränderung einer tief sitzenden Konditionierung. Du wirst ganz sicher frustrierende Momente erleben, weil gesundes und sauberes Essen einfach weniger leicht verfügbar ist als Junkfood. An jeder Ecke werden wir verführt von Bratwürsten, Döner, Pizza, Schokocroissants, Pommes usw. Einen gesunden Salat, einen Vollkornkuchen oder einen Grünen Smoothie zu finden ist so viel schwieriger. Ich spreche da aus Erfahrung. Deswegen ist es das Allerwichtigste, zunächst mal dein Mindset zu ändern.

SCHRITT 1: ÄNDERE DEIN MINDSET!

Ein entscheidender erster Schritt ist die Veränderung deines Mindsets, wie man gerne inzwischen neudeutsch sagt. Man könnte auch »Einstellung« dazu sagen. Es gibt

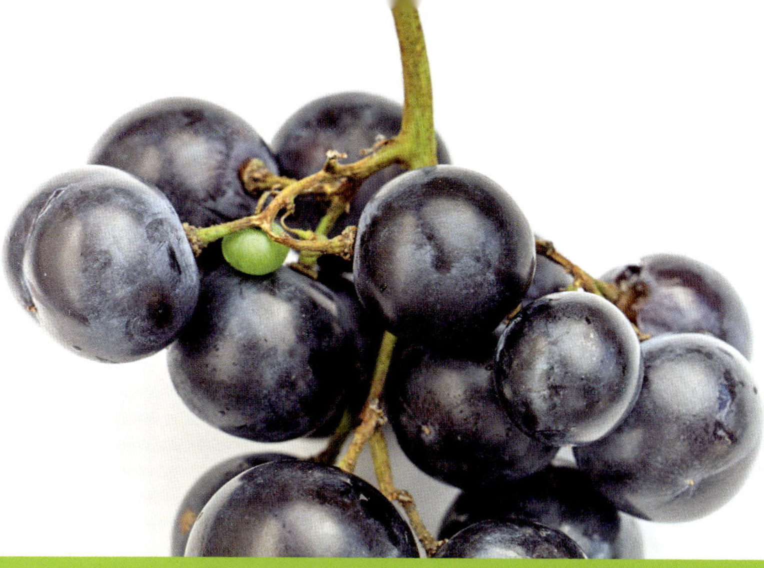

FOODSTARS: TRAUBEN

Trauben sind nicht nur richtig lecker, sondern auch äußerst gesund. Sie enthalten viele Ballaststoffe und eine Menge Kalium. Der Verzehr von Trauben wirkt sich positiv auf die Durchblutung aus und beugt Herz- und Kreislauferkrankungen vor, außerdem wird der Cholesterinspiegel gesenkt. Dafür sorgen vor allem die enthaltenen Stoffe Resveratrol und OPC (oligomere Procyanidine). Letztere schützen auch vor Infektionskrankheiten.

verschiedene Phasenmodelle zum »Change Management«, die man in ähnlicher Weise hier übertragen könnte, z. B. diese 7 Phasen nach Richard K. Streich:[42]

1. Schock: Das kann doch nicht wahr sein!
2. Ablehnung: Das kann nicht stimmen ...
3. Rationale Einsicht: Vielleicht stimmt es doch ...
4. Emotionale Akzeptanz: Es stimmt eigentlich ...
5. Lernen: Ich versuche es mal ...
6. Erkenntnis: Es geht ja tatsächlich!
7. Integration: Es ist selbstverständlich für mich!

Auch bei mir stand am Anfang der Schock: Wieso hat mich die Lebensmittelindustrie so verschaukelt? Milch ist ungesund? So krass sind die Zustände in der Massentierhaltung? So eindeutig ist der Zusammenhang zwischen meiner Ernährungsweise und meiner Gesundheit? Solche und weitere Fragen hatte ich mir nie gestellt, war in dieser Hinsicht ziemlich ignorant durchs Leben gegangen. Und dann gab es Menschen, die mir geradeheraus gesagt haben, dass ich nicht das Richtige tue. Und natürlich habe ich mit Ablehnung reagiert. Man möchte sich nicht belehren lassen, und man möchte eben auch nicht raus aus seiner Komfortzone. Änderungen tun weh!

42 https://organisationsberatung.net/change-management-modelle-im-vergleich/#Emotionale_Reaktionen_in_Change_Management-Prozessen

Doch auch bei mir kam der Zeitpunkt, an dem ich die Tatsachen nicht mehr ignorieren konnte – und schließlich nicht mehr ignorieren wollte. Ich akzeptierte, dass ich mich nicht gesund ernährte, und dass ich mit meinem Konsum auch anderen schadete. Ich begann zu lesen und zu lernen, stellte nach und nach meine Ernährung um und begriff: Das funktioniert, weil es mir guttut! Und irgendwann wurde es zur völligen Selbstverständlichkeit, und ich kann mir heute überhaupt nicht mehr vorstellen, Tiere zu essen. Das kommt mir ehrlich gesagt inzwischen sogar völlig absurd vor.

So oder ähnlich wird der Prozess bei den meisten Menschen aussehen. Der wichtigste Aha-Moment ist, zu begreifen, dass man immer entscheiden kann, was man isst. Es gibt Alternativen zu all den ungesunden Produkten in den Regalen und Fritteusen dieser Welt. Man muss sie nur für sich entdecken. Frag dich jedes Mal, wenn du drauf und dran bist, Fast Food, ein Fertigprodukt, Milch oder eine Bratwurst zu verspeisen:

- Will ich meinem Körper das hier wirklich antun? All die ungesunden Zutaten, die Zusatzstoffe, den Zucker, die vielen leeren Kalorien?
- Sind es die Geschmackserlebnisse wert, dadurch vielleicht krank zu werden?
- Will ich hinnehmen, dass eine ungesunde Lebensweise mein Leben beeinträchtigt und mir schließlich ein paar Jahre stiehlt?
- Kann ich weiterhin ruhigen Gewissens in etwas beißen, wofür ein anderes Lebewesen auf grausame Art und Weise getötet wurde – nur für den kurzen Augenblick des »Genusses« für mich?
- Möchte ich mir wirklich weiterhin von der Lebensmittelindustrie das Geld aus der Tasche ziehen lassen?

Ich hoffe, dass in Zukunft deine Antwort auf solche und ähnliche Fragen auch »Nein!« lauten wird. Du hast die Wahl. Sei nicht mehr das Opfer, sondern werde aktiv und ändere deine Ernährungsweise oder gar deine ganze Lebensweise. Es lohnt sich.

SCHRITT 2: INFORMIERE DICH UND LASS DICH INSPIRIEREN!

Mit dem Kauf dieses Buch hast du dich bereits auf den Weg gemacht. Hör nicht auf damit und lies weiter, schaue dir Dokumentationen an, sprich mit anderen Menschen, die vielleicht schon ein wenig weiter auf diesem Weg sind. Lass dich inspirieren, indem du Clean-Eating-Blogs liest oder einfach mal auf Instagram nach Hashtags wie »eatclean«, »cleaneating«, »plantbasedfood« o. ä. suchst. Hör einfach nicht auf, dich zu informieren, denn je mehr du weißt, umso leichter wird es. Und umso überzeugter wirst du sein, genau das Richtige zu tun. Beschäftige dich vielleicht mal ein wenig intensiver mit dem Thema Nährstoffe, oder recherchiere, wo es in deiner Stadt das beste Bio-Gemüse zu kaufen gibt oder mach einen veganen Kochkurs. Es gibt jede Menge Informationen und Angebote, die du nutzen kannst.

SCHRITT 3: MACH EINE BESTANDSAUFNAHME!

Wie sieht deine Ernährung im Moment aus? Brauchst du nur noch an kleinen Schrauben zu drehen oder stehst du ganz am Anfang? Was sind deine größten »Schwächen«, was bereitet dir am meisten Schwierigkeiten? Was fällt dir leicht? Wo benötigst du einfach noch mehr Informationen? Hast du Angst vor dem Prozess oder vor dem Verzicht auf bestimmte Lebensmittel? Setz vielleicht erst einmal Prioritäten, bevor du von heute auf morgen 100 % veränderst. Nimm dir die größten »Baustellen« vor, und dann schau, wie es dir damit geht. Fang vielleicht damit an, auf Fleisch und Softdrinks zu verzichten. Oder auf Weißmehlprodukte. Egal was, mach irgendwo einen Anfang.

SCHRITT 4: MACH DEN KÜHLSCHRANK-CHECK!

Jetzt wird es konkreter: Öffne deinen Kühlschrank und deine Vorratsschränke und mach den Check. Was ist »Clean Eating vegan«-tauglich und was nicht? Bei manchen Produkten wirst du ganz schnell sehen, in welches Körbchen sie wandern, bei anderen musst du genauer hinschauen. Betrachte es als Training. Und nimm dir Zeit dafür! Du musst entscheiden, was du mit den Produkten machst: Aufessen, verschenken, wegwerfen? Natürlich ist es immer schade, wenn man Lebensmittel wegwirft, Verschenken ist in jedem Fall besser. Bei manchen Produkten wirst du dich vielleicht auch dazu entscheiden, sie aufzuessen, zukünftig aber nach Alternativen zu suchen. Keine Angst, du wirst fündig. Mache dir vielleicht eine Liste der Produkte, für die du Alternativen suchen musst. Erstelle dir eine Clean Eating-Einkaufsliste, egal ob auf einem Zettel oder in einer App für den nächsten Supermarkt- oder Bioladenbesuch. So kannst du nach und nach ungesunde Produkte gegen gesündere Alternativen austauschen.

DIE GESÜNDEREN ALTERNATIVEN (BEISPIELE)

WEGLASSEN ...	... UND DURCH ... ERSETZEN
Weißbrot	Vollkornbrot ohne Zusätze
Nudeln aus Hartweizengrieß	Vollkornnudeln, z. B. aus Dinkel
Soft Drinks	Infused Water oder Tee
Fruchtgummi	Trockenobst
Energy Drinks	grüner Tee (z. B. Matcha)
Kartoffelchips	Grünkohlchips
raffinierter Zucker	Kokosblütenzucker, Datteln, Agavendicksaft
Tiefkühlpizza	selbst gemachte Vollkornpizza mit Gemüse
weißer Reis	Naturreis, Quinoa, Hirse, Amarant
Kaffee	Matcha-Tee

SCHRITT 5: GEH EINKAUFEN!

Wenn du ordentlich ausgemistet hast, wird es Lücken in deinem Vorratsschrank geben, die gefüllt werden wollen. Außerdem warten jede Menge gesunde Lebensmittel auf dich! Natürlich solltest du nicht völlig planlos losgehen, denn sonst läufst du Gefahr, Lebensmittel wegzuwerfen, mit denen du »nichts anfangen« konntest. Also, trotz aller Euphorie und Motivation: Kauf überlegt ein. Vielleicht suchst du dir erst mal 1–2 Rezepte aus, die du probieren möchtest. Und dafür kaufst du die Zutaten. Hinzu kommen ein paar »Standards«, die man immer im Haus haben sollte, um sich z. B. sein Frühstücksmüsli zubereiten zu können.

Du kannst im Prinzip überall gesunde Lebensmittel bekommen, doch ich empfehle auf jeden Fall den Gang in den nächsten Bioladen und auch auf den Wochenmarkt. Hier wird die Ausbeute ganz sicher größer sein als beim Discounter, und du bekommst viel mehr Lebensmittel in Bio-Qualität. Nimm dir ein wenig Zeit für den Einkauf, denn es gibt wirklich viel zu entdecken. Gerade wenn du von einer omnivoren auf eine vegane Ernährung umsteigst, gilt es, noch genauer hinzuschauen. Schau auch mal, ob es in deiner Stadt eine sogenannte Bio-Kiste gibt, die man sich wöchentlich liefern lassen kann. Wer in einer Kleinstadt wohnt, bekommt sicher nicht alle Produkte, z. B. exotische Superfoods. Aber auch dafür gibt es eine Lösung: Onlineshops. Viel Spaß beim Einkaufen!

SCHRITT 6: KOCHE UND EXPERIMENTIERE!

Du kochst nicht gerne? Ging mir genauso, bevor ich mich gesund ernährt habe. Aber mit der Neugier auf eine gesunde Ernährung ist bei mir auch der Spaß am Kochen gekommen. Man muss ja nicht gleich Fünf-Gänge-Menüs zubereiten. Es geht viel mehr darum, ein Gefühl dafür zu bekommen, wie man Lebensmittel verarbeitet, was man mit ihnen anstellen kann, mit welchen anderen Lebensmitteln sie gut zu kombinieren sind. Eine gute Taktik ist, seinen Speiseplan nach und nach anzureichern. Diese Woche schau ich mir z. B. mal die Süßkartoffel an: Was ist gesund an ihr? Kann ich sie roh essen oder muss ich sie kochen? In welchen Gerichten macht sich die Süßkartoffel gut, womit kann ich sie gut kombinieren? Nächste Woche ist dann vielleicht eine andere Gemüsesorte dran, die ich bislang nicht kannte. So baue ich mir nach und nach mein Ernährungswissen auf und bekomme immer neue Ideen fürs Kochen. Mit der Zeit wird man immer sicherer und schneller in der Küche, bekommt eine gewisse Routine, und das macht wirklich Spaß!

SCHRITT 7: SPREAD THE NEWS!

Du willst dich ganz klammheimlich gesund ernähren, damit es sonst keiner erfährt? Warum? Niemand muss sich dafür schämen, seine Ernährungsweise umzustellen. Die Frage ist eher, wie »offensiv« man damit umgeht. Ich persönlich bin für eine entspannte Herangehensweise. Einfach machen. Wenn jemand fragt, gerne freundlich antwor-

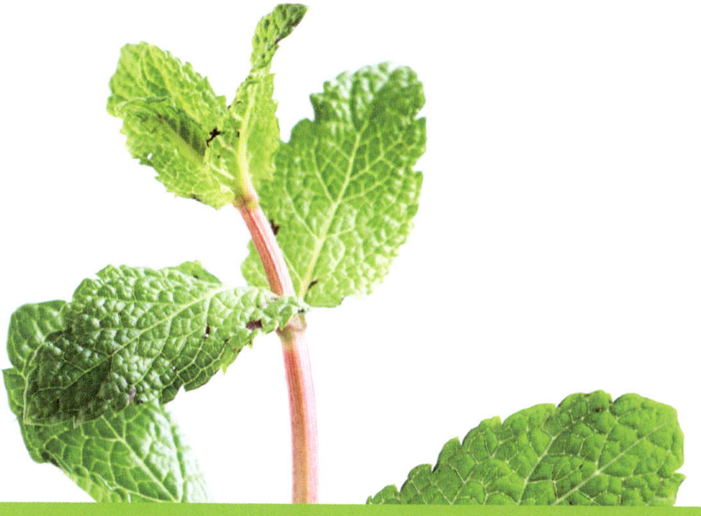

FOODSTARS: MINZE

Die grüne Minze wird schon seit vielen Jahrhunderten als Heilpflanze verwendet. Kein Wunder, denn sie hat zahlreiche positive gesundheitliche Wirkungen. Sie wirkt krampflösend und blähungshemmend, schleimlösend, und enthält Wirkstoffe, die entspannend wirken. Sie wirkt außerdem antiseptisch und schmerzlindernd, fördert die Wundheilung und sorgt für einen besseren Atem. Ach, und schmecken tut sie auch noch schön frisch!

ten, aber ohne Belehrungen und ohne erhobenen Zeigefinger. Ich weiß, wie das ist, wenn man etwas für sich entdeckt hat – man möchte es am liebsten gleich mit der ganzen Welt teilen. Die hat aber leider nicht immer offene Ohren für diese Neuigkeiten, hier und da wird man auf eher negative Reaktionen stoßen (»Och ne, du ernährst dich jetzt auch gesund oder was?« »Bist du auch auf den Zug aufgesprungen« usw.), und natürlich auf jede Menge Vorurteile. Geh auch damit gelassen um, lass dich nicht verunsichern von anderen Menschen, die sich selbst noch gar nicht intensiv mit dem Thema auseinandergesetzt haben und unreflektiert das nachplappern, was die Werbung ihnen so lange eingetrichtert hat.

Steht ein Familienessen oder ein Kochabend mit Freunden an, solltest du dir überlegen, ob du ihnen etwas zu deinen neuen Ernährungsgewohnheiten sagst, oder ob du eine Ausnahme machen möchtest. So gibt es keine irritierten Gesichter oder leeren Teller. Du kannst dich auch einfach in die Planung mit einbringen, bei der Auswahl eines für dich und alle anderen passenden Restaurants, genauso wie beim Kochen mit Freunden oder Familie.

Wichtig ist es auch, zu begreifen, dass es hier kein »ganz oder gar nicht« gibt. Du musst nicht von Anfang an alles »richtig« machen, geh einfach Schritt für Schritt und schau, wohin und wie weit der Weg dich führt. »Ganz oder gar nicht« verhindert, dass man überhaupt erst mit einer Veränderung anfängt! Je gesünder, desto besser. Je mehr Pflanzen statt Tiere auf dem Teller, desto besser. Ernährst du dich mal einen Tag ziemlich ungesund, iss am nächsten wieder gesünder.

MACH ES SELBST!

Eine ganz zentrale »Regel« bei einer gesunden Ernährungsweise ist: Mach es selbst! Und zwar immer dann, wenn es irgendwie geht. Natürlich soll eine gesunde Ernährungsweise kein Vollzeitjob werden. Doch wer sich weder Privatkoch noch Assistenten leisten kann, wird kaum darum herumkommen, bewusster einzukaufen und mehr Zeit in der Küche zu verbringen. Das muss man ganz ehrlich sagen: Eine gesunde Ernährungsweise ist in der Regel aufwendiger als eine ungesunde. Letztere ist ganz unkompliziert, weil du an jeder Ecke und zu jeder Zeit Fast Food bekommst. Schon auf dem Weg morgens zur Arbeit kommt man an Bäckereien vorbei, die belegte Brötchen, Pizzazungen, Schokocroissants und so vieles andere (ungesunde) für »auf die Hand« bieten. Mittagsimbiss in der Kantine (die wenigsten sind leider auf gesund lebende Veganer eingestellt), zwischendurch ein paar Kekse für den süßen Zahn, abends Tiefkühlpizza oder Lieferdienst. Wer sich so ernährt, spart wirklich Zeit.

Doch diese Rechnung ist zu kurzsichtig. Ernährt man sich ungesund, ist die Gefahr auch größer, dass einem am Ende ein paar Jährchen fehlen. Deswegen lohnt es sich wirklich, etwas mehr Zeit für so ziemlich das Wichtigste zu investieren, in das man Zeit investieren kann: die eigene Gesundheit. Bewusst einkaufen zu gehen, statt die üblichen Sachen in den Einkaufswagen zu werfen, dauert ebenso länger wie die Zubereitung einer frischen Suppe im Vergleich dazu, heißes Wasser über eine Tütensuppe zu gießen. Und hier kommt wieder das bereits erwähnte »Mindset« ins Spiel. Sei dir stets bewusst, dass sich dieser höhere Zeitaufwand wirklich lohnt. Du wirst mit einem besseren Körpergefühl, weniger Krankheiten, weniger Extrapfunden auf den Hüften und vermutlich sogar mit ein paar Jahren Lebenszeit obendrauf belohnt.

EINKAUFEN

Wer gesünder essen will, muss selbst kochen und wer selbst kochen will, muss auch einkaufen. Aber woher bekommt man die ganzen Sachen? Wie schon zuvor erwähnt, kann man so ziemlich überall einkaufen, vom Spätkauf über den Discounter bis zum veganen Supermarkt. Die Top-Adresse für Clean Eater dürfte aber der Bioladen sein. In Berlin, wo ich lange gelebt habe, ist die Konkurrenzsituation der Biosupermarktketten an manchen Stellen schon absurd geworden, dort eröffnen neue Märkte gleich gegenüber der Konkurrenz auf der anderen Straßenseite. Neben den Riesen gibt es auch – wenn auch immer weniger – die kleinen, persönlich geführten Bioläden. Diese sind zwar nicht unbedingt günstiger (in der Regel aber auch kaum teurer), achten häufig aber gerade bei Obst und Gemüse sehr auf Regionalität. Sie beziehen nicht selten von kleineren Bauernhöfen, die für die Belieferung der großen Biosupermärkte gar nicht genügend erzeugen. So mancher kleine Bioladen bietet darüber hinaus die Möglichkeit einer Mitgliedschaft, die den Einkauf dauerhaft günstiger macht. Es lohnt sich in jedem Fall, mal die Bioladen-Landschaft der eigenen Stadt zu scannen, und sich den Lieblingsladen herauszupicken.

In größeren Städten wie Berlin oder Hamburg gibt es auch rein vegane Supermärkte. Hier liegt der Fokus allerdings in erster Linie auf Ersatzprodukten und Superfoods, weniger auf Frischware. Trotzdem sind sie eine gute Anlaufstelle für so manches ausgefallenere Produkt, das man im konventionellen Supermarkt nicht bekommt. Supermärkte wie REWE, Edeka, Tegut und Kaisers haben sich auch längst auf den wachsenden Vegantrend eingestellt und bieten immer mehr Spezialprodukte.

Auch die Drogeriemärkte, und hier vor allem dm, ziehen nach und bieten ein wachsendes Sortiment an Superfoods, aber auch an Rohkost-Riegeln, vollwertigem Getreide und Pseudo-Getreide wie Quinoa, Pflanzendrinks und -sahne, Kokosprodukten und so einiges mehr. Es lohnt sich wirklich, mal vorbeizuschauen.

Eine weitere gute Anlaufstelle sind Wochenmärkte, vor allem Bio-Märkte. Hier findet man viele Stände von lokalen Herstellern, die auch Gemüse und Obst anbieten können, das vielleicht nicht populär genug für die Bestellzettel der Supermärkte ist, oder einfach nicht die teilweise absurden EU-Vorschriften erfüllt (zu krumm usw.). Wer stärker auf seinen Geldbeutel achten muss, sollte einfach kurz vor Marktschluss auftauchen und ein paar Schnäppchen machen.

MEIN VORRATSSCHRANK

Alles klar, verstanden! Was also landet ab sofort in meinem Einkaufswagen? Was kann man als Clean Eater noch essen? Jede Menge!

Gemüse & Obst – iss den Regenbogen!

Du kannst alles essen, was du in der Gemüse- und Obstabteilung findest. Diese Abteilung sollte zukünftig deine Hauptanlaufstelle werden, denn sie bietet jede Menge Abwechslung, Geschmackserlebnisse und Vitamine ohne Ende. Man sollte hier mit ganz viel Neugier und Entdeckungslust rangehen, denn viele Sorten wird man sicher noch nicht kennen. Vor einiger Zeit kaufte ich in einem Supermarkt Avocados und einen Kürbis ein, und die Dame an der Kasse fragte mich tatsächlich, wie diese Lebensmittel heißen. Das erstaunte mich im ersten Augenblick: Wie kann man das nicht wissen? Doch dann erinnerte ich mich daran, wie wenig Ahnung ich früher selber hatte. Und selbst heute entdecke ich noch mir bislang unbekannte Sorten, von denen ich weder weiß, wie sie schmecken, noch wie ich sie zubereiten muss.

Besonders kräftig sollte man bei grünen Blattgemüsen zugreifen, denn sie zählen zu den gesündesten Lebensmitteln überhaupt, mit ihrem immensen Spektrum an Nährstoffen: Spinat, Grünkohl, Mangold, Löwenzahn, Feldsalat, Rucola, Petersilie und viele andere. Doch auch bei Kohlgemüse wie Weißkohl, Wirsing und Brokkoli, bei Blütengemüse wie Artischocke, Blumenkohl oder Zucchini, bei Wurzelgemüse wie Karotten, Pastinaken, Rote Bete, Radieschen, Rüben und Rettich oder Zwiebelgemüse wie Zwiebeln, Knoblauch oder Porree sollte man beherzt zugreifen. Wichtig ist, möglichst viel Abwechslung auf den Teller zu bringen. Wer immer nur Blumenkohl, Karotten und

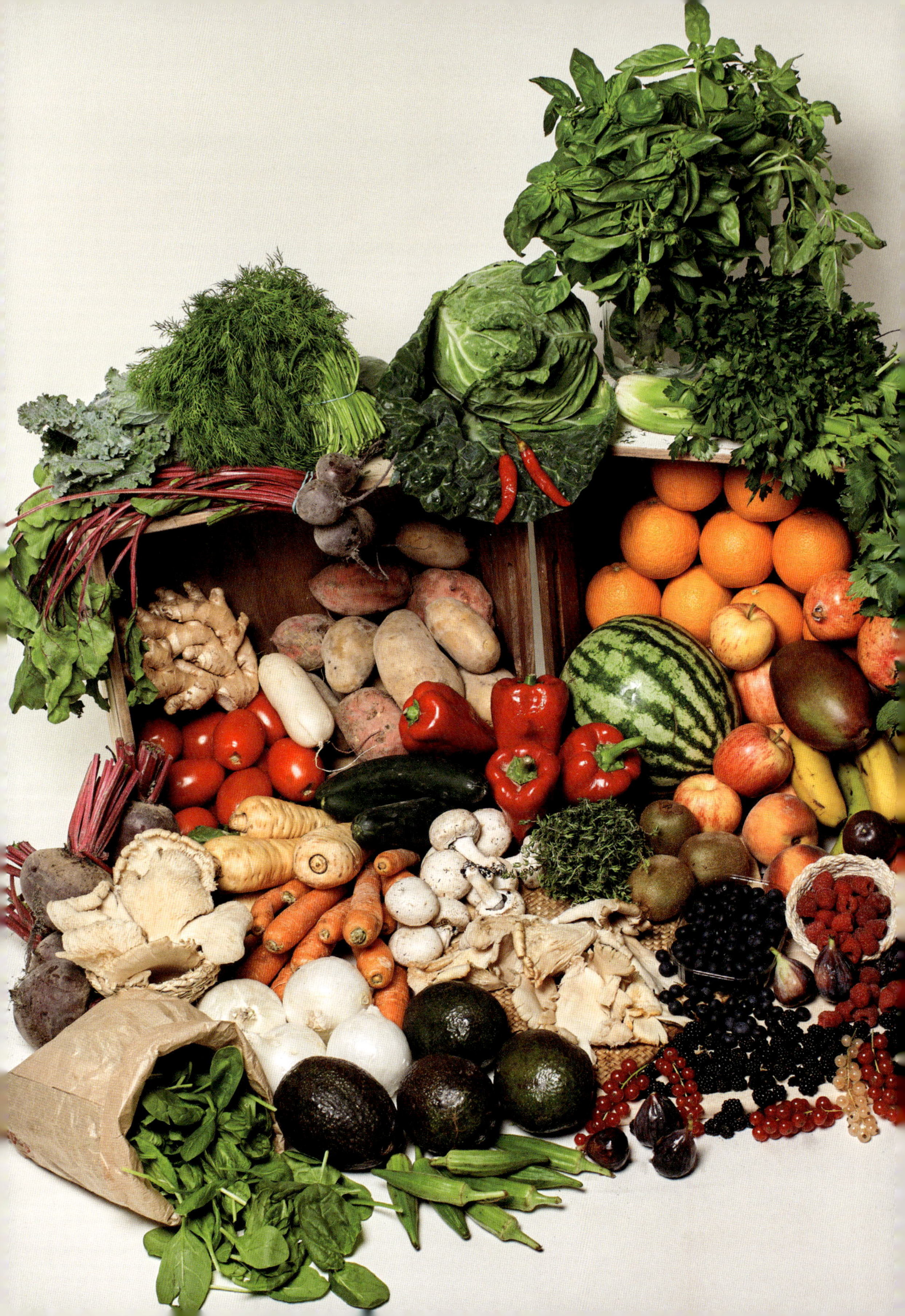

Kopfsalat isst, bekommt nur einen Auszug von dem geboten, was dieses große Spektrum an Gemüsesorten zu bieten hat. Jedes Gemüse für sich hat nicht nur einen ganz eigenen Geschmack, sondern auch eine individuelle Zusammenstellung an Nährstoffen zu bieten. Und es ist toll, immer mal wieder etwas Neues für sich zu entdecken und neue Rezepte auszuprobieren! Was bin ich froh, dass ich Avocados und Kürbis – neben vielen anderen Sorten – auf meinem Speiseplan regelmäßig zu Gast habe!

»Den Regenbogen essen« kann man das nennen, denn das Farbspektrum in einer Gemüseabteilung ist bunt. Übrigens denke ich mir jedes Mal, wenn ich einen Markt besuche, wie unappetitlich und einseitig so eine Fleischabteilung aussieht (mal ganz abgesehen vom unangenehmen Geruch) – und wie toll ein Gemüsestand dagegen strahlt! Dasselbe gilt natürlich auch für Obst: Es gibt eine Welt abseits von Bananen und Äpfeln (war früher so ziemlich das einzige Obst, das ich gegessen habe)! Rote Beeren wie Brombeeren, Erdbeeren oder Johannisbeeren beispielsweise bieten einen hohen Gehalt an schützenden Antioxidanzien, um nur mal ein Beispiel zu nennen – rote Beeren sind vielleicht das gesündeste Obst überhaupt. Die Obst- und Gemüseabteilung sollte deine neue Lieblingsabteilung werden! Nimm dir Zeit, sie zu durchstreifen, schaue, fasse an, rieche. Je tiefer die Farben des Obstes, umso höher ist meist der Antioxidanzien-Gehalt.

Hülsenfrüchte – in jeder Hinsicht gesund!

Hülsenfrüchte sind großartige Lebensmittel, denn sie haben unglaublich viele gesundheitliche Vorteile. Und zudem sind sie auch noch wirklich günstig, selbst in Bio-Qualität. Die Vereinten Nationen haben 2016 sogar zum Jahr der Hülsenfrüchte erklärt, unter anderem, weil sie mit ihrem hohen Proteingehalt ein perfekter Fleischersatz sind. So enthalten Linsen ähnlich viel Protein wie ein Schweineschnitzel. Und nicht nur eine Menge Protein finden wir in Hülsenfrüchten, sondern auch noch eine ganze Reihe weiterer wichtiger Vitamine, Mineralstoffe und sekundärer Pflanzenstoffe. Hinzu kommt ein hoher Anteil an Ballaststoffen – Hülsenfrüchte sättigen also auch noch prima (und haben zahlreiche weitere gesundheitliche Vorteile). Und sie sind fettarm. Zudem sind Hülsenfrüchte stärkehaltige Lebensmittel. Stärke ist eine komplexe Zuckerform, für deren Aufschlüsselung unser Körper ziemlich lange benötigt. Das ist gut, denn so wird der Zucker aus Hülsenfrüchten nur langsam ins Blut abgegeben, unser Blutzuckerspiegel steigt nur mäßig und wir sind nachhaltiger satt. Hülsenfrüchte haben einen niedrigen glykämischen Index. Hülsenfrüchte kommen daher bei mir täglich auf den Teller, z. B. als Hummus.

Der amerikanische Arzt John McDougall beschreibt in seinem Bestseller »*The Starch Solution*« ausführlich, wie gesund eine Ernährung ist, die auf stärkehaltigen Lebensmitteln (dazu gehören neben Hülsenfrüchten natürlich auch weitere Gemüsesorten sowie Kartoffeln und Reis) in Kombination mit weiteren Gemüsesorten basiert. Eine solche stärkebasierte Ernährung liefert viele Nährstoffe und Energie, sie hält den Blutzuckerspiegel konstant, ist leicht umzusetzen und günstig. Ich fand von allen Konzepten, von denen ich im Verlaufe der Jahre gelesen habe, die Starch Solution mit am überzeugendsten. Deswegen spielen Hülsenfrüchte in meiner Ernährung auch eine große Rolle. Das Schöne ist, dass die Auswahl riesig ist: Rote Linsen, braune Linsen, Belugalinsen, weiße Bohnen, Sojabohnen, Kichererbsen, grüne Erbsen und noch einige mehr. Erdnüsse gehören übrigens auch zur Gattung der Hülsenfrüchte. Hülsenfrüchte kannst du in verschiedenen Formen kaufen: Frisch (z. B. grüne Bohnen), tiefgekühlt (z. B. Erbsen), vorgekocht im Glas (z. B. Kichererbsen oder Linsen) oder als Trockenware, die du länger einweichen und kochen musst. Es gibt inzwischen auch einige Schnellkoch-Varianten, z. B. von Linsen, die innerhalb von 15 Minuten fertig gekocht sind.

Getreide und Pseudo-Getreide

Hier ist es vor allem wichtig, auf Vollkornsorten zu setzen, egal ob bei Brot und anderen Backwaren, Reis, Mehl, Nudeln und all den anderen Produkten aus Getreiden. Ich persönlich meide Weizen weitgehend, setze eher auf Dinkel, Roggen, Emmer oder Einkorn, wenn ich mein Brot oder einen Pizzateig selber backe. Im Optimalfall mahlt man sich sein Getreide selber ganz frisch. Dazu benötigt man eine Getreidemühle, ich finde aber, die Anschaffung lohnt sich wirklich. Der Unterschied ist enorm, in Hinblick auf Geschmack und Nährstoffgehalt. Tolle Getreide-Alternativen sind die sogenannten Pseudo-Getreidesorten wie Quinoa, Amarant oder Buchweizen, die ähnlich wie Getreide zu verwenden, aber glutenfrei sind und in Hinblick auf die Nährwerte die klassischen Getreidesorten weit hinter sich lassen.

Nüsse und Samen

Ebenfalls wichtig sind Nüsse und Samen, von denen man täglich ungefähr eine Handvoll essen sollte. Man darf nicht vergessen, dass gerade Nüsse einen sehr hohen Fett-Anteil haben (allerdings sind diese in erster Linie den »guten Fetten« zuzuordnen) und auch zu viel gutes Fett auf die Hüften geht. Meine Favoriten in dieser Kategorie sind Walnüsse, Mandeln und Cashewkerne sowie Leinsamen (ein super gesundes Lebensmittel), Chiasamen und Sonnenblumenkerne.

Sojaprodukte

Das Thema Soja wurde in diesem Buch bereits angesprochen. Letztlich muss jeder für sich entscheiden, wie stark er der einen oder anderen Seite des Meinungsspektrums glaubt. Ich persönlich kaufe durchaus Sojaprodukte, aber eben nur gar nicht bis wenig verarbeitete wie Sojabohnen (Edamame liebe ich!), Tofu und Tempeh. Diese Produkte genieße ich allerdings nur in Maßen. Wer wie ich den Geschmack von Sojamilch nicht mag, dem stehen massenweise Alternativen zur Verfügung. Ich achte darauf, keine Produkte zu kaufen, die stark verarbeitetes Soja enthalten.

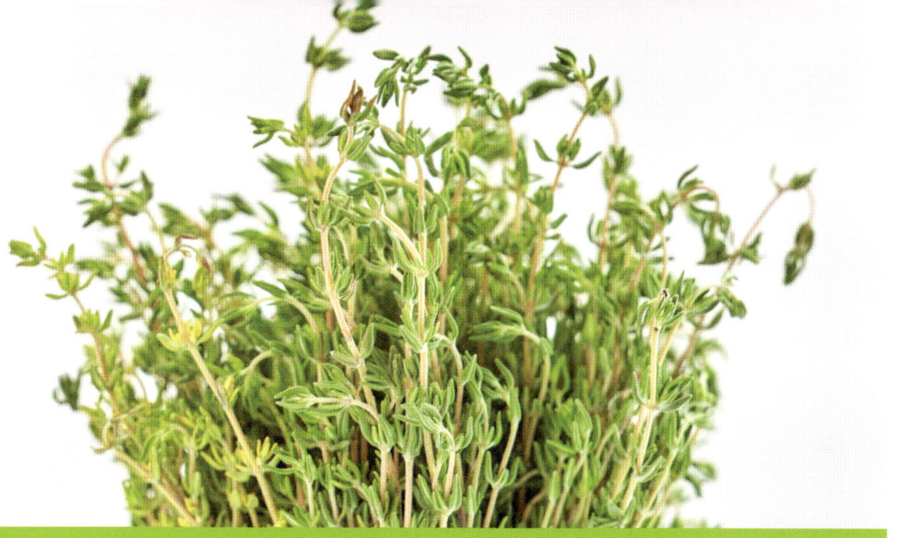

FOODSTARS: THYMIAN

Thymian gilt als anerkannte Heilpflanze, die u. a. antibakteriell, entzündungshemmend, schleimlösend, krampflösend und schmerzlindernd wirkt. Sie wird daher bei Krankheiten und Beschwerden wie Asthma, Bauchschmerzen, Blähungen, Rheuma und bei Erkältungen angewendet. Sie unterstützt die Darmflora und stärkt das Immunsystem. Außerdem ist Thymian ein köstliches Gewürzkraut, das man in frischer Form (als Bund oder noch besser als Töpfchen für die Fensterbank) oder als Trockengewürz kaufen kann.

Öle und Fette

Auch hier ist die Auswahl riesig, die Qualität schwankt aber erheblich. Auf billige Pflanzenöle wie Sonnenblumenkernöl sollte man eher verzichten. Lautet die Bezeichnung Tafelöl, Speiseöl, Pflanzenöl oder Salatöl: ebenfalls die Finger weg. Eine gesündere Alternative zum Anbraten stellt Kokosöl dar. Generell benötigt man nicht wirklich viel Öl zum Anbraten, hier bitte sparsam sein. Zur Herstellung von Salatdressings bieten sich neben einem möglichst hochwertigen Olivenöl vor allem Rapsöl, Hanföl, Leinöl, Chiaöl, Kürbiskernöl, Sojaöl, Arganöl und Walnussöl an. Diese Öle bieten beispielsweise einen teilweise hohen Gehalt an Omega-3-Fettsäuren. Immer auf die Qualität achten – die Öle sollten stets Bio-Qualität aufweisen und nativ bzw. kalt gepresst sein. Raffinierte Öle hingegen besitzen zwar eine lange Haltbarkeit, aber kaum noch Nährstoffe. Nie vergessen: Öle und Fette (also gehärtete Öle) sind Kalorienbomben, bestehen quasi komplett aus Fett. Und selbst wenn das Fettverhältnis zugunsten der einfach und mehrfach ungesättigten Fettsäuren ausschlägt: Fett bleibt Fett, und Pflanzenöle gehen direkt auf die Hüften. Daher wirklich auf gesunde Fette setzen und diese in Maßen nutzen.

Gewürze & Kräuter

Gewürze und Kräuter sind nicht nur optisch und geschmacklich eine Bereicherung für unseren Speiseplan, sondern haben zahlreiche gesundheitliche Vorteile im Gepäck. Kurkuma beispielsweise ist unglaublich gesund, wirkt entzündungshemmend, schmerzstillend, krebshemmend und leitet Schwermetalle aus dem Körper aus. Zimt hat einen sehr hohen Antioxidanziengehalt und stabilisiert den Blutzuckerspiegel. Ingwer enthält 25 Antioxidanzien, Cayennepfeffer wirkt entzündungshemmend, Basilikum wirkt bei Darmerkrankungen und Arthrose, Oregano bekämpft Pilze und wirkt antibakteriell, Knoblauch fördert die Durchblutung und stärkt das Immunsystem usw. Frische Gewürze und Kräuter aus dem Topf, als Wurzel oder auch getrocknet sind einfach unverzichtbar!

Zuckeralternativen

Das Thema wurde in diesem Buch auch bereits behandelt. Ich persönlich nutze zum Süßen Datteln (z. B. in Kuchen oder Smoothies) oder Kokosblütenzucker, der nicht nur einen niedrigen glykämischen Index aufweist, sondern auch bei den Nährstoffen punkten kann. Man sollte beim Kauf darauf achten, dass der Kokosblütenzucker aus nachhaltigem Bio-Anbau ist und nicht gestreckt mit anderen Zuckerarten. Weitere gesündere Zuckeralternativen sind noch Agavendicksaft, Reissirup und Ahornsirup sowie Birkenzucker. Künstliche Zuckeralternativen kommen für mich nicht infrage. Hier gilt für mich Ähnliches wie beim Fett: Maßhalten! Das Tolle ist, dass sich deine Geschmacksnerven tatsächlich in recht kurzer Zeit an weniger Zucker gewöhnen. Also am besten einfach nach und nach den Zuckerkonsum reduzieren.

Superfoods

Auch Superfoods (im Sinne der aktuell angesagten exotischeren Sorten) wurden bereits thematisiert. Für mich sind sie einfach eine schöne Ergänzung meines Speiseplans. Frei nach dem Motto: Muss nicht, kann aber. Ich benutze Superfoods wie Chiasamen, Gojibeeren, Matcha, Kokosraspel, Kakaonibs oder Macapulver.

Süßigkeiten und Alkohol

Eine Kategorie, die wohl sofort die Assoziation »ungesund« hervorruft, und das nicht ganz zu Unrecht. Bei Alkohol gilt: In geringen Mengen sicher kein Problem, ein Gläschen Rotwein pro Tag soll ja sogar durchaus gesundheitliche Vorteile bringen. Regelmäßiger und umfangreicherer Alkoholkonsum aber schadet ganz sicher.

Bei Süßigkeiten sieht es besser aus, denn hier gibt es inzwischen eine ganze Menge gesunder Alternativen. Schokolade beispielsweise ist nicht per se ungesund – sie wird es nur durch die Zugabe von Milch und Zucker. Man muss nun nicht ausschließlich Bitterschokolade mit extrem hohem Kakaogehalt essen (auch wenn das die gesündeste Variante ist), sondern kann auch tolle vegane rohköstliche Schokoladen kaufen, die Kokosmilch und Kokosblütenzucker enthalten. Naschen muss nicht zwangsläufig ungesund sein. Man kann sich selber köstliche Energiebällchen aus ganz wenigen Zutaten herstellen. Und wenn es mal ganz schnell gehen soll, esse ich einfach eine

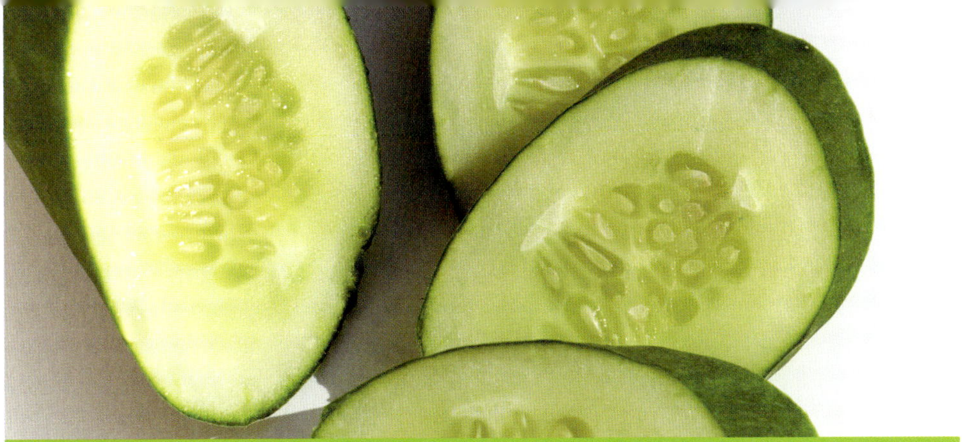

FOODSTARS: SALATGURKE

Salatgurken (auch Schlangengurken genannt) gelten als gesunde Schlankmacher, da sie äußerst kalorienarm sind und den Körper aufgrund ihres hohen Wassergehaltes (95 %) mit Flüssigkeit versorgen. Sie sind reich an B-Vitaminen und vor allem Mineralstoffen wie Kalzium, Zink, Eisen, Magnesium, Kalium und Phosphor. Die meisten Nährstoffe stecken in der Schale, die man mitessen sollte – daher am besten unbehandelte Bio-Gurken kaufen!

Medjoul-Dattel, die ich mit etwas Nussmus fülle. Trockenfrüchte und Nüsse sind als Knabbereien ebenfalls gut geeignet (ja ja, in Maßen!), und wer es deftiger mag, der sollte sich ab sofort verstärkt für Grünkohlchips interessieren. Auch die kann man ganz hervorragend selber herstellen – deutlich günstiger als die, die man im Laden kaufen kann.

GRÜNKOHLCHIPS - DIE BESSERE ALTERNATIVE ZU KARTOFFELCHIPS

- Grünkohl waschen und von den Stängeln befreien, Blätter kleinrupfen, trocknen lassen.
- In eine große Schüssel geben, Öl und Salz hinzugeben (auf 250 g Grünkohl 3 EL Öl und 1/2 TL Salz).
- Ordentlich durchmassieren, einige Minuten lang.
- Auf ein Backblech oder Dörrgeräte-Blech großzügig verteilen, evtl. mehrere Bleche nehmen.
- Im Dörrgerät einige Stunden bei 42 Grad trocknen lassen (dann haben sie Rohkost-Qualität), oder im Backofen bei leicht geöffneter Klappe (Kochlöffel dazwischenstecken) bei 120 Grad ca. 25 Minuten - stark abhängig vom Backofen. Bei Benutzung eines Backofens alle 5 Minuten prüfen, damit die Grünkohlchips nicht verbrennen.
- Beliebig variieren: Geräuchertes Paprikagewürz, Erdnussbutter, Sojasoße, Hefeflocken, Sesam, Ingwer, Knoblauchgewürz usw. – auch hier sind der Kreativität mal wieder keine Grenzen gesetzt!

DAS WICHTIGSTE: SELBST KOCHEN!

Selber zu kochen war vor wenigen Jahrzehnten noch völlig normal, ein Restaurantbesuch eher die Ausnahme. Heute sieht das ganz anders aus. Viele Menschen benutzen in ihrer Küche nur noch den Kühlschrank, den Wasserkocher, den Toaster, gelegentlich den Backofen für eine Fertigpizza. Warum sich auch die Mühe machen, wenn es überall schnell verfügbar und extrem günstig fertige Mahlzeiten gibt? Die ältere Generation dürfte weiterhin selbst kochen, die jüngere denkt sich zumeist: Warum sollte ich mir die Mühe machen? Einkaufen, Rezept raussuchen (wer kann schon kochen?), zubereiten – kostet alles deutlich mehr Zeit als die 5 Minuten Anstehen im Imbiss, bevor man sein Essen »auf die Hand« bekommt, und das dann noch praktischerweise im Gehen essen kann. Bleibt mehr Zeit für die wirklich wichtigen Dingen des Lebens ... Moment! Gesunde Ernährung ist eine wirklich wichtige Sache! Und wer sich gesund ernähren möchte, kommt nicht umhin, selbst zu kochen. Auch wenn es netterweise immer mehr gesunde gastronomische Angebote gibt, vom Grünen Smoothie zum Mitnehmen bis hin zum Rohkostmenü im Restaurant. Aber die wenigsten dürften es sich leisten können, stets auswärts zu essen. Daher heißt es: Ab an den Herd!

Unerfahrene Köche werden ganz sicher besonders am Anfang deutlich mehr Zeit benötigen. Wir möchten in unserer Küche mit frischen und vollwertigen Zutaten kochen. Und das muss man tatsächlich erst mal lernen. Glücklicherweise gibt es zentnerweise vegane Kochbücher, in denen man auch viele vollwertige und gesunde Rezepte findet, wie auch weiter hinten in diesem Buch. Es müssen auch nicht immer aufwendige Rezepte sein, viele können supereinfach und richtig schnell gekocht werden.

SALATBAUKASTEN

BLATTSALAT	GEMÜSE	OBST	TOPPINGS
Rucola, junger Spinat, Kopfsalat, Feldsalat, Eichblattsalat, Chicoree usw.	Tomaten, Möhren, Gurke, Mais, Radieschen, Frühlingszwiebeln, Fenchel usw.	Apfel, Birne, Mango, Feigen, Papaya, Erdbeeren, Avocado usw.	angebratener Tofu oder Tempeh, Champignons, Walnüsse, Sesam, Kürbiskerne, Sonnenblumenkerne usw.
DRESSINGS, Z. B.	Vinaigrette	Balsamicodressing	mit Wasser verdünnte Guacamole

Man kann es sich durchaus auch leichter machen, indem man eben nicht immer nach Rezept kocht, z. B. Backofengemüse, Wok-Gerichte, Salate, Suppen, Sandwiches, Pizza, Sommerrollen, Gemüsepfannen und viele mehr bieten sich hier an. Das Gleiche gilt für dein Frühstück: Smoothies, selbst gemachtes Müsli, Oatmeal aus Haferflocken,

Chiadpudding, Obstsalat – kann man alles ganz nach Lust und Laune variieren. Viele Kochbücher sind voll mit Variationen der immer gleichen Gerichte wie beispielsweise Smoothies. Natürlich kannst du ein Smoothie-Buch mit 80 Rezepten kaufen, aber trau dich einfach, selbst kreativ zu werden. Man kann hier nicht viel falsch machen, und außerdem lernt man so, welche Zutaten gut zusammenpassen – und welche eben nicht. Das alles gehört zum Entdecken dieser gesunden Ernährung dazu.

Trau dich also an den Herd, du wirst mit großer Wahrscheinlichkeit feststellen, dass Kochen richtig Spaß machen kann. Außerdem wirst du dein eigenes Essen mehr zu schätzen wissen als das, was andere für dich zubereitet haben. Und vor allem weißt du immer, was in deinem Essen steckt. Die Rezepte im Rezeptteil dieses Buches sind ganz bewusst teilweise etwas aufwendiger konzipiert worden. Sie sollen dir dabei helfen, auch bislang für dich ungewöhnlichere Kombinationen zu wagen und neue Techniken kennenzulernen. Sie sollen aber auch zeigen, wie kreativ und köstlich Essen sein kann, das keinerlei Zusatzstoffe wie Geschmacksverstärker enthält, keinen unnötigen Zucker und schlechtes Fett, keine Industriezutaten. Sie sollen auch in besonderen Momenten beeindrucken, wenn man beispielsweise Freunde zum Essen zu sich nach Hause einlädt. Warum nicht auch mal gemeinsam mit Freunden kochen? Dazu einen guten Wein öffnen, quatschen, schnippeln – macht wirklich Spaß. Im Prinzip ist also auch in dieser Hinsicht »Clean Eating vegan« nichts Neues, sondern das, was unsere Großeltern ganz selbstverständlich taten. Wir sollten uns lieber ein Beispiel an ihnen nehmen, statt uns von der Lebensmittelindustrie verführen zu lassen.

Bleib aber auch beim Kochen bitte entspannt. Was nicht geht, geht nicht. Natürlich wäre es fantastisch, alles selbst herzustellen, vom Brot bis zum Rohkostkuchen. Doch das erfordert einen großen Zeitaufwand, den man nun mal nicht immer stemmen kann. Deswegen werden die meisten von uns auch weiterhin im Supermarkt viele verarbeitete Produkte kaufen (müssen). Hier ist dann zumindest darauf zu achten, dass sie nicht zu stark verarbeitet sind. Brot ist ein gutes Beispiel: Selber backen wäre perfekt, ein gekauftes Vollkornbrot mit wenigen Zutaten ohne Zusatzstoffe ist immer noch in Ordnung, während ein solches mit ewig langer Zutatenliste absolut zu meiden ist. Beim Einkaufen gilt also: so clean wie möglich!

FERMENTATION & ANDERE TECHNIKEN

Neben dem Kochen gibt es einige andere interessante Techniken, die den Speiseplan bereichern können, z. B. dörren, keimen oder fermentieren. Gerade in der Rohkost-Küche helfen solche Techniken, noch mehr Abwechslung auf den Teller zu bringen. Dörren bedeutet nichts anderes als Trocknen, also einem Lebensmittel die Flüssigkeit zu entziehen. Dadurch wird es nicht nur länger haltbar (weil das enthaltene Wasser die Überlebensgrundlage für mögliche Bakterien darstellt), sondern bekommt auch einen ganz anderen Geschmack. Die meisten dürften schon einmal getrocknete Apfelringe oder Mangostreifen gekauft und gegessen haben. Doch es gibt so viel mehr, was man

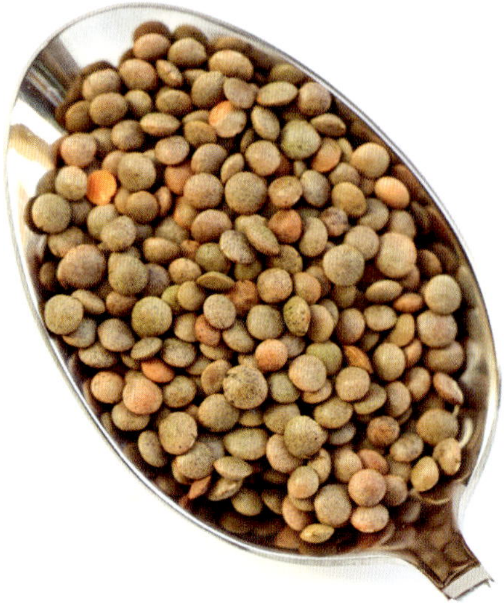

Foodstars: Linsen

Linsen galten früher als Arme-Leute-Essen, weil sie günstig, sättigend und lange haltbar sind. Sie sind vor allem aber hervorragende Protein- und Ballaststoff-Lieferanten, enthalten viele komplexe Kohlenhydrate, Mineralstoffe, B-Vitamine und sekundäre Pflanzenstoffe. Eine perfekte Eiweißquelle für eine vegane Ernährung, die eine langanhaltende Sättigung bringt und den Blutzuckerspiegel nur langsam steigen lässt. Linsen gehören in jeglicher Form und Farbe möglichst häufig auf den Speiseplan!

im Dörrgerät, in der Sonne (falls vorhanden) oder im Backofen trocknen kann. Im Prinzip kann man so ziemlich alle pflanzlichen Lebensmittel dörren: Obst, Gemüse, Kräuter, Pilze, Nüsse und Körner.

Keimt man Lebensmittel, so gewinnen diese sogar noch an Nährstoffen. Und das Keimen ist kein schwieriger Prozess. Jeder hat vermutlich schon mal ein Sprossenglas gesehen, in dem man aus Sprossensamen wie Alfalfa, Kresse, Bockshornkleesamen, Brokkolisamen, Buchweizen, Dinkel, Gartenkresse, Hanf, Kichererbsen, Linsen, Mungbohnen, Quinoa, Radieschen, Rettich, Roggen, Rucola, Senf oder Sesam in wenigen Tagen köstliche und super gesunde Sprossen ziehen kann. Mit ihnen kann man Salate, Brote, Müslis und viele andere Speisen um eine Powerladung Vitamine und Enzyme anreichern. Günstig, schnell und einfach. Bestimmte Hülsenfrüchte (Trockenware) wie grüne Linsen, Erbsen oder Kichererbsen werden durch den Keimprozess genießbar, das heißt: Sie müssen nicht gekocht werden und sind so wahre Nährstoffbomben. Am besten legt man los, indem man sich für wenige Euro im Drogeriemarkt ein Keimglas und ein paar Päckchen Samen kauft. Das Ganze ist kinderleicht, und Sprossen bringen einen tollen Vitaminkick.

Fermentieren ist eine in vielen Teilen der Welt weitverbreitete Technik zur Haltbarmachung von Lebensmitteln. Auch in Deutschland wurde früher vor dem Winter Gemüse fermentiert, weil damals nicht jedes Lebensmittel jederzeit zur Verfügung stand, und man so einen Nährstoff-Vorrat für die salat- und gemüsearme Zeit hatte. Fermentiertes Gemüse enthält gesunde Bakterienkulturen, die besonders unserer Darmflora guttun und unsere Abwehrkräfte stärken. Bei uns aber ist das Fermentieren kaum noch bekannt, und im Supermarkt gibt es nur wenige fermentierte Lebensmittel zu kaufen. Das Bekannteste ist Sauerkraut, doch das bei uns erhältliche wurde meist pasteurisiert (also stark erhitzt), sodass die positiven Auswirkungen der Fermentation zunichtegemacht wurden. Im asiatischen Raum hingegen verzehren die Menschen nach wie vor viele fermentierte Speisen, bekannt ist z. B. Kimchi, das es in vielen Varianten, aus vielen verschiedenen Gemüsesorten wie Sauerkraut, Gurken, Chinakohl, Rettich oder Lauch gibt. Man fermentiert, indem man rohes Gemüse wie Kohl, Karotten, Rote Bete, Knoblauch, Zwiebeln usw. fein hackt oder würfelt, Kristallsalz (oder Meeresgemüse oder Kümmelkörner) hinzugibt und das Gemüse in ein geeignetes Gefäß schichtet. Im Verlaufe der Zeit vermehren sich nützliche Bakterien und wandeln den im Gemüse enthaltenen Zucker bzw. die Stärke in Milchsäure um (die natürlich vegan ist).

Unsere Oma kannte noch weitere Techniken wie Einmachen und Einkochen, auf die ich an dieser Stelle nicht mehr eingehen kann, das Internet und Bücher bieten dazu haufenweise Informationen. Diese kurzen Beispiele sollten in erster Linie zeigen, dass wir heute viele Techniken, die unseren Speiseplan und unsere Nährstoffzufuhr verbessern, gar nicht mehr kennen.

SELBER ANBAUEN UND PFLÜCKEN GEHEN

Man benötigt nicht unbedingt ein großes Stück Land, um selbst Lebensmittel anzubauen, auch auf dem eigenen Balkon oder auf einer Fensterbank kann man loslegen. Selbst auf engstem Raum kannst du Kräuter und Gewürze oder gar Obst und Gemüse anbauen. Besonders sinnvoll finde ich den Anbau von frischen Kräutern wie Basilikum, Zitronengras, Rosmarin oder Petersilie, um nur ein paar wenige Beispiele zu nennen. So hat man immer frische Kräuter zur Hand. Wer größere Ambitionen hat, kann sich einen Schrebergarten suchen oder bei Projekten wie www.meine-ernte.de für die Saison einen Garten mieten, der mit Bio-Samen vorgepflanzt wird. Zudem gibt es jede Menge Literatur zum Thema »Anbau auf dem eigenen Balkon«. Ansonsten lohnt es sich, sich mit dem Thema »Kräuter und Pilze sammeln« näher zu beschäftigen, wenn man daran Interesse hat, das freie Angebot der Natur zu nutzen. Löwenzahn oder Bärlauch kann man beispielsweise wunderbar zu Salaten und Pestos verarbeiten.

WIE ICH MIR DAS GESUNDE LEBEN NOCH LEICHTER MACHE: EQUIPMENT & MEHR

Man findet für jeden Handgriff in der Küche ein geeignetes Gerät, denn auch die Küchenzubehörindustrie (oder wie auch immer man sie nennt) möchte Geld an uns verdienen. Vieles finde ich persönlich sehr überflüssig, bestimmte Geräte aber erleichtern das gesunde Leben ungemein. Man sollte in jedem Fall einige gute Töpfe (gerne auch einen Schnellkochtopf) und Pfannen sein Eigen nennen sowie 2–3 gute scharfe Messer, Kochlöffel, Schneidebretter, Gemüseschäler, Hobel, Reiben, Schneebesen, Messbecher, Stabmixer, Küchenwaage und ähnliche Basics in der Küche haben. Darüber hinaus ist ein möglichst leistungsstarker Mixer eine großartige Investition, weil man damit Smoothies, Eis, Nussmus, Pestos, Hummus, Soßen und vieles mehr zubereiten kann. Ich persönlich bin seit vielen Jahren stolzer Besitzer eines »Vitamix«, der natürlich nicht gerade günstig ist. Für den schmaleren Geldbeutel kann ich den »Foodmatic Personal Mixer« empfehlen, den es für ca. 100 Euro zu kaufen gibt. Eine Multi-Küchenmaschine mit verschiedenen Aufsätzen ist ebenfalls eine sehr lohnenswerte Anschaffung. Wer Säfte liebt, sollte sich einen guten Entsafter, am besten einen sogenannten Slow Juicer, zulegen. Freunde gedörrter Lebensmittel steht ein großes Angebot an Dörrgeräten von 20–500 Euro zur Verfügung. Pflanzendrinks aus Nüssen oder Samen kann man mithilfe von Geräten wie z. B. dem »Vegan Star Vital« herstellen.

DER KÜCHENFUHRPARK

GRUNDAUSSTATTUNG	TOLLE ERGÄNZUNGEN
• 2-3 gute Messer • Schneidebrettchen in unterschiedlichen Größen • 2-3 gute Töpfe und Pfannen • Kochlöffel • Hobel • Stabmixer • Messbecher • Küchenwaage • Schneebesen • Multi-Reibe • Sprossenziehglas	• Hochleistungsmixer wie »Vitamix« • Dörrgerät • Saftpresse, z. B. »Foodmatic Personal Slow Mixer« • Messlöffel (für amerikanische Rezepte) • Zestenreißer • Spiralschneider • Apfel-Ausstecher • Küchenmaschine • Schnellkochtopf • Pflanzendrink-Bereiter

SO SIEHT MEIN TYPISCHER SPEISEPLAN AUS – ODER AUCH NICHT

Ich habe mich ganz bewusst dagegen entschieden, einen 4-Wochen-Speiseplan oder Ähnliches zu konzipieren, wie man ihn in vielen Ernährungsratgebern findet. Und zwar aus einem ganz einfachen Grund: Man braucht ihn nicht, wenn man sich nach dem »Clean Eating vegan«-Prinzip ernährt. Ich bestimme jeden Tag ganz spontan, was ich mir zubereite, achte dabei einfach auf Abwechslung, besonders bei Gemüse und Obst. Das war's. Wie gesagt: mir persönlich wäre es viel zu kompliziert, mich nach einem mir vorgegebenem Programm zu ernähren. Es gibt also keinen typischen Speiseplan für mich.

WICHTIG: EIN STÄRKENDES FRÜHSTÜCK

Was mir sehr wichtig ist, ist mein Frühstück. Gerade morgens benötigen wir einen frischen Schub an Energie, um in den Tag zu starten. Ich freue mich sogar so richtig

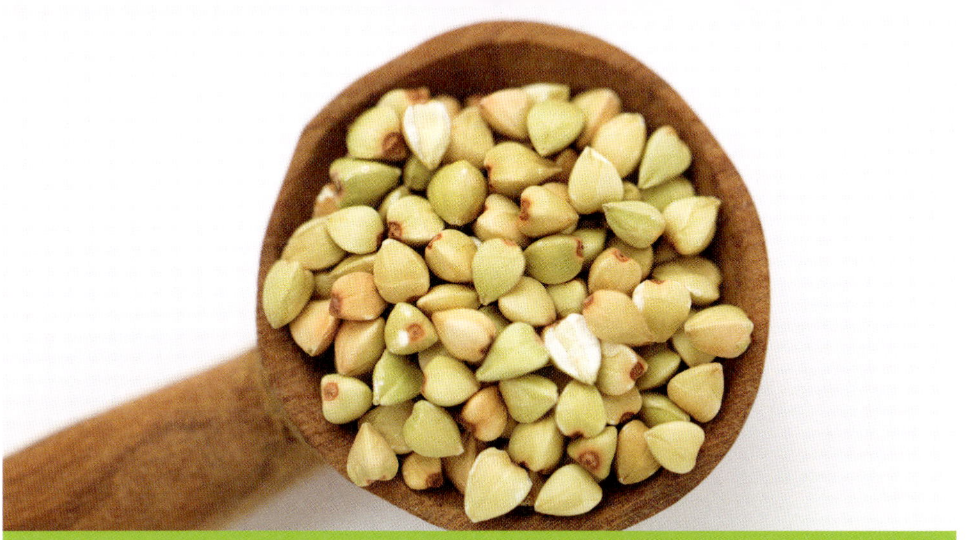

Foodstars: Buchweizen

Buchweizen gehört streng genommen nicht zu den Getreiden, sondern zu den Süssgräsern. Aber das soll uns nicht weiter interessieren. Wichtiger ist, dass Buchweizen eine gesunde glutenfreie Alternative zu Getreiden wie Weizen darstellt. Buchweizen senkt den Blutdruck, den Blutzuckerspiegel, reguliert den Cholesterinspiegel usw. Man kann Buchweizen kochen, zum Backen von Brot, oder angeröstet als Topping für Salate und Müslis verwenden. Besonders wertvoll ist gekeimter Buchweizen, der Keimprozess erhöht den Vitalstoffgehalt dramatisch. Gibt es auch als getrocknete Variante fertig zu kaufen.

auf mein Frühstück, weil es einfach so viele gesunde und köstliche Frühstücksvarianten gibt. Morgens esse ich z. B. sehr häufig ein selbst gemachtes Müsli (was ich jedes Mal ganz nach Lust und Laune zusammenwerfe), das ich mit Obst und Pflanzenmilch toppe. Super einfach, super schnell, super lecker, super gesund!

Alternativ gibt es einen Grünen Smoothie oder eine Smoothie-Bowl (siehe dazu auch den Abschnitt über Grüne Smoothies). Gerne bereite ich mir einen Chiapudding (ich habe immer ein Schraubglas mit selbst gemachtem Chiapudding im Kühlschrank) mit Obst zu. Dazu einfach am besten am Vorabend 2 Esslöffel Chiasamen in 200 ml Pflanzendrink nach Wahl (ich liebe Reis-Kokos-Drink) einrühren, innerhalb der folgenden 20 Minuten noch 2-3 Mal umrühren, damit der Chiasamen nicht verklumpt. Am nächsten Morgen sollte eine Pudding-ähnliche Masse entstanden sein, die man nun ganz nach Belieben mit klein geschnittenem Obst oder Obstpüree, aber auch mit Toppings wie Kokosflocken oder Kakaonibs verfeinert.

Seltener gibt es selbst gebackenes Brot mit Avocado oder einem gesunden Aufstrich. Und im Sommer auch schon mal ein gesundes Eis zum Frühstück, für das ich ganz einfach gefrorene Banane und wahlweise anderes Obst oder einen Löffel Erdnussbutter im Hochleistungsmixer zu köstlich-cremigem Eis verarbeite und mit Kakaonibs oder Kokosflocken toppe.

MÜSLI-BAUKASTEN

BASIS	Getreideflocken, z. B. Haferflocken, Dinkelflocken, Kamutflocken usw.
TOPPINGS	Leinsamen (geschrotet), Weizenkleie, gepoppter Amarant, gepoppter Quinoa, gepoppter Reis, Kakaonibs, Buchweizen (angeröstet), Kokosflocken oder -raspel, Kürbiskerne, Sonnenblumenkerne, Chiasamen, Erdmandelkerne oder -pulver, Cornflakes, gehackte Schokolade, geschälter Hanfsamen, Zimt- oder Vanillepulver, Superfoods-Pülverchen nach Geschmack usw.
NÜSSE	Walnüsse, Mandeln, Cashewkerne, Haselnüsse, Paranüsse, Pekannüsse usw.
TROCKENOBST	Datteln, Gojibeeren, Cranberrys, Rosinen, Pflaumen, Kirschen, Ananas, Mango, Physalis usw.
OBST	Erdbeeren, Waldbeerenmischung (aus der TK), Apfel, Birne, Feige, Banane – alles, was du magst!
SÜßUNGSMITTEL	Kokosblütenzucker, Agavendicksaft, Reissirup, Ahornsirup, Apfelsüße
FLÜSSIGKEIT	Dein Lieblings-Pflanzendrink, Sojajoghurt, Kokosjoghurt, Orangensaft usw.

CHIAPUDDING-BAUKASTEN (2-3 EL CHIASAMEN AUF JE 200 ML FLÜSSIGKEIT)

FLÜSSIGKEIT	SÜßE	OBST	TOPPINGS
• Reis-Kokos-Drink • Mandeldrink • Vanille-Soja-Drink • Orangensaft • Sojajoghurt • Kokosmilch	• 1 TL Kokosblütenzucker • 1 EL Agavendicksaft • 1 EL Ahornsirup • Datteln, klein gehackt	• Beerenmischung • Passionsfrucht • Mango oder Mangopüree • Apfelmus	• Kokosraspel • Gojibeeren • Kakaonibs • Nüsse, klein gehackt • Schokolade, klein gehackt

Häufig kommen bei mir auch Haferflocken in verschiedenen Varianten in mein Frühstück, z. B. als »Overnight Oats«. Ziemlich genial, dieser »Über-Nacht-Hafer«, weil er gesund, schnell und einfach gemacht ist – und zwar am Vorabend, wie der Name ja schon sagt. Auch hier gilt wieder das Baukasten-Prinzip, nach dem du dich munter durchvariieren kannst.[43] Getreideflocken und Flüssigkeit auf jeden Fall schon abends in ein verschließbares Glas geben, Früchte, Toppings und Gewürze ganz nach Geschmack schon am Vorabend oder erst morgens mit dazugeben. Das Glas über Nacht im Kühlschrank aufbewahren. Morgens dann einfach ohne Vorbereitungszeit ein gesundes Frühstück genießen.

43 Mehr Infos: www.projekt-gesund-leben.de/2013/11/grundrezept-fuer-ein-powerfruehstueck-overnight-oats/

OVERNIGHT OATS

GETREIDE-FLOCKEN	FRÜCHTE	TOPPINGS	GEWÜRZE	FLÜSSIGKEIT
• Haferflocken • Dinkelflocken • Emmerflocken • Kamutflocken • Sojaflocken • Reisflocken	Klein geschnittenes oder püriertes Obst ganz nach Wahl. Abends oder morgens dazugeben.	• Nüsse jeglicher Art • Trockenfrüchte wie Rosinen oder Gojibeeren • Kokosflocken • Kakaonibs • Leinsamen • Chiasamen	• Zimt • Vanille • Lebkuchengewürz	• Mandeldrink • Reisdrink • Sojadrink • Reis-Kokos-Drink und weitere Pflanzendrinks • Saft • Wasser

Ebenfalls sehr beliebt, nicht nur in der »Clean Eating-Szene« ist Oatmeal. Oatmeal ist auch als »Porridge« bekannt, und das bedeutet nichts anderes als Haferschleim. Früher ein Arme-Leute-Essen (weil Haferflocken nicht nur super gesund, sondern auch total günstig sind), gilt es heute vor allem als gesunde warme Frühstücksvariante, die man quasi unendlich variieren kann.

OATMEAL - IMMER WIEDER NEU VARIIEREN

BASIS	TOPPINGS NACH GESCHMACK
• Haferflocken (fein), Menge nach Geschmack und Hunger in eine Schüssel geben • 1 Banane mit Gabel zermatschen und unterrühren • heißes Wasser oder Pflanzendrink (oder halb/halb) darübergeben, so dass die Haferflocken bedeckt sind • zugedeckt für mindestens 10 Minuten quellen lassen • mit Toppings ganz nach Geschmack garnieren	• Obst jeglicher Art (ich finde Beeren hier besonders toll) • Nüsse: Mandeln, Walnüsse, Cashewkerne • Chiasamen (ein wenig quellen lassen) • Leinsamen • Kakaonibs • gepoppter Amarant • geschälte Hanfsamen • Trockenfrüchte wie Rosinen oder Cranberrys • Kokosflocken • Süßungsmittel wie Kokosblütenzucker, Reissirup oder Agavendicksaft

Hafer mag zwar nicht so »sexy« sein wie Chiasamen oder Gojibeeren, aber man sollte sich trotzdem auf keinen Fall davon abhalten lassen, regelmäßig Hafer zu essen, denn sonst würde einem einiges entgehen. Hafer hat einen hohen Gehalt an Eiweiß und Mineralstoffen wie Phosphor, Magnesium, Eisen und Zink sowie an Vitaminen B1, B9 und K. Außerdem ist Hafer ballaststoffreich, enthält u. a. den Ballaststoff Beta-Glucan, und dieser soll nicht nur den Cholesterinspiegel senken, sondern sorgt auch für einen langsameren Anstieg des Blutzuckerspiegels, außerdem bindet er überfüssige Stoffe und hilft beim Ausscheiden derselbigen. Haferflocken sind immer vollwertig, günstig, vielfältig verwendbar und eben super gesund. Daher solltest du diesem Klassiker unbedingt eine Chance geben!

Es gibt also eine ganze Menge richtig gesunder Frühstücksvarianten, die du probieren kannst. Die Baukästen sollen dir lediglich eine erste Anregung sein, du wirst mit der Zeit garantiert nicht mehr für die Zubereitung hier reinschauen müssen, sondern wirst deine persönlichen Lieblingsvarianten entdecken.

Mittags steht bei mir in der Regel ein großer Salat auf dem Tisch, den ich jedes Mal aufs Neue variiere. Salat muss keineswegs langweilig sein, auch wenn ich das früher tatsächlich dachte. Erst spät habe ich entdeckt, wie lecker und abwechslungsreich Salate sein können, wie unterschiedlich die verschiedenen Salatsorten schmecken. Bei uns zu Hause gab es früher nur Kopf- oder Eisbergsalat, dazu Tomaten und rohe Zwiebeln, ein wenig Essig und Öl. Mochte ich einfach nicht. Heute begeistert mich ein Salat aus tollen Salatsorten wie Rucola, Feldsalat, Bataviasalat oder jungem Spinat. Dazu gibt es – je nach dem, was der Vorrat hergibt – Gurke, Möhre, Paprika, Rote Bete, aber auch Obst wie Mango und Apfel oder Birne oben drauf, angebratenen Tempeh oder Tofu, Walnüsse, geschälte Hanfsamen, Kürbis- oder Sonnenblumenkerne usw. – die Kombinationsmöglichkeiten sind quasi unbegrenzt! Wichtig ist auch ein leckeres Dressing. Mein Favorit ist dieses Senfdressing:

- 3 EL Olivenöl
- 2 EL weißer Essig
- 1 EL Senf
- 1 EL Orangensaft
- 1 Knoblauchzehe (geschält und klein gehackt oder gepresst)
- 1 TL Agavendicksaft
- Salz und Pfeffer

Salate sind nicht nur gesund, sie können auch verdammt lecker sein und sättigen – so meine wichtige Erkenntnis der letzten Jahre. Und sie sind total einfach in wenigen Minuten zuzubereiten, außerdem kann man sie wunderbar mitnehmen, z. B. zur Arbeit. Das Dressing immer in einem Extrabehälter mitnehmen, da sonst der Salat zu sehr durchweicht.

Ein weiterer Klassiker bei mir zu Hause für den Hunger am Mittag ist Hummus. In vielen Ländern wie Israel *das* Gericht schlechthin. Hummus ist in wenigen Minuten zubereitet, sehr gesund durch die Hauptzutat Kichererbsen und ebenfalls hervorragend als Proviant zur Arbeit oder an den Strand mitzunehmen. Ein klassisches Hummusrezept sieht so aus:

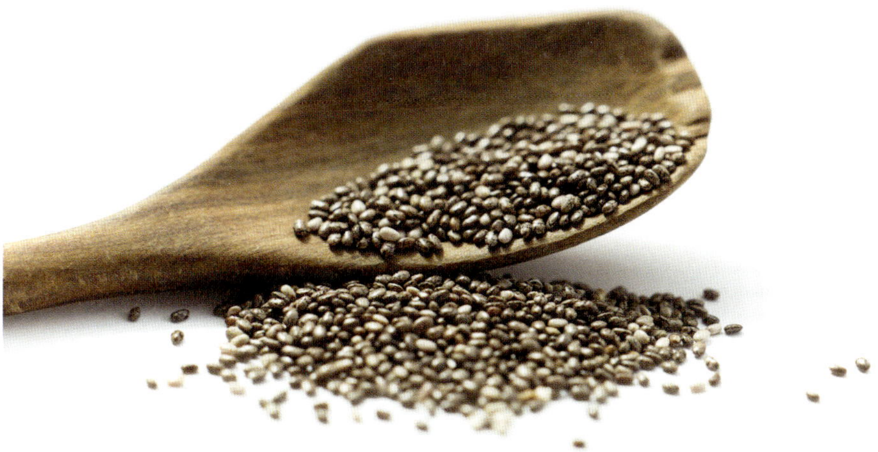

FOODSTARS: CHIASAMEN

Chiasamen sind wohl das meist gehypte Superfood der letzten Jahre schlechthin, und das wohl nicht ganz zu unrecht. Sie bieten einen hohen Anteil an Vitaminen, Mineralstoffen, Fettsäuren und Antioxidantien, außerdem die wichtigen Omega-3-Fettsäuren. Sie sind außerdem gut für alle, die abnehmen wollen, da die Samen stark aufquellen und dadurch ein Sättigungsgefühl erzeugen. Eine wertvolle Zutat für Smoothies, Müslis, Salate, Brote und vieles mehr. Besonders gesund und lecker sind Chiapuddings mit Obst.

- 250 g Kichererbsen (bereits gekocht aus dem Glas)
- 4 Knoblauchzehen
- 1 Bund glatte Petersilie
- 1 TL Paprika edelsüß
- ½ TL Salz
- 1 Prise Cayennepfeffer
- 5 EL Zitronensaft
- 150 ml Olivenöl
- 4 EL Sesampaste (Tahin)
- nach Geschmack Kreuzkümmel, Kumin, Kurkuma und Pfeffer (frisch gemahlen)

Einfach alles in eine Küchenmaschine oder einen Mixer geben und gut durchmixen. Hummus sättigt, ist köstlich und ebenfalls wunderbar zu variieren. Hummus eignet sich nicht nur als Hauptmahlzeit, sondern auch hervorragend als Dip für Rohkoststicks, als Brotbelag oder als Beilage zum Salat oder in einer Bowl.

Interessant für die einfache Küche – egal ob mittags oder abends – ist das Konzept »A grain, a green and a bean«,[44] bei dem man also ein Getreide mit einem grünem Gemüse und einer Sorte Hülsenfrüchte fast beliebig kombinieren kann. Das ganze sollte man dann noch ein wenig würzen, vielleicht eine simple Tomatensoße oder ein hochwertiges Öl darübergeben, sonst ist es etwas trocken.

44 www.bevegt.de/grain-green-bean/

A GRAIN, A GREEN AND A BEAN

GETREIDE	GEMÜSE	HÜLSENFRÜCHTE
• Vollkornreis • Vollkornnudeln • Hirse • Polenta • Bulgur • Couscous	• Spinat • Mangold • Grünkohl • Brokkoli • Pak Choi • Wirsing	• Kichererbsen • Kidneybohnen • weiße Bohnen • braune Linsen • Azukibohnen • Belugalinsen

Es gibt eine Menge Gerichte, die man wunderbar einfach zubereiten und immer wieder aufs Neue variieren kann, egal ob Suppe, Backofengemüse, selbst gemachte Pizza, Wraps, Salate oder die neuerdings sehr angesagten »Bowls«, Schüsseln mit gesunden Zutaten, die man einfach nach Lust und Laune kombiniert, im besten Falle mit einer Quelle für komplexe Kohlenhydrate, eine gesunde Eiweißquelle und Gemüse. Auch hier kann man das Baukasten-Prinzip[45] erneut anwenden.

BOWL-BAUKASTEN

KOMPLEXE KOHLENHYDRATE	Quinoa, Amarant, Hirse, Couscous, VK-Nudeln, VK-Reis, Wildreis, Süßkartoffeln, Mais, Pastinake (geraspelt) usw.
GESUNDE EIWEIẞQUELLE	Kichererbsen, angebratener Tempeh oder Tofu, Linsen usw.
GEMÜSE	grüne Bohnen, Brokkoli, Blumenkohl, Zucchini, Tomaten, Möhren, Gurke, Rote Bete, Radieschen, Kohlrabi (geraspelt) usw.
BLATTGRÜN	Spinat, Grünkohl, Rucola, Radicchio, Mangold usw.
GESUNDE FETTE	Avocado, Chiasamen, Nüsse, Leinsamen usw.
SOSSEN UND DIPS	Hummus, Tahini, Pesto, Cashewkäse usw.

Bowls sind ein wunderbares Beispiel für eine Ernährung nach dem »Clean Eating vegan«-Prinzip: Du musst nicht großartig Rezepte studieren oder dir Gedanken über die optimale Zusammenstellung von Nährstoffen machen. Kombiniere einfach nach Lust und Laune und immer wieder aufs Neue solche gesunden Zutaten, die dir in der Kombination alle Nährstoffe bieten, die du benötigst. Setze dabei auf möglichst naturbelassene, vollwertige und rein pflanzliche Zutaten, möglichst in Bio-Qualität. Du musst kein Meisterkoch sein, sondern einfach nur bereit sein, ein wenig Zeit in der

45 www.bevegt.de/bowls-rezepte/

Küche zu verbringen. Und du wirst mit der Zeit immer besser herausfinden, welche Zutaten (für dich) gut zusammenpassen, welche Geschmackskombinationen deine Favoriten sind usw. Ach, und keine Angst: Falls du keine Schüssel zur Hand hast, nimm einfach einen Teller, funktioniert genauso.

Es gibt bei mir keinen festgelegten Speiseplan, ich plane nicht großartig vor. Manchen allerdings hilft das Planen, daher muss jeder für sich selbst entscheiden, wie er das handhabt. Wer nicht so wie ich das Glück hat, von zu Hause aus arbeiten zu können, wird ein wenig mehr Organisation und Planung in Hinblick aufs Einkaufen und Kochen benötigen, ganz klar. Wem es hilft, der kann sich natürlich einen Essensplan für die Woche machen, um so auch gezielter einzukaufen. Das hilft gerade Leuten, die stark beruflich eingebunden sind und eine größtmögliche Effizienz beim Kochen an den Tag legen wollen.

Doch die wichtigste »Message« ist, dass Clean Eating vegan kein kompliziertes Konzept ist, das eines aufwendig durchdachten Essensplans bedarf. Es reicht, gesunde vollwertige Lebensmittel abwechslungsreich zu kombinieren, um so in der Summe alle Nährstoffe zu bekommen, die man benötigt: Komplexe Kohlenhydrate, gesunde Proteine und Fette, Ballaststoffe, Vitamine, Mineralien und sekundäre Pflanzenstoffe. Und das Beste ist, dass Clean Eating vegan weder kompliziert, noch teuer oder langweilig ist!

KEINE ZEIT FÜR GESUNDES ESSEN? DOCH!

Das ist eines dieser Argumente, die ich immer wieder höre: »Ich würde mich wirklich gerne gesünder ernähren, aber ich habe einfach keine Zeit zum Kochen!« Ja, die meisten von uns werden ähnlich fühlen, denn Job, Familie oder auch Hobbys benötigen Zeit. Doch auch hier möchte ich wieder das Schlagwort »Mindset« einwerfen. Wir sollten uns unbedingt Zeit für eine gesunde Ernährungsweise nehmen, und uns dafür lieber an anderer Stelle Zeit abknapsen. Wie viel Zeit verbringen wir mit sozialen Medien wie Facebook, wie viele Serien schauen wir abends noch? Es geht letztlich darum, Prioritäten zu setzen. Natürlich kann man niemandem vorschreiben, keine Serien mehr zu schauen, aber ich denke einfach: Wenn man wirklich will, dann findet man die Zeit, zu kochen.

Zeit kann man trotzdem durchaus sparen, wenn man gut organisiert in der Küche vorgeht. So sollte die Küche eine gewisse Ordnung aufweisen, damit man nicht lange nach Zutaten oder häufig benutzten Gerätschaften sucht. Kocht man nach Rezept, sollte man dieses vorab sehr aufmerksam durchlesen, damit man Wartezeiten wie Back- und Kochzeiten sinnvoll nutzen kann, um beispielsweise schon andere Komponenten vorzubereiten. Immer auch vorher checken, ob alle Zutaten wirklich vorhanden sind. Schnelle Baukästen-Rezepte wie Suppen, Gemüsepfannen, Backofengemüse oder asiatische Wok-Gerichte verlangen weniger Zeit in der Küche als aufwendige Rezepte. Ebenfalls zeitsparend kann die eben erwähnte Wochenplanung mit entsprechender Einkaufsliste sein. Wer gut vorbereitet in den Bioladen geht, spart auch hier richtig viel Zeit.

Ein ganz simpler Zeitspar-Trick ist das Vorkochen größerer Portionen, sodass man auch für den Folgetag gut ausgestattet ist. Wer nicht direkt am nächsten Tag noch einmal das Gleiche essen möchte, friert (nach dem Abkühlen) die Zusatzportion einfach ein. Praktisch ist das Kochen größerer Portionen nicht nur von Suppen oder Nudelgerichten, sondern auch beispielsweise von Pastasoßen oder Gemüsebratlingen, die man dann jederzeit zur Verfügung hat. Natürlich halten sich die meisten Sachen auch im Kühlschrank einige Tage, sodass man nicht immer alles einfrieren muss. Hat man mal zu viel Obst eingekauft, so sollte man einen Teil besser gleich einfrieren, weil der Nährstoffgehalt nach wenigen Tagen bereits stark nachlässt.

Ebenfalls zeitsparend sind Tiefkühlprodukte und Konserven. Natürlich ist grundsätzlich die frische Variante vorzuziehen, doch Tiefkühlgemüse, -kräuter und -obst können der Retter in der Not sein, wenn man es mal nicht zum Supermarkt geschafft hat. Tiefkühlware wird gleich nach der Ernte schockgefrostet, sodass der Vitamingehalt noch ziemlich hoch ist – häufig höher als der von Gemüse oder Obst, das schon vor ein paar Tagen bei dir zu Hause eingezogen ist. Bei Konserven ist der Vitamingehalt geringer, da diese vor dem Einfüllen stärker erhitzt wurden. Trotzdem erleichtern sie das Leben, z. B. bereits gekochte Kichererbsen oder geschälte Tomaten. TK-Kräuter im Kühlschrank zu haben, erleichtert das Küchentreiben ebenfalls ungemein, weil man nicht immer noch frische Kräuter um die Ecke bekommt. Auf Fertiggerichte sollte man hingegen in jedem Fall verzichten – egal wie viel Zeit sie einem einsparen!

UNTERWEGS GESUND ERNÄHREN

Keine Frage: Zu Hause ist es einfacher, sich gesund zu ernähren, weil man hier kochen kann und gesunde Lebensmittel vorrätig hat. Schwieriger wird es in dem Moment, in dem man die eigenen vier Wände verlässt. Schwieriger, aber zum Glück nicht ganz unmöglich! Ganz wichtig ist hier wieder das viel zitierte Mindset: betrachte ungesunde Lebensmittel als Gift für deinen Körper. Lass dir kurz mal durch den Kopf gehen, was du zu dir nimmst, wenn du eine Portion Pommes oder eine Pizza bestellst, weil der Hunger eben so groß ist. Wenn du unterwegs bist, musst du schon ein wenig genauer hinschauen, um gesunde Mahlzeiten zu finden. Glücklicherweise begreifen immer mehr Gastronomen, dass die Nachfrage nach gesunden und veganen Speisen größer wird. Man wird immer seltener mit fragendem Blick oder hochgezogenen Augenbrauen bedacht, wenn man im Restaurant Nachfragen stellt.

Internetseiten und Apps wie Happy Cow, der VEBU-Restaurantfinder oder Vanilla Bean helfen bei der Suche nach gesunden und/oder veganen Restaurants. Im Zweifel: Nachfragen, ob man dir etwas nach deinen Vorstellungen zubereiten kann. In veganen Restaurants und Bio-Restaurants wird man natürlich noch am ehesten fündig, aber im Prinzip gibt es in jedem Laden irgendetwas, was als zumindest halbwegs sauber

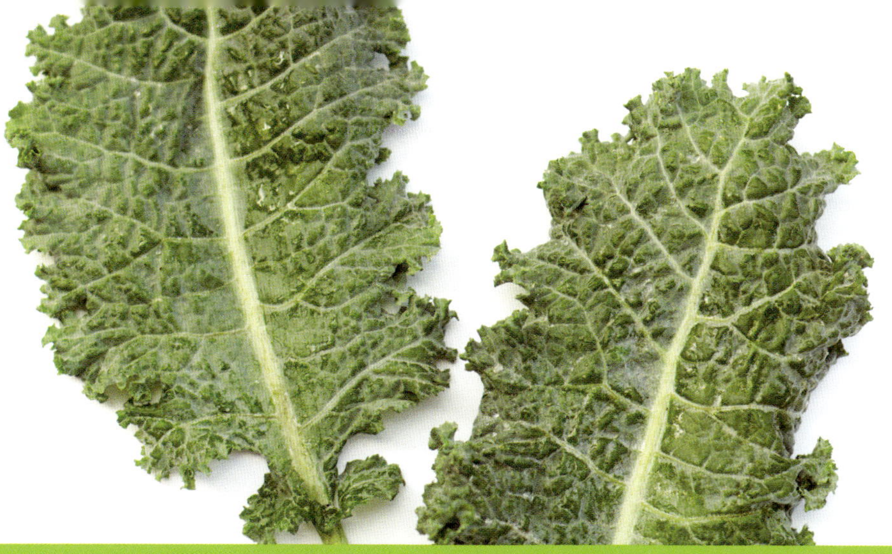

Foodstars: Grünkohl

Noch so ein Lebensmittel, dessen Image sich in den letzten Jahren dramatisch geändert hat. Was man zuvor vielleicht nur aus Omas Küche kannte, gibt es nun in Form von Chips im Bioladen – weil Grünkohlchips (auch Kale Chips genannt) so viel gesünder sind als Kartoffelchips. Aber auch im Salat, Saft oder im Smoothie ist Grünkohl plötzlich unheimlich hip. Verdientermaßen, denn kaum etwas ist gesünder als Grünkohl, es ist das Superfood schlechthin: Jede Menge Vitamine A, C und K, wichtige Mineralstoffe, sekundäre Pflanzenstoffe und Antioxidanzien, voller Ballaststoffe, Eisen und und und. Die Liste der gesundheitlichen Vorteile ist quasi endlos, dabei ist Grünkohl auch noch extrem günstig! Wirklich unverständlich, warum Grünkohl erst jetzt als fantastisches Lebensmittel wahrgenommen wird! Grünkohlchips sind der leckerste und gesündeste Knabberspaß!

und gesund durchgehen würde. Vegane Sommerrollen, Minestrone, Hummus, Baba Ganoush, Salate (am besten ist natürlich eine Salatbar) oder Smoothies (machen halbwegs satt), um mal ein paar Beispiele zu nennen. Die nächste Dönerbude könnte auch einen veganen Salat anbieten, man muss also bisweilen ein wenig suchen und Glück haben, um fündig zu werden – gerade wenn man sich nicht in der Gegend auskennt. Zur Not hilft der Gang in den nächsten Bioladen, wo man jede Menge Lebensmittel für den Sofortverzehr bekommt, nicht nur Obst, sondern auch z. B. Rohkost-Riegel, Energiebällchen, Hummus und mehr. Im gut sortierten Supermarkt könnte man natürlich ebenfalls fündig werden.

GESUNDE SNACKS FÜR UNTERWEGS

- Nüsse oder Studentenfutter
- Obst
- Gemüsesticks mit Dip
- Trockenfrüchte
- gesunde (selbst gemachte) Müsliriegel

- Energiebällchen
- Grüner Smoothie im Schraubglas
- Vollkornbrot mit gesundem Aufstrich
- Frühstückskekse (s. Rezeptteil)
- Orangen-Schoko-Bällchen (s. Rezeptteil)
- Dreierlei süßes Hummus (s. Rezeptteil)
- Linsenbratlinge (s. Rezeptteil)

Am besten sichert man sich immer ab, wenn man länger unterwegs ist, und packt sich ein wenig Vorrat ein, egal ob Stullen oder selbst gemachte Energieriegel. Auf längeren Reisen empfiehlt es sich, bereits bei der Buchung eines Hotels nach solchen zu suchen, die eine vegane Verpflegung anbieten. Gute Suchmaschinen sind »Veggie Hotels« und »Vegan Welcome« oder die »Biohotels«, wo man nach Schlagwörtern wie »vegan« oder »Vollwertkost« filtern kann. Immer mehr Reiseanbieter haben inzwischen sogar komplett vegane Pauschalreisen im Angebot, auch hier tut sich einiges. Vor Ort helfen wieder Apps wie Happy Cow, um ein passendes Restaurant zu finden. Muss man an einer längeren Tagung oder an einer Fortbildung auswärts teilnehmen, empfiehlt sich ein Anruf beim Veranstalter einige Tage vorher, um abzuklären, ob die Verpflegung gesunde Optionen bietet.

KANN ICH MIT »CLEAN EATING VEGAN« ABNEHMEN?

Natürlich, warum nicht? Wer langfristig sauber, ausgewogen und vegan isst, dürfte fast zwangsläufig überflüssige Pfunde verlieren. Und das ganz ohne Diät. Klassische Diäten sind höchst problematisch, denn sie setzen auf den Verzicht bestimmter Stoffe oder auf den einseitigen Verzehr bestimmter Lebensmittel. Es gibt vermutlich nicht ein einziges Lebensmittel, zu dem es nicht schon eine Diät gibt. Dass solche Diäten nicht funktionieren, zeigt sich alleine daran, dass jede Woche irgendeine neue Diät auftaucht. Und es zeigt sich am berühmten Jo-Jo-Effekt, den die Menschen nach der Diät erleben. Plötzlich zeigt die Waage mehr an als vorher, weil man in die alten Ernährungsgewohnheiten zurückgefallen ist. Kein Wunder, denn eine klassische Diät ist eben in der Regel auch zeitlich limitiert, weil durch die Einseitigkeit Nährstoffmängel auftreten können. Diäten lohnen nicht, da sie höchstens kurzfristige Erfolge bringen. Langfristig hilft nur eine umfangreiche Ernährungsumstellung.

Wenn man sich für eine Ernährungsweise entscheidet, die auf überflüssigen Zucker, leere Kalorien, Heißhunger fördernde Weißmehlprodukte, viele schlechte Fette, Fast Food und Industrienahrung verzichtet, und stattdessen auf frische, vollwertige, rein pflanzliche Lebensmittel setzt, sollte man langfristig sein Optimalgewicht erreichen können. Ganz sicher nicht über Nacht, aber es ist ohnehin gesünder, langsam abzunehmen. Die wichtigsten Regeln für den optimalen Abnehmerfolg lauten:

- Auf Lebensmittel setzen, die eine hohe Nährstoffdichte haben.
- Kein Weißmehl und keine Weißmehlprodukte.
- Auf Lebensmittel setzen, die komplexe Kohlenhydrate bieten, besonders auf stärkehaltige Lebensmittel, die den Blutzuckerspiegel nur leicht steigen lassen und sättigen.
- Auf ballaststoffhaltige Lebensmittel setzen, die sättigen.
- Abends eher auf Kohlenhydrate verzichten, damit der Körper nachts an seine Fettreserven geht – was er machen muss, wenn ihm keine Kohlenhydrate zur Verfügung stehen.
- Die letzte Mahlzeit vor dem Schlafengehen spätestens 3 Stunden vor dem Zubettgehen essen, du brauchst keine überflüssigen Kalorien mehr unmittelbar vor dem Schlaf.
- Vor Mahlzeiten ein großes Glas Wasser trinken, das füllt den Magen und erzeugt ein gewisses Sättigungsgefühl.
- Langsam essen, lange kauen – dein Körper braucht eine Weile, bis er signalisiert, dass er genügend Nahrung bekommen hat. Isst man zu schnell, kommt das Signal nicht rechtzeitig.
- Aus demselben Grund möglichst nur so lange essen, bis ein gefühlter Sättigungsgrad von 80 % erreicht ist – die anderen 20 % kommen etwas später.
- Sport treiben unterstützt deine Abnehmbemühungen, auch wenn die verbrannten Kalorien bei körperlichen Tätigkeiten in der Regel höher eingeschätzt werden, als sie tatsächlich sind. Trotzdem: Sport hilft.
- Nicht zu lange mit dem Essen warten, bis der Hunger so groß wird, dass man keine Geduld mehr für das Zubereiten einer gesunden Mahlzeit hat. Besser zwischendurch mal ein wenig Obst, einen Riegel oder Studentenfutter snacken.
- Niemals hungrig in den Supermarkt gehen, das fördert unsinnige Spontankäufe.
- Unterwegs immer vorbereitet sein mit ein paar gesunden Snacks im Gepäck, bevor man doch die nächste Pommesbude ansteuert.
- So weit wie möglich auf Alkohol verzichten, weil Alkoholkonsum bei vielen dazu führt, dass sie plötzlich noch etwas Salziges wie Chips essen wollen.
- Iss, wenn du wirklich hungrig bist – nicht ständig, einfach weil du Lust hast. Gib deinem Körper die Chance, dein natürliches und echtes Hungergefühl wiederzuentdecken. Dieses natürliche Hungergefühl ist den meisten Mensch abhandengekommen.
- Halt deine Vorratsschränke »sauber«, also frei von ungesunden Lebensmitteln. Die Schwelle, plötzlich auftretende Gelüste auf Ungesundes zu stillen, ist deutlich größer, wenn man extra noch mal los müsste, um etwas zu besorgen.

»Clean Eating vegan« ist keine Diät, sondern eine Ernährungsweise, die dir langfristig guttun wird. Sie hilft dir dabei, (wieder) ein natürlicheres Körpergefühl zu entwickeln, vorhandene Giftstoffe auszuleiten und letztlich auch, überflüssige Pfunde abzubauen. Erwarte nur keine Wunder à la 4 Kilogramm in einer Woche. Hab ein wenig Geduld, und gib deinem Stoffwechsel die Chance, sich langsam und dafür nachhaltig umzustellen.

SO BLEIBST DU LANGFRISTIG EIN CLEAN EATER!

Jeder kennt das vermutlich nur allzu gut: Man findet etwas toll, z. B. eine Sportart oder eben eine Ernährungsweise, die einem guttun sollte. Das Schwierigste ist neben dem Einstieg vor allem, dran zu bleiben! Meistens lässt der Anfangselan nach, wenn einen der »graue Alltag« einholt. Schnell ist die erste Ausnahme gemacht, und ruckzuck sind die guten Vorsätze wieder über Bord geworfen. Das ist sehr menschlich. Die wenigsten dürften ganz locker dranbleiben, gerade weil Veränderungen fast immer auch mit Arbeit verbunden sind, weil es schwierig ist, schlechte Gewohnheiten abzulegen. Man denke nur daran, wie schwierig es für so ziemlich jeden Raucher ist, aufzuhören – und das, obwohl man weiß, wie ungesund Rauchen ist!

Ich möchte daher zum Schluss noch ein paar Tipps zum Durchhalten geben, in der Hoffnung, dass nicht nur das »Clean Eating vegan«-Konzept so überzeugt, dass du ihm eine Chance gibst – sondern dass du langfristig »am Ball bleibst«. Es lohnt sich in so vielerlei Hinsicht!

1. ÜBERPRÜFE DEIN MINDSET!

Es wird nicht funktionieren, wenn du nicht überzeugt bist. Solltest du bis hierhin nicht überzeugt sein, hat die Ernährungsumstellung vermutlich keine echte Chance. Informiere dich in diesem Falle weiter, lies mehr Bücher, schaue dir Ernährungsdokumentationen an, recherchiere im Internet. Vielleicht brauchst du ein wenig mehr Informationen, vielleicht passt dieses Ernährungskonzept deiner Meinung nach nicht zu dir. Ich persönlich würde das zwar schade finden, aber letztlich musst du überzeugt sein und dich damit wohlfühlen. Deine Ernährungsumstellung beginnt in deinem Kopf!

2. NIMM DIR ZEIT!

Eine Ernährungsumstellung ist kein Wettbewerb! Gehe den Weg in deinem Tempo, und so weit du (momentan) möchtest. Wenn du dir zu viel auf einmal zumutest, kann das in die Hose gehen, kann ganz schnell Frust auftreten. Lieber nach und nach Veränderungen vornehmen, diese verinnerlichen, und dann die nächste angehen, als von heute auf morgen gleich volle 100 %, wenn du dir nicht sicher bist, ob du das schaffst. Setze dir lieber realistische Ziele, du versuchst ja auch nicht gleich einen Marathon zu laufen, wenn du mit dem Joggen anfangen möchtest. Bedenke: Deine Ernährung ist eine tief sitzende Konditionierung, deswegen tappen wir auch immer wieder in die gleichen Fallen, selbst wenn wir ahnen, dass es Fallen sind. Das geht mir nicht anders als den meisten Menschen. Bis heute mache ich Fehler, wenn auch immerhin immer weniger. Und auch deine Geschmacksknospen brauchen Zeit, sich umzustellen, das ist ganz normal. Sei auch mit ihnen ein wenig geduldig, du wirst sehen, dass das funktioniert. Das Gute ist, dass dir irgendwann tatsächlich ungesunde Sachen überhaupt nicht mehr schmecken, und dir dafür neu entdeckte gesunde Lebensmittel umso mehr!

3. CLEAN EATING SOLL GENUSSVOLL SEIN!

Eine profan klingende Empfehlung, die aber immens wichtig ist. Wenn du dir deinen Speiseplan nicht interessant genug gestaltest, wirst du langfristig frustriert sein und zu alten Gewohnheiten zurückkehren. Wer ständig die gleichen drei Gerichte isst, weil er sich nicht mit neuen Rezepten oder Küchenexperimenten beschäftigen mag, wird kaum »durchhalten«. Deswegen ist es immens wichtig, dass du dich mit gesunden Lebensmitteln beschäftigst, interessant klingende Rezepte ausprobierst und für genussvolle Abwechslung sorgst.

4. LASS DICH NICHT VON ANDEREN VERUNSICHERN!

Es ist ein interessantes Phänomen. Man kann so ziemlich jede Einstellung haben oder ungewöhnliche Dinge tun, auch solche, die einem eigentlich nicht guttun – und niemand bezieht Stellung dazu. Sobald man aber davon berichtet, sich gesund vegan zu ernähren, hat fast jedes Gegenüber eine Meinung, die unbedingt kundgetan werden muss. Man darf sich Belehrungen, Warnungen und Vorurteile, vor allem aber Halbwissen anhören. Gerade die eigene Familie (vor allem Mutti) wird vielleicht sogar mit Entsetzen reagieren, dabei wäre das Entsetzen vielleicht sogar eher umgekehrt angebracht (»Wisst ihr eigentlich, was ihr in euch reinstopft?«). Irgendwer kennt immer irgendwen, der jemand kennt ... oder hast du die Geschichte von dem Baby gehört, das gestorben ist, weil es vegan ernährt wurde? Lass dich nicht verunsichern! Du hast dich im Gegensatz zu den meisten anderen, die ihre Meinung lautstark vertreten, vermutlich deutlich besser informiert.

> ***»LASS DICH NICHT VERUNSICHERN! DU HAST DICH IM GEGENSATZ ZU DEN MEISTEN ANDEREN, DIE IHRE MEINUNG LAUTSTARK VERTRETEN, VERMUTLICH DEUTLICH BESSER INFORMIERT.«***

Versuch aber umgekehrt am besten auch nicht, zu missionieren. Wirklich interessierte Nachfragen solltest du selbstverständlich beantworten, aber akzeptiere auch, dass nicht jeder deine Ernährungsumstellung sofort mitmachen möchte.

5. DU MUSST NICHT PERFEKT SEIN!

Bitte kasteie dich nicht, wenn du doch mal eine Pizza mit Weißmehlteig oder Pommes gegessen hast, oder es mal drei Gläser Wein waren! Wir sind alle nicht perfekt, und es heißt ja nicht, dass man nicht auch eine Ausnahme machen darf. Im Gegenteil: Wenn man sich ständig alles ganz strikt verbietet, bekommt man leicht das Gefühl, verzichten zu müssen. Gönne dir einfach gelegentlich diese eine Ausnahme – und dann genieße sie auch! Danach ein schlechtes Gefühl zu haben, ist fast noch blöder, als sich gar nicht erst eine Ausnahme zu gönnen. Wenn man sich zu 99 % gesund ernährt, wird der eigene Körper gelegentliche Ausnahmen ganz sicher nicht krummnehmen. Sei also bitte gnädig mit dir selbst!

Diese gelegentlichen Ausnahmen sollten allerdings tatsächlich Ausnahmen bleiben. In sozialen Medien liest man oft das Schlagwort »Cheating day«, ein Hinweis auf einen Ausnahmetag. Das Problem: Viele nutzen das zum kompletten Rundumschlag, übertreiben es an solchen Tagen dann gleich maßlos. Nach dem Motto: Ist der Ruf erst ruiniert, lebt es sich ganz ungeniert. Solche maßlosen Ausschweifungen können sich tatsächlich rächen, wenn sie sich regelmäßig (wöchentlich) wiederholen. Also: Ausnahmen ja, aber kontrolliert und nicht jeden zweiten Tag.

Wenn du dich zu 90 % top ernährst, ist das deutlich besser, als wenn du dich nur die Hälfte der Zeit gesund ernährst. Lebensmittel, die nicht ganz perfekt ins Konzept passen, es aber weitgehend erfüllen, sind immer noch besser als solche, die komplett ungesund sind. Durchhänger und Ausrutscher gehören einfach dazu, das ist nur allzu menschlich, und das sollten wir akzeptieren! Setze dich nicht selbst unter Druck – sei aber auch immer ehrlich zu dir selbst!

»WENN DU DICH ZU 90 % TOP ERNÄHRST, IST DAS DEUTLICH BESSER, ALS WENN DU DICH NUR DIE HÄLFTE DER ZEIT GESUND ERNÄHRST.«

6. SEI OFFEN FÜR NEUES!

Wenn du deine Ernährungs- und Einkaufsgewohnheiten nur insofern umstellst, als dass du ungesunde Lebensmittel von der Liste streichst, aber nichts Neues hinzukommt, wirst du keinen Spaß an Clean Eating haben. Wir sind Gewohnheitstiere, keine Frage, aber es hilft hier, über den eigenen Schatten zu springen. Sei offen für neue Lebensmittel, für Kochen und weitere Experimente in der Küche, für neue Gerichte und neue Geschmäcker. Schaue dir Rezepteblogs oder Clean Eating-Instagram-Accounts an, um dir Inspirationen zu holen. Nur dann macht das Ganze so richtig Freude, und du wirst sehen: Es lohnt sich, offen zu sein! Zwinge dich umgekehrt aber bitte auch nicht dazu, Dinge zu essen, die dir nicht schmecken – nur weil sie so gesund sind! Wenn du keinen Grünkohl oder Spirulina-Algen magst, dann lass sie einfach weg. Du kannst dir die Nährstoffe, die solche Lebensmittel bieten, auch woanders holen. Deine Ernährungsweise soll ein Genuss bleiben, jederzeit!

7. MACH ES DIR NICHT ZU KOMPLIZIERT UND BLEIB FLEXIBEL!

Es ist toll, wenn man sich die Zeit nehmen kann, aufwendige und pfiffige Gerichte zu kreieren, keine Frage. Doch dafür hat man nicht immer Zeit. Wie gesagt, »Clean Eating

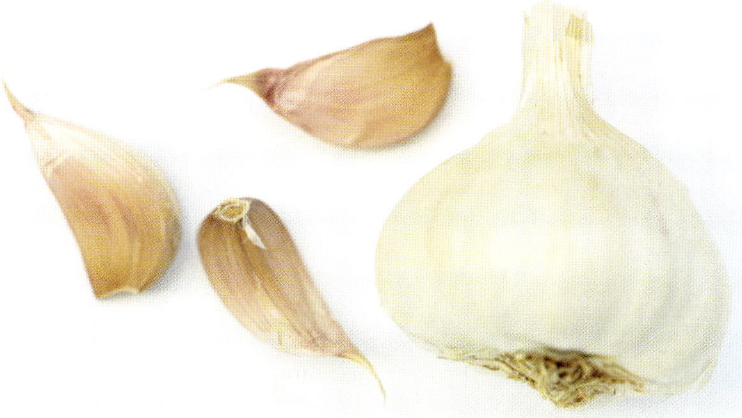

Foodstars: Knoblauch

Knoblauch hält Herz, Blut und Gefäße gesund, hilft bei Krankheiten wie Krebs und Diabetes, schützt vor den freien Radikalen, beugt Thrombose vor, hilft gegen Infektionen jeglicher Art, hilft bei Atemwegserkrankungen und Verdauungsstörungen und gilt als natürliches Antibiotikum. Kein Wunder, dass Knoblauch seit Jahrtausenden in der Heilmedizin eine äußerst wichtige Rolle spielt. Köstlich ist er auch noch dazu!

vegan« ist kein Wettbewerb, es ist eine langfristige Ernährungsweise. Dazu gehört auch, simple Gerichte zu essen. Und auch die können wahnsinnig gut schmecken, wenn die Zutaten eine hohe Qualität haben. Wenn du auswärts essen gehst, wirst du sicherlich gelegentlich Zweifel haben: Ist das servierte Gericht wirklich 100 % vegan und gesund? Du musst einfach für dich selbst entscheiden, ob du nach dem Motto »ganz oder gar nicht« verfahren möchtest, oder ob du dir sagst: »As clean and vegan as possible!«.

Ich persönlich bevorzuge letztere Alternative. Natürlich versuche ich immer, vegan zu essen, doch ich löchere die Kellner auch nicht mit zig Fragen. Fleisch wäre beispielsweise ein absolutes No-Go für mich, aber ich lasse das Essen nicht zurückgehen, wenn ich feststelle, dass ein klein wenig Käse im Essen ist – weil ich es schade finde, Essen wegzuwerfen. Hier muss jeder selbst seine persönliche Grenze ziehen. Ich denke aber, es ist entspannter für sich selbst und sein Umfeld, wenn man keine Wissenschaft aus dem Thema macht, und schlimmstenfalls für schlechte Stimmung sorgt, weil Kellner und Freunde genervt sind von der Nachfragerei. Hier gilt es, die für dich richtige Balance zu finden.

8. KOMM IN DEN FLOW!

Das Thema dieses Buches ist eine Ernährungsumstellung. Zu einer Umstellung gehört, eingefahrene Gewohnheiten zu durchbrechen, sich neu zu konditionieren. Das ist anfangs nicht einfach, doch jetzt kommt die gute Nachricht: Je länger man »durchhält«, desto einfacher wird es. Einerseits, weil man sich schlicht und ergreifend umkonditioniert: Die Geschmacksknospen passen sich an und man entwickelt ein anderes Mindset, andere Automatismen. Wurstbrötchen? Bäh! Grüner Smoothie? Yeah! Und hinzu kommen die Erfolge: Fettpölsterchen schmelzen dahin, man ist fitter, hat mehr Energie, ein insgesamt besseres Körpergefühl. Diese Belohnungen motivieren zusätzlich, weil sie zeigen, dass man auf dem richtigen Weg ist, dass einem diese Ernährungsweise wirklich guttut. Man kommt regelrecht in den Flow, es wird normal, sich gesund zu ernähren. Eigentlich eine Selbstverständlichkeit, aber die haben wir vielleicht nie erlernt oder irgendwann verlernt. Die Gehirnforschung spricht auch von der 30-Tage-Regel: Unser Gehirn benötigt etwa 30 Tage, um sich auf eine Gewohnheitsänderung einzustellen oder eine neue Gewohnheit zu etablieren. Du brauchst also etwas Geduld und solltest nicht zu schnell aufgeben!

»MAN KOMMT REGELRECHT IN DEN FLOW, ES WIRD NORMAL, SICH GESUND ZU ERNÄHREN. EIGENTLICH EINE SELBSTVERSTÄNDLICHKEIT, ABER DIE HABEN WIR VIELLEICHT NIE ERLERNT ODER IRGENDWANN VERLERNT.«

Manch einer dürfte durch die Benutzung einer Smartphone-App, die seine Gewohnheiten aufzeichnet, noch ein wenig mehr zu motivieren sein. Ich habe eine Zeit lang solche Apps genutzt, sogenannte »Habit Tracker«, in denen ich jeden Abend eingetragen habe, ob ich mich gesund ernährt habe, auf Alkohol verzichtet habe, Yoga gemacht habe usw. So kontrolliert man sich selber etwas stärker, gleichzeitig motiviert es einen aber auch durchaus, sich selbst noch »zu verbessern«.

9. ERWEITERE DEINEN GESUNDEN ERNÄHRUNGSSTIL ZU EINEM GESUNDEN LEBENSSTIL!

In diesem Buch habe ich »nur« die Ernährung thematisiert, doch ich kann ausdrücklich empfehlen, auch über den Tellerrand hinauszuschauen. Sport jeglicher Art, Meditation, Yoga – es gibt so viele Möglichkeiten, einen ganzheitlichen, gesunden Lebensstil zu pflegen. Probier ein paar Sportarten aus, es wird bestimmt etwas dabei sein, das dir Spaß macht. Bewegung, körperliche Aktivität ist unheimlich wichtig und verdammt gesund. Du unterstützt damit deinen gesunden Ernährungsstil, nicht nur wenn du abnehmen möchtest (dann aber besonders stark).

Du brauchst auch nicht gleich ins Fitnessstudio zu gehen: Übungen kann man auch wunderbar zu Hause machen, sogar ohne jegliche Geräte. Kauf dir einfach ein Buch oder lade dir eine der vielen Apps für Smartphones herunter, wie z. B. Sworkit, 7-Minuten-Training, Freeletics und viele andere. Auch Joggen ist eine tolle Sportart, die man mit wenig Aufwand und Ausrüstung betreiben kann.

Außerdem möchte ich Meditation sehr empfehlen, weil sie dir helfen kann, achtsamer mit dir und deinem Körper umzugehen – und das hilft, Gewohnheiten zu verändern. Es gibt eine Menge toller Meditations-Apps wie Calm, Headspace oder 7Mind, die dir helfen, Meditation zu erlernen.

10. DER SCHLÜSSEL ZU ALLEM: ACHTSAMKEIT!

Womit wir bei einem ganz entscheidenden Faktor für das Gelingen einer solchen Ernährungsumstellung angelangt sind: Achtsamkeit. Nicht nur für deine Ernährung der vielleicht wichtigste Schlüssel. Wir machen einfach so viele Dinge täglich nebenbei, unbewusst, ohne darüber nachzudenken – auch das Essen. Wie häufig schaufelst du dir Essen ganz nebenbei rein, liest dabei auf dem Smartphone Nachrichten oder schaust eine Serie? Vermutlich ziemlich oft! Wir wissen anschließend kaum noch, ob und wie die Mahlzeit geschmeckt hat. Wie schade! Wir verpassen außerdem viel leichter den Zeitpunkt, an dem wir aufhören sollten, zu essen. Achtsamkeit hilft uns in vielen Lebensbereichen, im Hier und Jetzt zu sein, ganz bewusst mit voller Aufmerksamkeit etwas zu tun. Wir schalten dadurch den Autopiloten ab und schenken dem Moment unsere volle Aufmerksamkeit.

Zelebriere deine Mahlzeiten, nehme ganz bewusst den Geschmack des Essens wahr. Mach nichts anderes nebenbei. Nimm dir Zeit fürs Essen. Du wirst sehen, dass dich das ganz nebenbei auch noch entspannt und gelassener macht. Das Gleiche gilt für die Zubereitung deines Essens: Sei auch hier ganz bewusst dabei, bis hin zum schönen Anrichten auf dem Teller – das Auge isst mit! Wähle im Supermarkt oder Bioladen bewusst aus, welche Lebensmittel in den Einkaufswagen wandern. Schau dir das Gemüse genau an, rieche am Obst, genieße es, dass du diese großartige Auswahl zur Verfügung hast. Wenn du durch die Stadt gehst und Hunger hast, sei ebenfalls achtsam, denn das hilft dir dabei, nicht zu ungesundem Fast Food »to go« zu greifen.

»NEHME GANZ BEWUSST WAHR, WONACH DEIN KÖRPER VERLANGT: NACH GESUNDER, NÄHRWERTREICHER NAHRUNG – UND NICHT NACH INDUSTRIEESSEN.«

Nehme ganz bewusst wahr, wonach dein Körper verlangt: nach gesunder, nährwertreicher Nahrung – und nicht nach Industrieessen. Achtsamkeit hilft dir, auch in solchen Situationen, das Prinzip des »Clean Eating vegan« zu befolgen, indem du dir bewusst machst, was du gerade tust – oder am liebsten tun möchtest. Achtsamkeit ist für mich einer der wichtigsten Schlüssel, nicht nur beim Essen, sondern in allen Lebenssituationen. Achtsamkeitsübungen (auch dazu gibt es u. a. Apps) und Meditation helfen dir dabei, achtsamer durchs Leben zu gehen.

WORAUF WARTEST DU? FANG NOCH HEUTE AN!

Am besten wartest du nun nicht lange, bevor du die neu gewonnenen Erkenntnisse in die Tat umsetzt. Nun hast du alles »frisch im Kopf«, jetzt bist du hoffentlich voll motiviert, loszulegen. Es gibt keinen Grund, nicht heute schon zum Clean Eater zu werden. Viel Freude beim Entdecken und Genießen, viel Freude mit einem hoffentlich besseren Körpergefühl! Auf der folgenden Doppelseite findest du zur Erinnerung noch einmal alle »Do's« und »Don'ts« zusammengefasst.

DO'S

- REIN PFLANZLICH ODER PFLANZENBASIERT
- VOLLWERTIGE, NATURBELASSENE LEBENSMITTEL
- LEBENSMITTEL MIT EINER HOHEN NÄHRSTOFFDICHTE
- LEBENSMITTEL MIT KOMPLEXEN KOHLENHYDRATEN
- STÄRKEHALTIGE UND BALLASTSTOFFREICHE LEBENSMITTEL
- VIELE FRISCHE LEBENSMITTEL
- BIO-QUALITÄT, WO ES GEHT
- MÖGLICHST SAISONAL UND REGIONAL ESSEN
- ABWECHSLUNGSREICH ESSEN
- JEDEN TAG FRÜHSTÜCKEN
- AUSREICHEND FLÜSSIGKEIT TRINKEN
- LEBENSMITTEL MIT GUTEN FETTEN
- SELBER KOCHEN, ZEIT ZUM ESSEN NEHMEN
- GESUNDE ZUCKERALTERNATIVEN BENUTZEN
- MÖGLICHST VIEL ROHKOST
- MÖGLICHST VIELE BASISCHE LEBENSMITTEL
- SICH AN GESUNDEN LEBENSMITTELN SATT ESSEN
- NUR ESSEN, WENN MAN WIRKLICH HUNGER HAT
- LOCKER BLEIBEN UND SPASS DABEI HABEN!

DON'TS

- TIERISCHE LEBENSMITTEL WIE FLEISCH, FISCH, MILCH UND MILCHPRODUKTE, EIER USW.
- FAST FOOD
- FERTIGPRODUKTE UND ERSATZPRODUKTE JEGLICHER ART
- UNNÖTIGE ZUSATZSTOFFE
- UNGESUNDE FETTE WIE TRANSFETTSÄUREN
- STARK VERARBEITETE PRODUKTE UND LEBENSMITTEL WIE Z. B. WEIßMEHLPRODUKTE
- ZU VIELE EINFACHE KOHLENHYDRATE
- LEERE KALORIEN
- VIELE SCHLECHTE SÄUREBILDENDE LEBENSMITTEL
- UNGESUNDE ZUCKERARTEN
- ALKOHOL UND SOFTDRINKS
- KALORIEN ZÄHLEN
- PRODUKTE MIT ZU VIELEN (UNNÖTIGEN) ZUTATEN
- NAHRUNGSERGÄNZUNGSMITTEL (AUßER VITAMIN B12)
- WEIZEN (WENN DANN VOLLKORNWEIZEN)

REZEPTE

MEHR ALS 50 REZEPTE FÜR JEDE TAGESZEIT

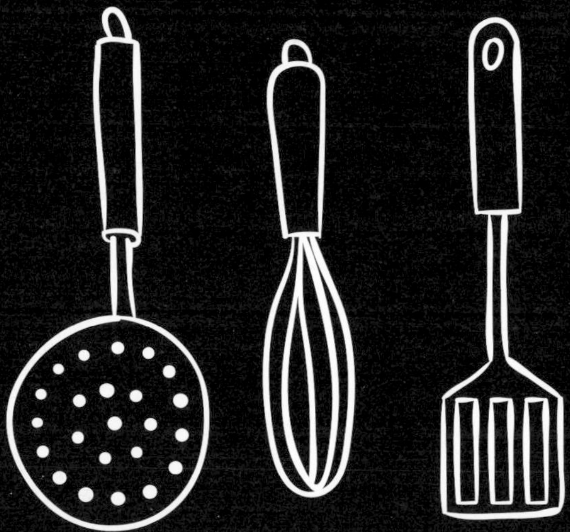

- FRÜHSTÜCK
- VORSPEISEN
- HAUPTSPEISEN
- DESSERTS
- BASICS

REZEPTE

EIN PAAR ANMERKUNGEN ZU DEN REZEPTEN

Die folgenden gut 50 Rezepte sollen vor allem eines sein: Inspiration. Als ich über die Rezepte für dieses Buch nachdachte, hatte ich zunächst vor, all die Standardrezepte, die es auf Clean Eating-Blogs und in ähnlichen Büchern gibt, in meinen eigenen Varianten wiederzugeben. Viele Bücher bieten zig Varianten für Smoothies, Smoothie Bowls, Energiebällchen und andere einfach abzuändernde Rezepte an. Genau deshalb wollte ich doch nicht die nächsten 20 Varianten hinzufügen – ich finde, man braucht für das meiste einfach kein genaues Rezept, sondern kann ganz »gefahrlos« Smoothies oder Müslis nach eigenem Gusto immer wieder neu zusammenstellen. Was soll da groß schiefgehen?

Ich habe daher einen anderen Ansatz bei der Erstellung der Rezepte gewählt. Nicht wenige der folgenden Rezepte sind relativ aufwendig, nicht mal eben so nebenbei gemacht. Wer sie nachkocht, bekommt aber hoffentlich Inspirationen für eigene Kreationen und lernt auch ein wenig, was das Kochen an sich angeht – gerade wenn man auf eine vegane Ernährung umstellt, ist das hilfreich, weil man dann ganz anders kochen muss oder besser gesagt darf. Die Rezepte sollen außerden zeigen, wie vielfältig Gemüse, Hülsenfrüchte oder Getreide in der Küche zu verwenden sind. Und wie toll man bestimmte Lebensmittel miteinander kombinieren kann.

Wer auf der Suche nach schnellen und völlig unkomplizierten Gerichten ist, sollte sich einfach mal die in diesem Buch vorgestellten Baukästen ansehen. Und ansonsten bietet natürlich das Internet einen unendlichen Fundus an Rezepten, die zum Prinzip des »Clean Eating vegan« passen.

Und noch ein paar Infos zu den Zutaten, die in den Rezepten verwendet werden. Sie dürften problemlos in jedem Bioladen oder gut sortierten Supermarkt zu bekommen sein, da eben ganz bewusst auf vegane Spezialprodukte verzichtet wurde. Ist trotzdem mal etwas nicht vor Ort zu bekommen, so kann man natürlich auch online einkaufen. Im Anhang gibt es eine Liste von Onlineshops.

Die Zutaten sind allesamt natürlich vegan, zudem sind sehr viele Rezepte sojafrei. Wer komplett auf Soja verzichten möchte, kann einfach entsprechende Alternativprodukte verwenden (Haferdrink und -sahne statt Sojadrink und -sahne usw.). Ähnliches gilt für Gluten: Nur wenige Rezepte enthalten Gluten (z. B. die Roggenbrötchen), der Bärenanteil ist aber glutenfrei. Es werden zudem ausschließlich vollwertige Lebensmittel verwendet, und ich persönlich kaufe möglichst nur Bio-Qualität, soweit möglich.

Noch ein Hinweis: Wer unter Zöliäkie oder Allergien wie einer Soja-Allergie leidet, sollte sich bitte die Zutatenlisten ganz genau anschauen, denn ich habe bei den Rezepten eben nicht komplett auf Gluten und Soja verzichtet. Vielen Dank! Und jetzt viel Spaß beim Ausprobieren!

WEITERE TIPPS

- Lies das Rezept stets einmal komplett durch und prüfe, ob du alle Zutaten hast. Es ist auch wichtig, zu wissen, ob das Rezept Vorbereitungszeit benötigt, z. B. für das Einweichen von Zutaten.
- Bevor du mit dem Kochen loslegst, solltest du alle Küchenutensilien und Zutaten bereitlegen.
- Halte die einzelnen Arbeitsschritte stets genau ein. Das ist vor allem in Hinblick auf vorbereitende Tätigkeiten wichtig.
- Die Zutaten in der Zutatenliste sind stets in der Reihenfolge ihrer Verwendung angegeben.
- Jeder Herd ist anders! Die in den Rezepten angegebenen Koch- und Backzeiten sind lediglich als grobe Empfehlung zu verstehen, daher bitte immer ein prüfendes Auge auf den Prozess werfen!
- Jedes Geschmacksempfinden ist anders! Manch einer mag es scharf und salzig, andere wiederum so gar nicht. Daher gilt: Auch die Würzmengen sind lediglich als grobe Empfehlung zu verstehen, Nachwürzen ist erlaubt!
- Werde selber kreativ! Jedes Rezept kann man abwandeln, indem man Gemüsesorten durch andere ersetzt, Tempeh statt Tofu benutzt, Haselnüsse statt Walnüsse, Kirschen statt Erdbeeren, Frühlingszwiebeln statt Gemüsezwiebeln usw. So kann man aus einem Rezept quasi gleich mehrere machen, und Abwechslung ist ohnehin wichtig!

ABKÜRZUNGEN UND SYMBOLE

EL	Esslöffel	KG	Kilogramm	GETR.	Getrocknet
TL	Teelöffel	L	Liter	TK	Tiefkühlware
G	Gramm	GEM.	Gemahlen	CM	Zentimeter
MIN.	Minute	STD.	Stunde	PK.	Päckchen

 ZUBEREITUNGSZEIT

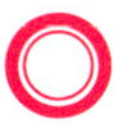 PORTIONEN

 ZUSÄTZLICHE KOCH- UND BACKZEITEN

 RUHEZEITEN ODER EINWEICHZEITEN

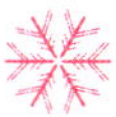 EINFRIERZEIT

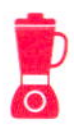 MIXER ERFORDERLICH ODER ZUMINDEST VORTEILHAFT

 ROHKOST

PINKE RÖSTI MIT HUMMUS UND JUNGEM BLATTSPINAT

ZUBEREITUNGSZEIT: 30–45 MIN. 4 PORTIONEN

ZUTATEN

FÜR DIE RÖSTI
4 GROSSE FESTKOCHENDE KARTOFFELN
1 ROTE BETE
1 KLEINE WEIßE ZWIEBEL
2 EL DINKELMEHL
1 EL KARTOFFELMEHL
SALZ
PFEFFER
MUSKAT
ETWAS KOKOSFETT FÜR DAS WAFFELEISEN

FÜR DAS HUMMUS
1 DOSE VORGEKOCHTE KICHERERBSEN (ABTROPFGEWICHT 400 G)
1 TL TAHIN
1 KNOBLAUCHZEHE (OPTIONAL)
1 EL OLIVENÖL
SAFT VON ½ ZITRONE
PFEFFER
SALZ
4 GROSSE HANDVOLL BABYSPINAT, VERLESEN UND GEWASCHEN

ZUBEREITUNG

1. Kartoffeln und Rote Bete schälen und mit einer Küchenreibe raspeln. Salzen und ca. 10 Minuten stehen lassen, damit sie Wasser ziehen. Anschließend gut ausdrücken. Zwiebel schälen und in feine Ringe schneiden, diese unter die Raspel heben. Mehl dazugeben und mit Salz, Pfeffer und Muskat würzen. Das Waffeleisen mit etwas Kokosfett einreiben und die Kartoffelmasse darauf geben. 5–8 Minuten backen, bis die Rösti goldbraun sind.
2. Alle Zutaten für das Hummus mit einem Pürierstab zu einer cremigen Masse verarbeiten. Dabei das Kichererbsenwasser mitverwenden, das macht das Hummus besonders cremig.
3. Rösti mit Hummus und Blattspinat servieren.

TIPP Diese Rösti schmecken auch wunderbar mit Apfelmus.

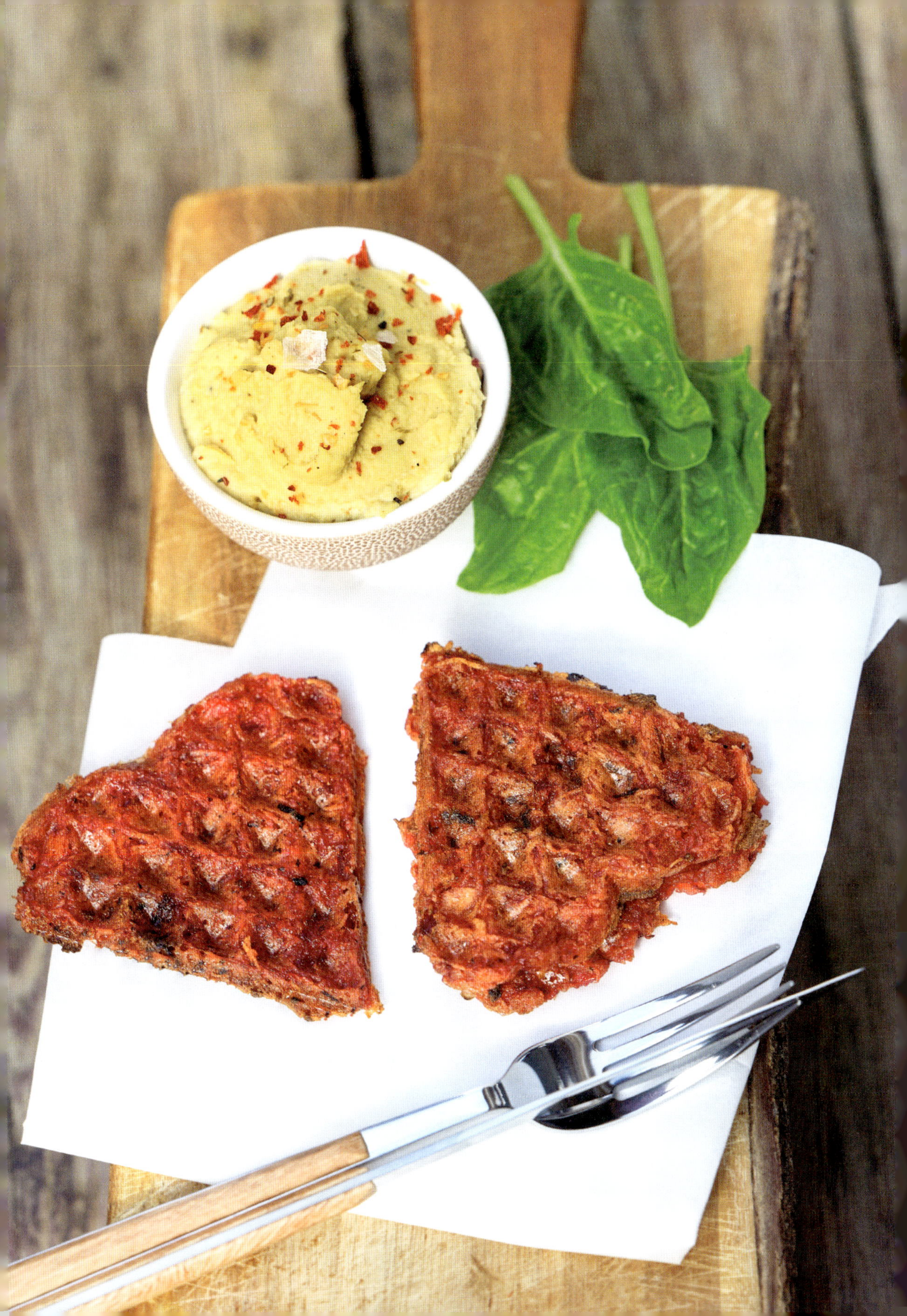

MÜSLI-EIS

ZUBEREITUNGSZEIT: 10 MIN. EINFRIERZEIT: 8 STD. 4 PORTIONEN

ZUTATEN

3 REIFE BANANEN
3 EL HAFERFLOCKEN
2 TL SONNENBLUMENKERNE
2 TL ROSINEN
1 EL AGAVENDICKSAFT
100 ML SEHR KALTER PFLANZENDRINK

ZUBEREITUNG

1. Bananen in Scheiben schneiden und in einem geeigneten Behälter mehrere Stunden, am besten über Nacht in den Tiefkühler geben.
2. In einer Pfanne Haferflocken, Sonnenblumenkerne und Rosinen anrösten. Mit Agavendicksaft karamellisieren und beiseitestellen. Diesen Schritt am besten auch am Vortag erledigen, damit die Mischung vollständig auskühlen kann.
3. Bananen mit der Pflanzenmilch im Mixer zu einer glatten Creme verarbeiten. Die Müslimischung anschließend mit einem Spatel oder Löffel unterziehen. Auf Schälchen verteilen und nach Belieben mit Kakaonibs garnieren.

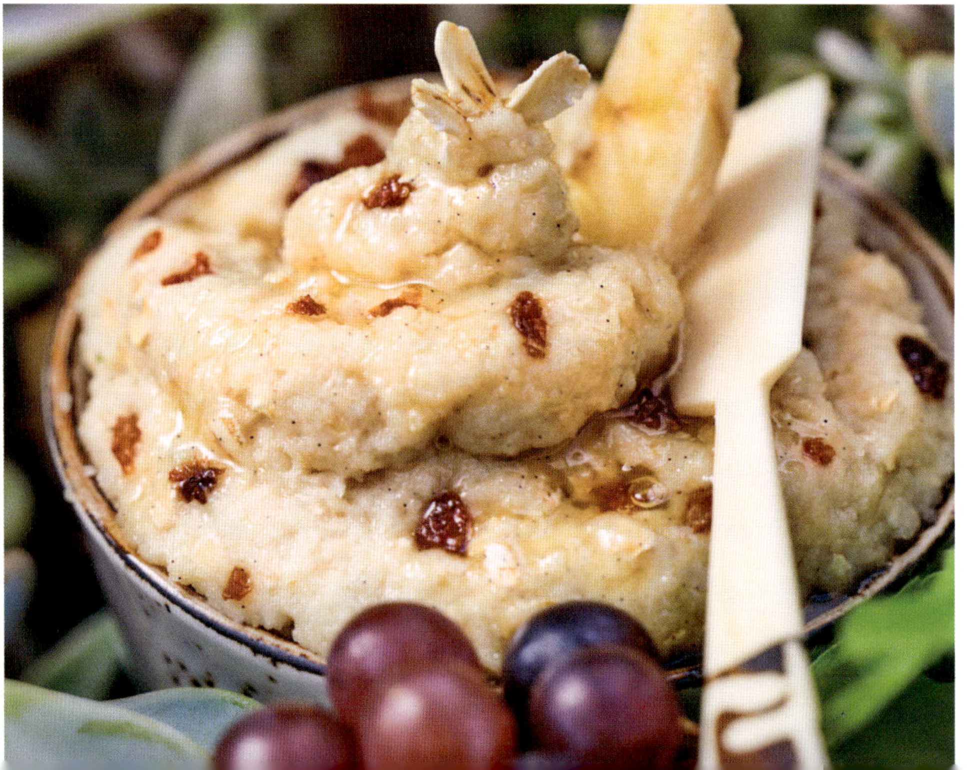

KOKOSJOGHURT MIT GEBRATENER ANANAS

ZUBEREITUNGSZEIT: 10 MIN. RUHEZEIT: 5–6 TAGE 4 PORTIONEN

ZUTATEN

FÜR DEN JOGHURT
1 L KOKOSMILCH
1 G JOGHURTFERMENT
100 G KOKOSRASPEL

ZUM ANRICHTEN
1 BABY-ANANAS ODER ¼ ANANAS NORMALER GRÖẞE

KÜCHENZUBEHÖR
1 GROSSES BÜGELGLAS (FIDO-GLAS)

ZUBEREITUNG

1. Kokosmilch und Joghurtferment gut miteinander verrühren und in ein hohes Bügelglas geben. 5–6 Tage bei Zimmertemperatur stehen lassen. Die Joghurtkulturen brauchen Wärme, um aktiv werden zu können. Im Sommer kann das Glas überall stehen, im Winter am besten in der Nähe einer genutzten Heizung. Das Glas regelmäßig schütteln, damit sich nichts absetzt.
2. Ist der Joghurt nach 6 Tagen noch zu dünnflüssig, ein feines Sieb mit einem sauberen Geschirrtuch ausschlagen und die überschüssige Flüssigkeit abtropfen lassen.
3. Ananas in mundgerechte Stücke schneiden und in eine beschichtete Pfanne geben. Von allen Seiten braten, bis der Fruchtzucker austritt und die Stücke karamellisieren.
4. Kokosraspel unter den Joghurt ziehen und diesen auf Schälchen verteilen. Mit der gebratenen Ananas garnieren und servieren.

FRÜHSTÜCKSKEKSE

ZUBEREITUNGSZEIT: 30 MIN. 2 PORTIONEN

ZUTATEN

1 EL CHIASAMEN
SAFT EINER HALBEN BIO-ORANGE
1 GROSSE, REIFE BANANE
125 G ZARTE HAFERFLOCKEN
4 GETR. APRIKOSEN (UNGESCHWEFELT)
½ TL VANILLEMARK
1 PRISE MEERSALZ
ABRIEB VON 1 BIO-ORANGE
50 G GEMISCHTE NÜSSE (WALNÜSSE, HASELNÜSSE, MANDELN)

ZUBEREITUNG

1. Backofen auf 180 °C vorheizen. Chiasamen mit Orangensaft vermengen und kurz beiseitestellen. Die Banane in eine Schüssel geben, mit einer Gabel zerdrücken und die Haferflocken unterrühren. Die Aprikosen klein schneiden und unterziehen. Vanillemark, Salz und Orangenabrieb dazugeben.
2. Nüsse hacken und unter die Masse ziehen. Zum Schluss die angedickten Chiasamen dazugeben.
3. Aus der Masse kleine Kugeln formen und diese mit reichlich Abstand auf ein mit Backpapier ausgelegtes Backblech legen. Mit angefeuchteten Händen flach drücken.
4. Ca. 15 Minuten backen und noch warm zu einer Tasse Tee oder warmem Pflanzendrink servieren.

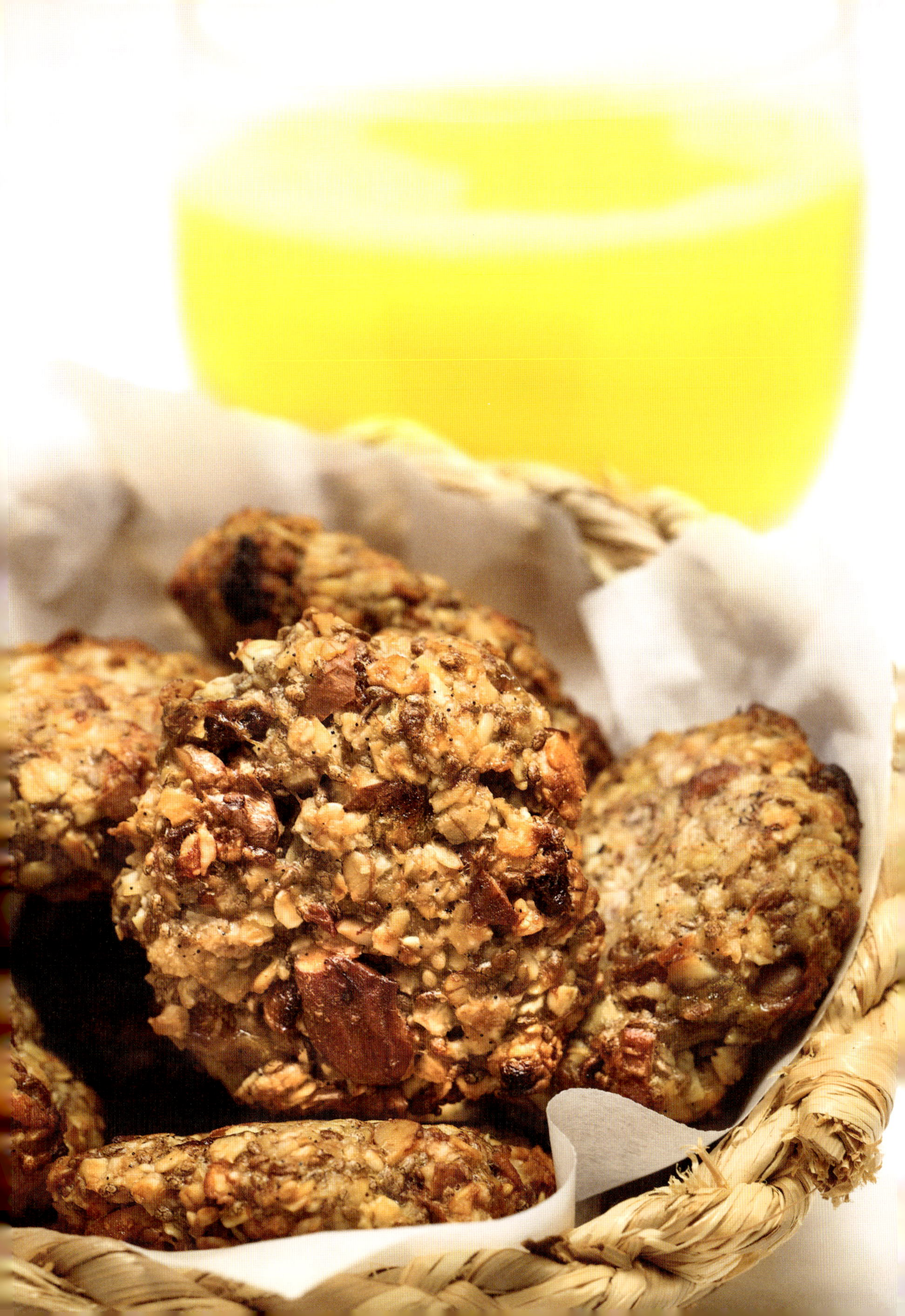

GOLDENE MILCH

ZUBEREITUNGSZEIT: 20 MIN. 2 GROßE TASSEN

ZUTATEN

240 ML REINES WASSER
2 EL KURKUMAPULVER
2 CM FRISCH GERIEBENER INGWER
1 PRISE MUSKATNUSS
700 ML PFLANZENDRINK (ICH NEHME AM LIEBSTEN REIS-KOKOS-DRINK)
2 TL KOKOSÖL
1 PRISE ZIMT
1 PRISE SCHWARZER PFEFFER

ZUBEREITUNG

1. Wasser mit Kurkuma, Ingwer und Muskatnuss in einem kleinen Topf gründlich verrühren und aufkochen. Anschließend Hitze reduzieren und so lange weiterköcheln lassen, bis eine pastose Masse entsteht.
2. Pflanzenmilch mit Kokosöl erwärmen und nach Belieben Paste einrühren. Ich nehme immer die gesamte Menge, doch es geht auch weniger, wenn man sich erst mal an den Kurkuma-Geschmack gewöhnen möchte. Mit Muskatnuss, Zimt und schwarzem Pfeffer abschmecken und heiß servieren.

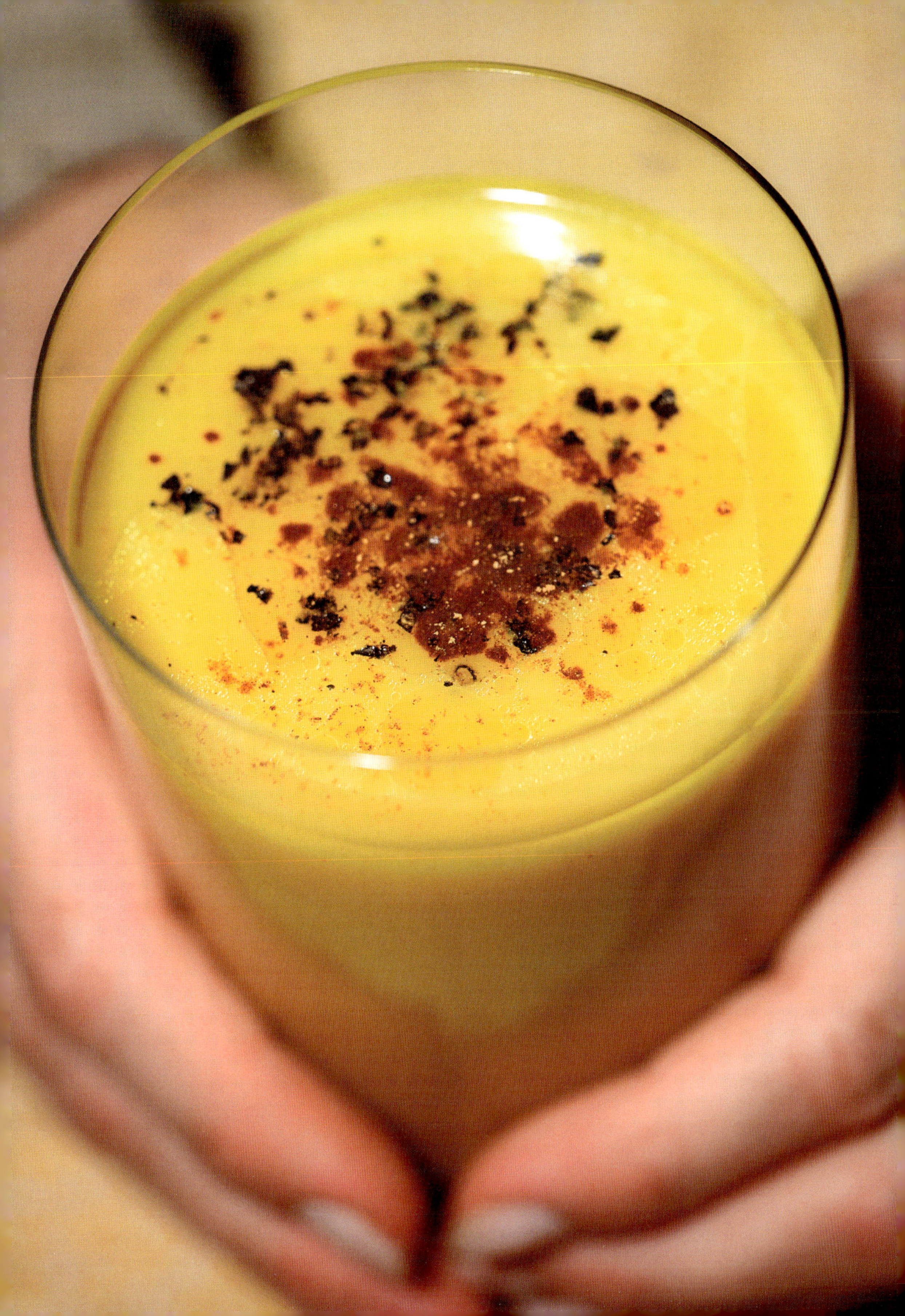

CREMIGE KOKOS-QUINOA MIT ORANGENSCHALE

ZUBEREITUNGSZEIT: 20–30 MIN. 4 PORTIONEN

ZUTATEN

200 G QUINOA
1 DOSE KOKOSMILCH (400 ML)
1 PRISE ZIMT
ABRIEB VON EINER BIO-ORANGE
1 REIFE MANGO

ZUBEREITUNG

1. Quinoa in ein engmaschiges Sieb geben und gründlich waschen, um alle Bitterstoffe zu entfernen. Mit Kokosmilch und Zimt in einen weiten Topf geben und aufkochen.
2. Hitze reduzieren und Quinoa bei halb geöffnetem Deckel ca. 20 Minuten köcheln lassen. Immer wieder umrühren.
3. Orangenabrieb unterrühren. Quinoa auf Schüsseln verteilen. Mango schälen und in Stücke schneiden. Diese auf der Quinoa verteilen. Mit Zimt bestäuben und servieren.

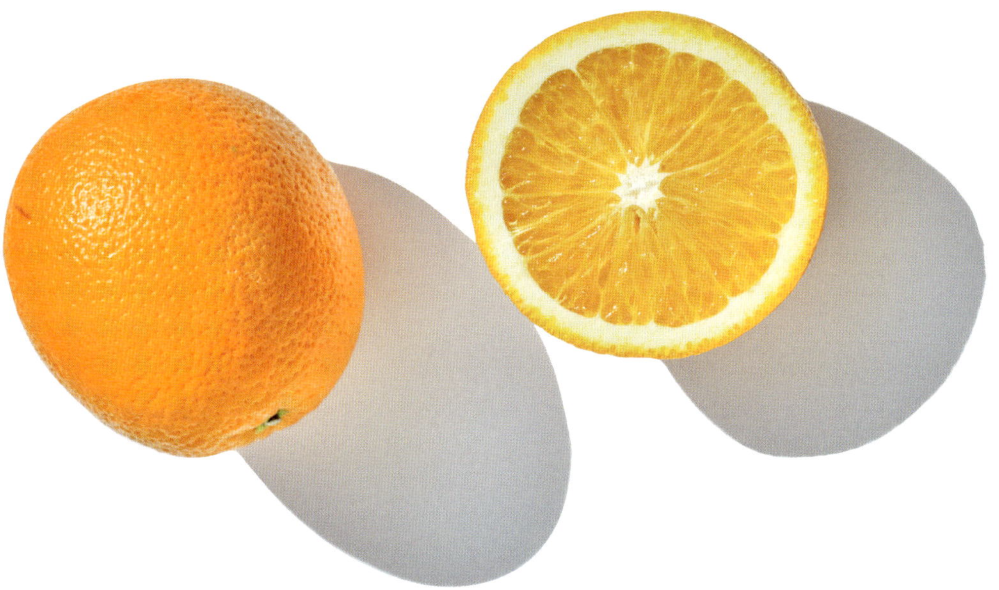

APRIKOSEN-HAFER-AUFLAUF

ZUBEREITUNGSZEIT: 60 MIN. 6 PORTIONEN

ZUTATEN

225 G HAFERFLOCKEN
2 EL KOKOSZUCKER
2 EL ZIMT, GEMAHLEN
1 PK. BACKPULVER
½ TL INGWER, GEMAHLEN
500 ML HAFERDRINK
150 G APFELMUS (OHNE ZUCKERZUSATZ)
MARK VON 1 VANILLESCHOTE
1 PRISE MEERSALZ
600 G REIFE APRIKOSEN

ZUBEREITUNG

1. Ofen auf 200 °C vorheizen. Eine Auflaufform (ca. 2,5 l Fassungsvermögen) einfetten.
2. In einer großen Schüssel Haferflocken, Kokoszucker, Zimt, Backpulver und Ingwer vermischen. Pflanzendrink, Apfelmus, Vanillemark und Salz unterziehen und ein paar Minuten quellen lassen.
3. Aprikosen waschen, entsteinen und würfeln. Anschließend unter die Haferflockenmasse ziehen.
4. Masse in die Auflaufform löffeln und glatt streichen. Im Ofen ohne Deckel ca. 35–40 Minuten backen, bis die Mischung Blasen wirft. Aus dem Ofen nehmen und vor dem Servieren mindestens 5 Minuten abkühlen lassen.

FRUCHTIGER CHIAPUDDING MIT VANILLE-CASHEWCREME

ZUBEREITUNGSZEIT: 10 MIN. EINWEICHZEIT: 8 STD. 4 PORTIONEN

ZUTATEN

FÜR DEN CHIAPUDDING
2 EL CHIASAMEN
250 ML ORANGENSAFT
2 MARACUJAS

FÜR DIE CREME
130 G CASHEWS
125 ML PFLANZENDRINK
MARK VON EINER VANILLESCHOTE
1 MEDJOUL-DATTEL, ENTSTEINT (OPTIONAL)

ZUBEREITUNG

1. Am Vortag: Chiasamen in Orangensaft einrühren und Cashews mit reichlich kaltem Wasser bedecken. Beides im Kühlschrank über Nacht ruhen lassen. Während der ersten halben Stunde Chia noch ein paar Mal umrühren.
2. Am nächsten Morgen: Maracujas öffnen und das Fruchtfleisch unter die Chia-Masse geben.
3. Cashews abgießen und abspülen. Zusammen mit dem Pflanzendrink und dem Vanillemark im Mixer zu einer glatten Creme verarbeiten; wer es etwas süßer mag, kann eine Medjoul-Dattel dazugeben. Pudding und Creme in zwei Gläser schichten.

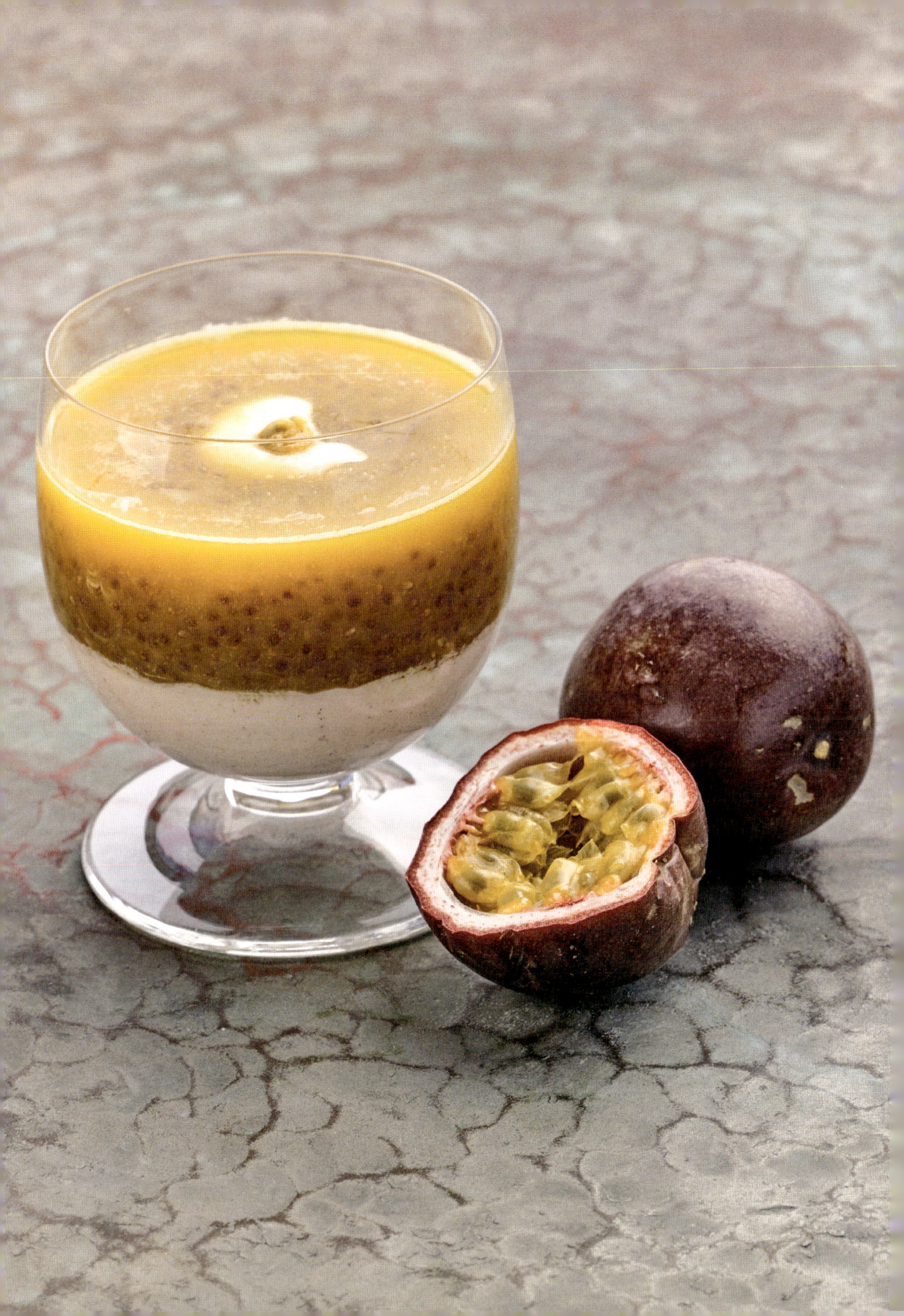

KLASSISCHER GRÜNER SMOOTHIE

ZUBEREITUNGSZEIT: 10 MIN. 1/2 LITER

ZUTATEN

100 G SPINAT
1 SÄUERLICHER APFEL
1 REIFE BANANE, GESCHÄLT UND TIEFGEFROREN
1–2 EL ZITRONENSAFT
3 EISWÜRFEL
350 ML WASSER

ZUBEREITUNG

1. Spinat waschen und verlesen, Apfel ebenfalls waschen und den Stiel entfernen.
2. Alle Zutaten in einen Mixer geben und glatt pürieren. In ein Glas füllen und gesund in den Tag starten.

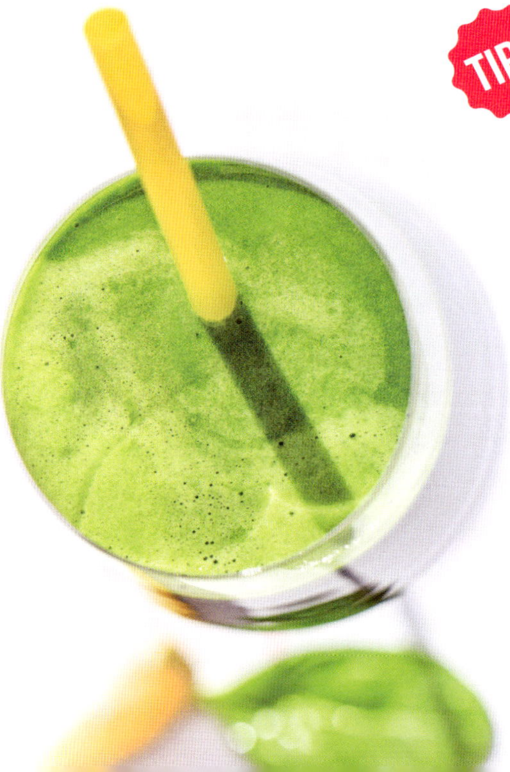

TIPP Man kann den Smoothie auch gut in einem Schraubglas mit zur Arbeit nehmen. Einfach vor dem Verzehr noch einmal kurz schütteln.

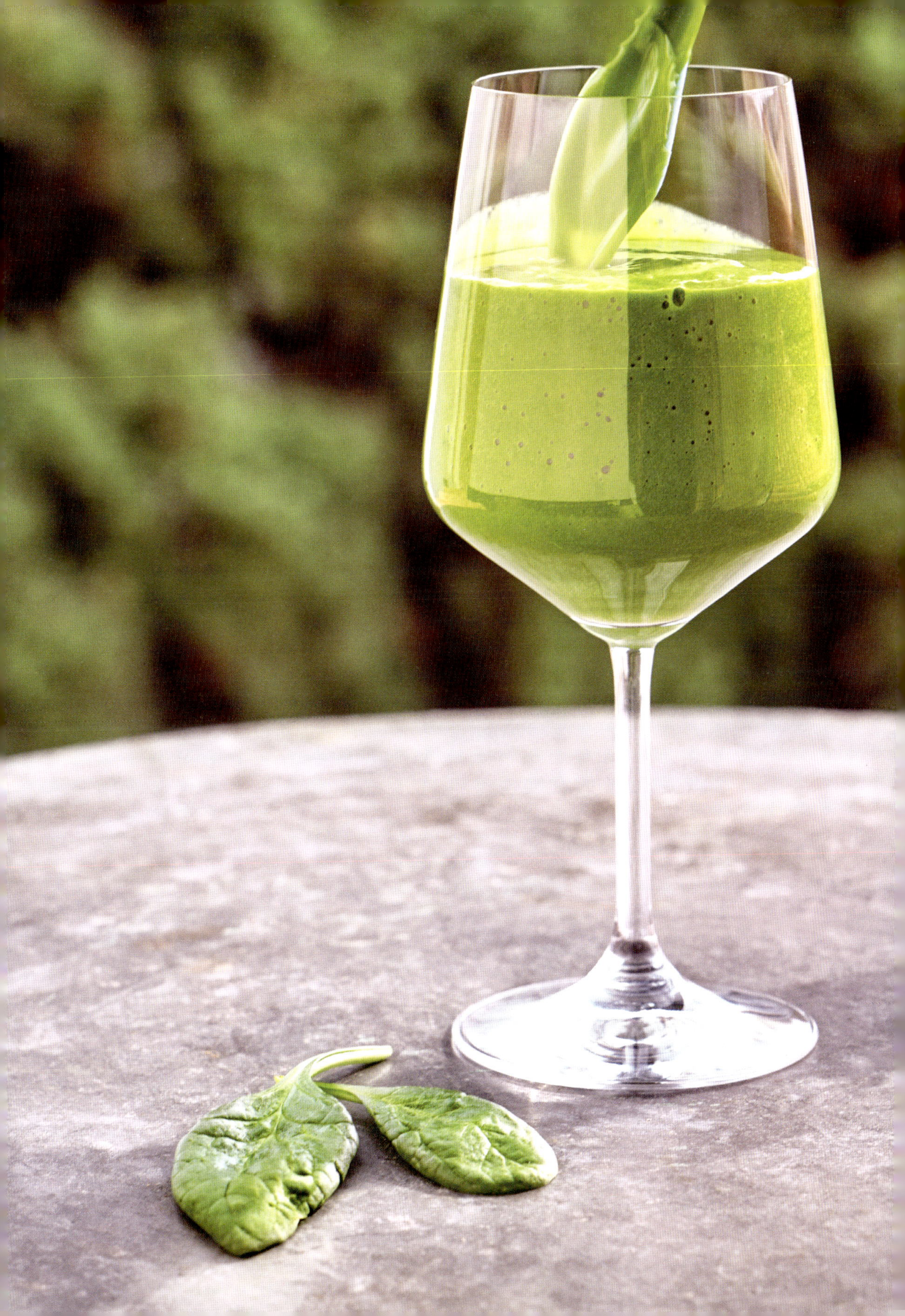

BUCHWEIZENPFANNKUCHEN MIT BANANEN UND DATTELKARAMELL

ZUBEREITUNGSZEIT: 20 MIN. EINWEICHZEIT: 30 MIN. 4 PORTIONEN

ZUTATEN

2 BANANEN
KAKAONIBS NACH BELIEBEN

FÜR DEN PFANNKUCHENTEIG

150 G BUCHWEIZENMEHL
250 ML SOJADRINK (NATUR ODER VANILLE)
1 EL BACKPULVER
1 EL NATRON
1 PRISE SALZ
NEUTRALES ÖL ZUM AUSBACKEN

FÜR DAS DATTELKARAMELL

100 G DATTELN, ENTSTEINT
125 ML MANDELDRINK
1 PRISE SALZ

ZUBEREITUNG

1. Die Datteln für 30 Minuten in lauwarmem Wasser einweichen.
2. Alle Teigzutaten in einer Schüssel miteinander verrühren. Es sollte ein klebriger, aber recht flüssiger Teig entstehen.
3. Eine beschichtete Pfanne bei mittlerer Hitze auf den Herd stellen und etwas Pflanzenöl hineingeben. Die Pfannkuchen von beiden Seiten goldbraun ausbacken und auf einem Teller im Ofen warmhalten.
4. Datteln abgießen und mit dem Mandeldrink und Salz in einem Mixer zu einer zähen Creme verarbeiten.
5. Bananen in dünne Scheiben schneiden. Pfannkuchen mit Bananenscheiben belegen und mit Dattelkaramell beträufeln.

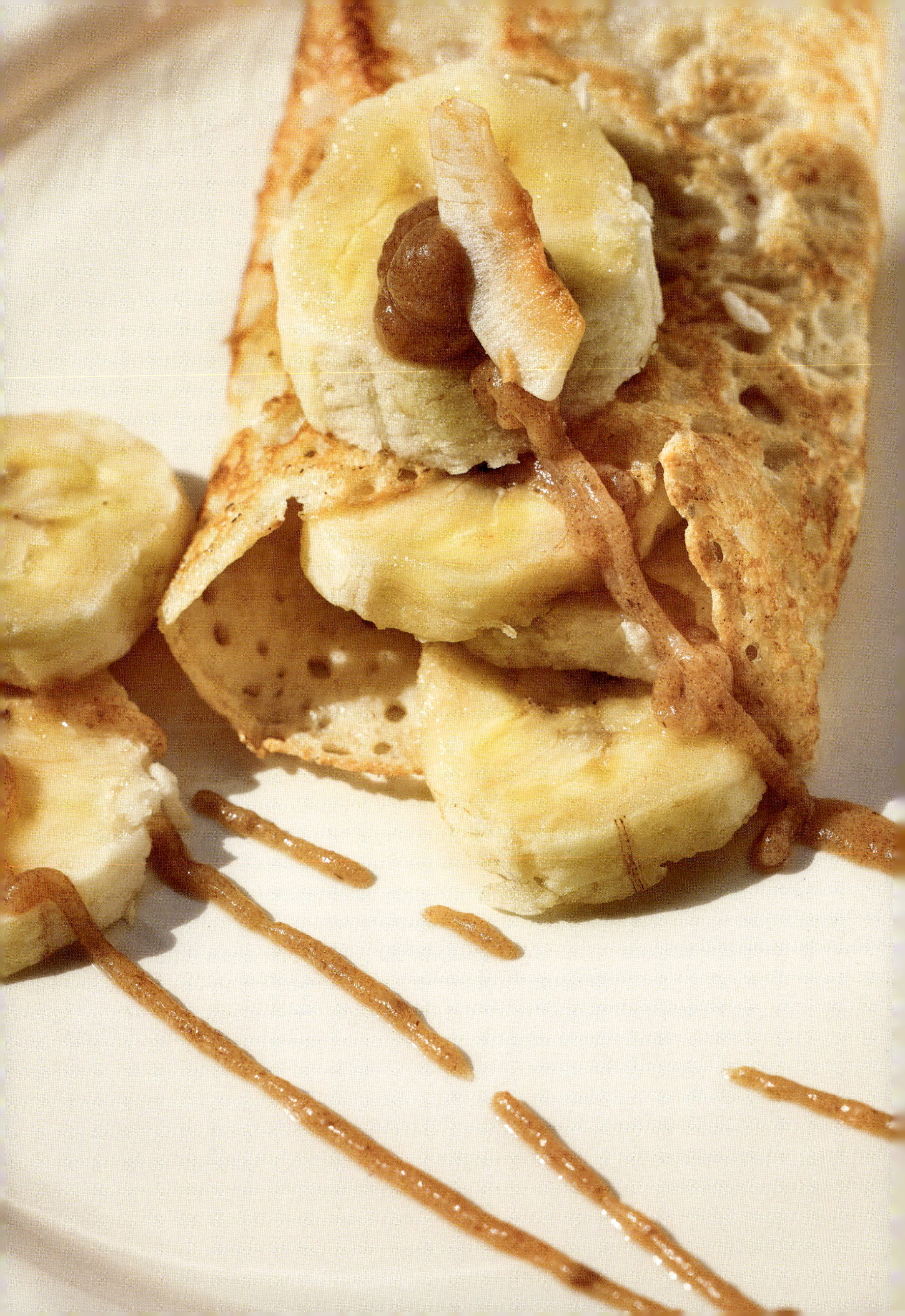

SELLERIE-BIRNEN-SUPPE MIT BIRNENSPIESS UND ROSA PFEFFER

ZUBEREITUNGSZEIT: 30 MIN. 4–6 PORTIONEN

ZUTATEN

1 WEISSE ZWIEBEL
1 GROSSER KNOLLENSELLERIE
2 REIFE BIRNEN (+ EINE WEITERE BIRNE FÜR DEN SPIESS)
1 EL NEUTRALES PFLANZENÖL
1 L GEMÜSEBRÜHE
SAFT VON ½ ZITRONE
SALZ
PFEFFER
CAYENNEPFEFFER
MUSKAT
3 EL ROSA PFEFFERBEEREN
6 HOLZSPIESSE

ZUBEREITUNG

1. Zwiebel abziehen und in feine Würfel schneiden. Sellerie und Birnen schälen und grob würfeln.
2. Öl in einem großen Topf erhitzen und darin Zwiebeln und Sellerie scharf anbraten. Dabei salzen.
3. Mit Gemüsebrühe ablöschen, Zitronensaft und Birnenwürfel dazugeben und alles zusammen ca. 15 Minuten köcheln lassen.
4. Suppe mit einem Pürierstab oder im Mixer pürieren, bis sie eine sehr feine Konsistenz hat. Ist sie zu sämig, noch etwas Gemüsebrühe nachgießen. Mit Salz, Pfeffer, Cayennepfeffer und frisch geriebenem Muskat abschmecken.
5. Rosa Pfefferbeeren in einem Mörser grob zerstoßen. Die dritte Birne schälen, halbieren und das Kerngehäuse vorsichtig entfernen.
6. Falls vorhanden mit einem Melonenbällchenschaber kleine Bällchen aus der Birne schneiden. Sonst in möglichst gleichgroße Stücke teilen.
7. Die Stücke bzw. Bällchen im Rosa Pfeffer wälzen, auf einen Spieß stecken und mit der Suppe servieren.

ASIATISCHER COLESLAW MIT CRANBERRIES

ZUBEREITUNGSZEIT: 15 MIN. RUHEZEIT: 4–8 STD. 4–6 PORTIONEN

ZUTATEN

FÜR DEN SALAT

1 KLEINER WEISSKOHLKOPF
½ ROTE ZWIEBEL
2 GROSSE MÖHREN
2 HANDVOLL GETROCKNETE CRANBERRIES

FÜR DAS DRESSING

½ DOSE KOKOSMILCH
1 ½ EL CURRYPASTE (GELB ODER ROT)
1 EL CURRYPULVER
SAFT VON ½ LIMETTE
PFEFFER UND SALZ

ZUBEREITUNG

1. Den Kohlkopf von den äußeren Blättern befreien. Vierteln, entstrunken und in feine Streifen schneiden oder hobeln. In eine große Schüssel geben.
2. Zwiebel und Karotten schälen. Zwiebel in feine Halbmonde schneiden, Karotten mit einer Küchenreibe raspeln. Beides zum Kohl in die Schüssel geben. Cranberrys untermischen.
3. Aus den Dressingzutaten ein glattes Dressing rühren und unter den Salat mischen. Diesen für mindestens 4 Stunden im Kühlschrank ruhen lassen. Ab und zu umrühren.

ROTE-BETE-TÜRMCHEN MIT APFEL, MEERRETTICH UND DILLVINAIGRETTE

ZUBEREITUNGSZEIT: 30 MIN. BACKZEIT: 60–90 MIN. ABTROPFZEIT: 8 STD. 4–6 PORTIONEN

ZUTATEN

500 G SOJAJOGHURT NATUR (UNGESÜSST)
250 G ROTE BETE
1 EL NEUTRALES PFLANZENÖL
SALZ
1 SAURER APFEL
SAFT VON ½ ZITRONE
SCHWARZER PFEFFER
2 EL MEERRETTICH AUS DEM GLAS
½ ROTE ZWIEBEL
1 BUND DILL
1 EL WEISSWEINESSIG
3 EL OLIVENÖL
1 EL AHORNSIRUP (OPTIONAL)

TIPP

DER TURM HÄLT BESONDERS GUT, WENN MAN EINEN ZAHNSTOCHER IN DIE MITTE STECKT UND DORT DIE ROTE-BETE-SCHEIBEN AUFSPIESST.

ZUBEREITUNG

1. Sojajoghurt in einen Nussmilchbeutel oder ein mit einem sauberen Küchentuch ausgelegtes Sieb geben und mindestens 8 Stunden, am besten aber über Nacht abtropfen lassen, sodass ein Sojaquark entsteht. Ofen auf 200 °C vorheizen. Rote Bete gründlich waschen und mit etwas Öl und Salz einzeln in Alufolie verpacken. Je nach Dicke 1–1 ½ Stunden backen, bis sie gar sind. Anschließend gut abkühlen lassen.
2. Rote Bete und Apfel ggfs. schälen. Apfel entkernen, Apfel und Rote Bete in Scheiben schneiden, dabei die Roten Bete doppelt so dick wie die Apfelscheiben schneiden. Apfelscheiben mit Zitronensaft bepinseln und mit Schwarzem Pfeffer würzen.
3. Sojaquark mit Meerrettich verrühren und mit Salz und Pfeffer abschmecken. Zwiebel in feine Ringe schneiden und in einer Pfanne auf höchster Stufe ohne Öl braten, bis die Ringe karamellisieren und braun werden.
4. Dill waschen und fein hacken. Zusammen mit Essig und Öl (und optional Ahornsirup) zu einer Vinaigrette verquirlen. Mit Salz und Pfeffer abschmecken.
5. Vier Teller mit etwas Vinaigrette beträufeln. Dann mit dem Turmbau beginnen. Ganz unten eine Scheibe Rote Bete platzieren, darauf eine Apfelscheibe und etwas Meerrettichquark geben. So weiter verfahren, bis alle Zutaten »verbaut sind«. Mit Meerrettichcreme und Zwiebeln abschließen.

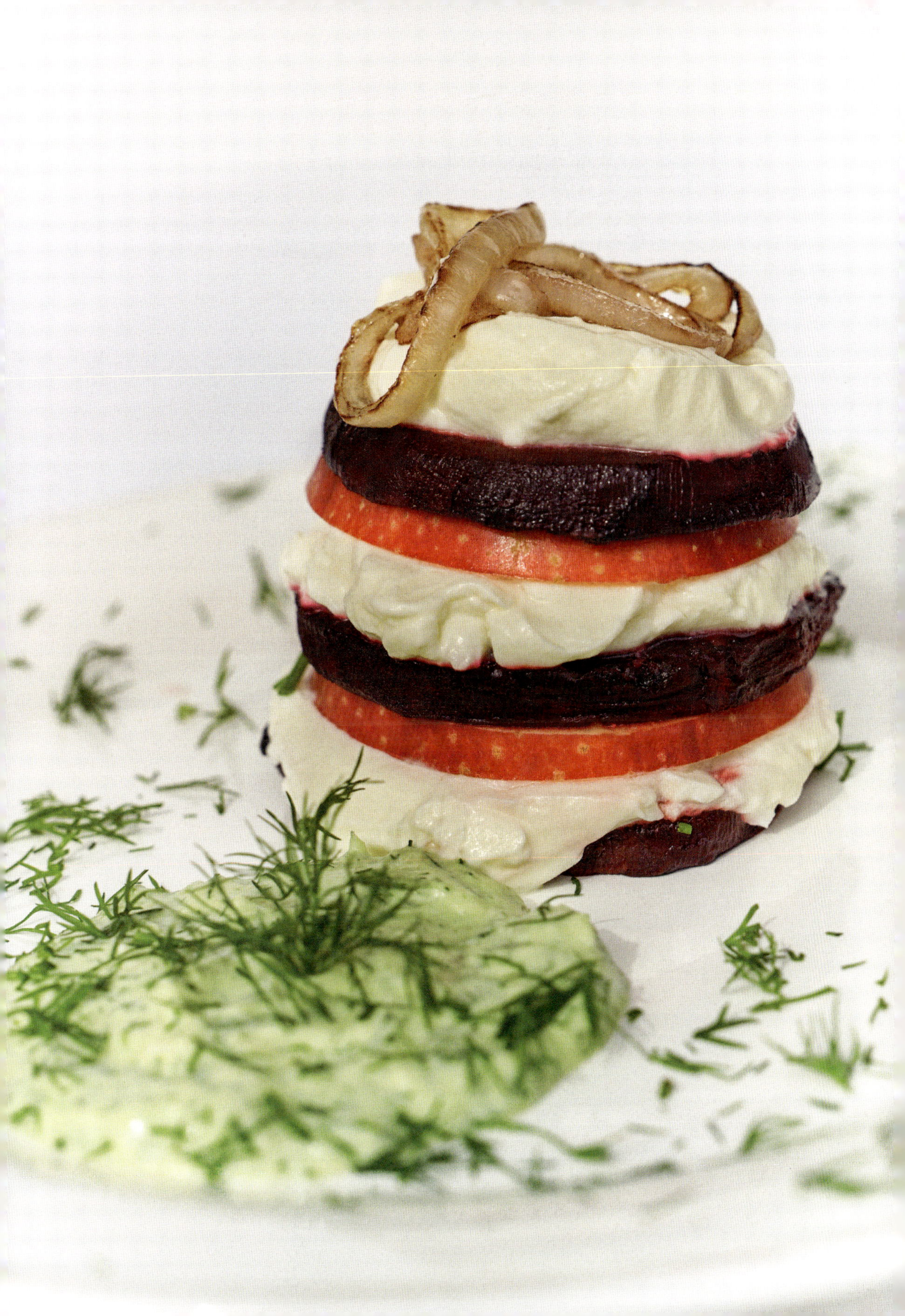

GEBRATENER CHICORÉE MIT MANGO-AVOCADO-SALAT UND CREMIGER CURRYSOSSE

ZUBEREITUNGSZEIT: 30 MIN. EINWEICHZEIT: 2 STD. 4 PORTIONEN

ZUTATEN

FÜR DEN SALAT
2 REIFE MANGOS
2 REIFE AVOCADOS
½ ROTE ZWIEBEL
3 TL ORANGENSAFT
SALZ UND PFEFFER

FÜR DEN CHICORÉE
2 CHICORÉEKOLBEN
2 EL KOKOSÖL
100 ML GEMÜSEBRÜHE
GROBES SALZ

FÜR DIE CURRYSOSSE
100 G CASHEWKERNE
300 ML UNGESÜSSTER SOJADRINK
1 EL NEUTRALES PFLANZENÖL ZUM ANBRATEN
1 KLEINE ZWIEBEL
3 TL CURRYPULVER
SALZ UND PFEFFER ZUM ABSCHMECKEN
1 SPRITZER LIMETTENSAFT

ZUBEREITUNG

1. Für die Currysoße zunächst einmal die Cashewkerne in reichlich Wasser einweichen und beiseitestellen.
2. Für den Salat die Mangos schälen, vom Kern schneiden und fein würfeln. Die Avocados halbieren, vom Kern befreien, das Fruchtfleisch aus der Schale heben und dieses ebenfalls fein würfeln. Die Zwiebel abziehen, fein würfeln und alles zusammen mit Orangensaft, Salz und Pfeffer in einer Schüssel vermengen. Beiseitestellen.
3. Die Cashewkerne abgießen und nochmals gut abspülen. Zusammen mit dem Sojadrink in einem Mixer zu einer cremigen Soße pürieren.
4. Öl in einem kleinen Topf erhitzen. Zwiebel abziehen und fein würfeln, dann im Öl glasig dünsten. Das Gemisch aus dem Mixer ebenfalls in den Topf geben und kurz aufkochen lassen. Currypulver einrühren, mit Salz, Pfeffer und Limettensaft abschmecken.
5. Chicorée vierteln und von den inneren Strünken befreien. Darauf achten, dass nicht alles entfernt wird – sonst halten sie nicht mehr zusammen. In einer großen Pfanne Öl Erhitzen und die Chicoréeviertel von allen Seiten goldbraun anbraten. Mit Gemüsebrühe aufgießen und abgedeckt ca. 3 Minuten köcheln lassen. Dann mit grobem Meersalz bestreuen.
6. Jeweils 2 Chicoréeviertel auf einen Teller setzen, mithilfe eines Servierringes Salat darauf platzieren und alles mit der Currysoße beträufeln.

WEISSES BOHNENPÜREE MIT BALSAMICOMÖHREN

ZUBEREITUNGSZEIT: 30 MIN. | 4 PORTIONEN

ZUTATEN

3–4 EL GERÖSTETE PINIENKERNE

FÜR DAS BOHNENPÜREE

2 DOSEN WEISSE BOHNEN (JE 400 G)
1 SCHALOTTE
1 KNOBLAUCHZEHE
1 EL NEUTRALES PFLANZENÖL
150 ML GEMÜSEBRÜHE
2 EL TAHIN
PFEFFER UND SALZ
1 SPRITZER ZITRONENSAFT

FÜR DIE BALSAMICOMÖHREN

1 BUND KLEINE MÖHREN
2 EL NEUTRALES PFLANZENÖL
200 ML GEMÜSEBRÜHE
1 EL AGAVENDICKSAFT
4 EL WEISSER BALSAMICO
SALZ UND PFEFFER

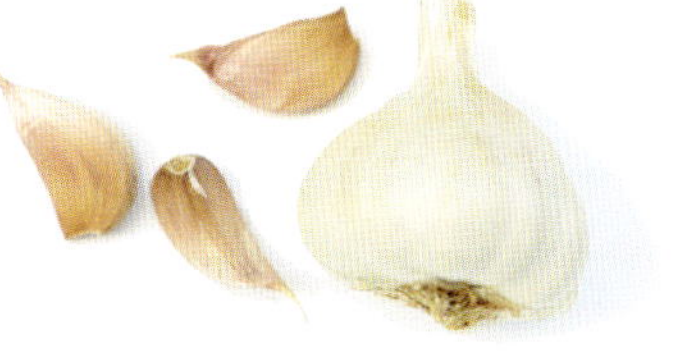

ZUBEREITUNG

1. Die Bohnen in ein Sieb abgießen, waschen und gut abtropfen lassen. Die Schalotte abziehen und fein hacken, Knoblauch abziehen und ebenfalls fein hacken. Das Öl in einem Topf erhitzen, die Schalotte hinzugeben und glasig dünsten. Den Knoblauch ebenfalls kurz mitdünsten, dann mit Gemüsebrühe ablöschen.
2. Die Bohnen dazugeben und alles für 10 Minuten köcheln lassen. Mit einem Pürierstab fein pürieren. Tahin unterziehen und mit Salz, Pfeffer und Zitronensaft abschmecken. Abgedeckt zur Seite stellen.
3. Die Möhren schälen, das Grün bis auf ca. 4 cm entfernen. Das an der Möhre verbleibende Grün gründlich waschen. Öl in einem großen Topf erhitzen und die Möhren darin von allen Seiten gut anbraten. Mit Gemüsebrühe ablöschen und ca. 10 Minuten köcheln lassen. Agavendicksaft und Balsamico zur verbleibenden Brühe gießen und so lange weiterköcheln, bis die gesamte Flüssigkeit verkocht ist und die Möhren mit einem Film überzogen sind. Mit Salz und Pfeffer abschmecken.
4. Mithilfe eines Servierringes das Püree auf den Tellern verteilen und die Möhren daneben anrichten. Mit Pinienkernen garnieren und servieren.

GUACAMOLETURM MIT TRÜFFELÖL UND RÖSTPILZEN

ZUBEREITUNGSZEIT: 15–20 MIN. 2 PORTIONEN

ZUTATEN

2 SCHEIBEN PUMPERNICKEL
(ALTERNATIV: 8 KLEINE RUNDE PUMPERNICKEL)
2 REIFE AVOCADOS
1 EL TRUFFELÖL
SALZ UND PFEFFER
300 G AUSTERNPILZE

ZUBEREITUNG

1. Pumpernickel zerbröseln und in einer Pfanne ohne Öl auf höchster Stufe rösten, bis sich ein köstlicher Duft in der Küche verbreitet. Wer keinen Servierring besitzt, kann auch kleine Pumpernickel im Ganzen in der Pfanne rösten. Beiseitestellen und etwas abkühlen lassen.
2. Die Avocados halbieren, den Stein entfernen und das Fruchtfleisch in eine Schüssel löffeln. Mithilfe einer Gabel das Fruchtfleisch grob zerkleinern, sodass noch einzelne Avocadostücke verbleiben. Trüffelöl unterrühren und mit Salz und Pfeffer würzen.
3. Pilze putzen und in mundgerechte, nicht allzu kleine Stücke schneiden. In einer heißen Pfanne ohne Öl bei hoher Hitze rösten, bis sie knusprig sind. Dabei aufpassen, dass sie nicht anbrennen.
4. Einen Servierring auf einem Teller platzieren. Dorthinein erst die Hälfte der Pumpernickelbrösel drücken, dann die Hälfte der Avocadomasse. Mit der Hälfte der Pilze garnieren und nach Wunsch noch mit etwas Trüffelöl beträufeln. Mit dem zweiten Teller ebenso verfahren und servieren. Alternativ jeweils 4 Scheiben der gerösteten kleinen Pumpernickel mit der Creme bestreichen und mit Pilzen toppen.

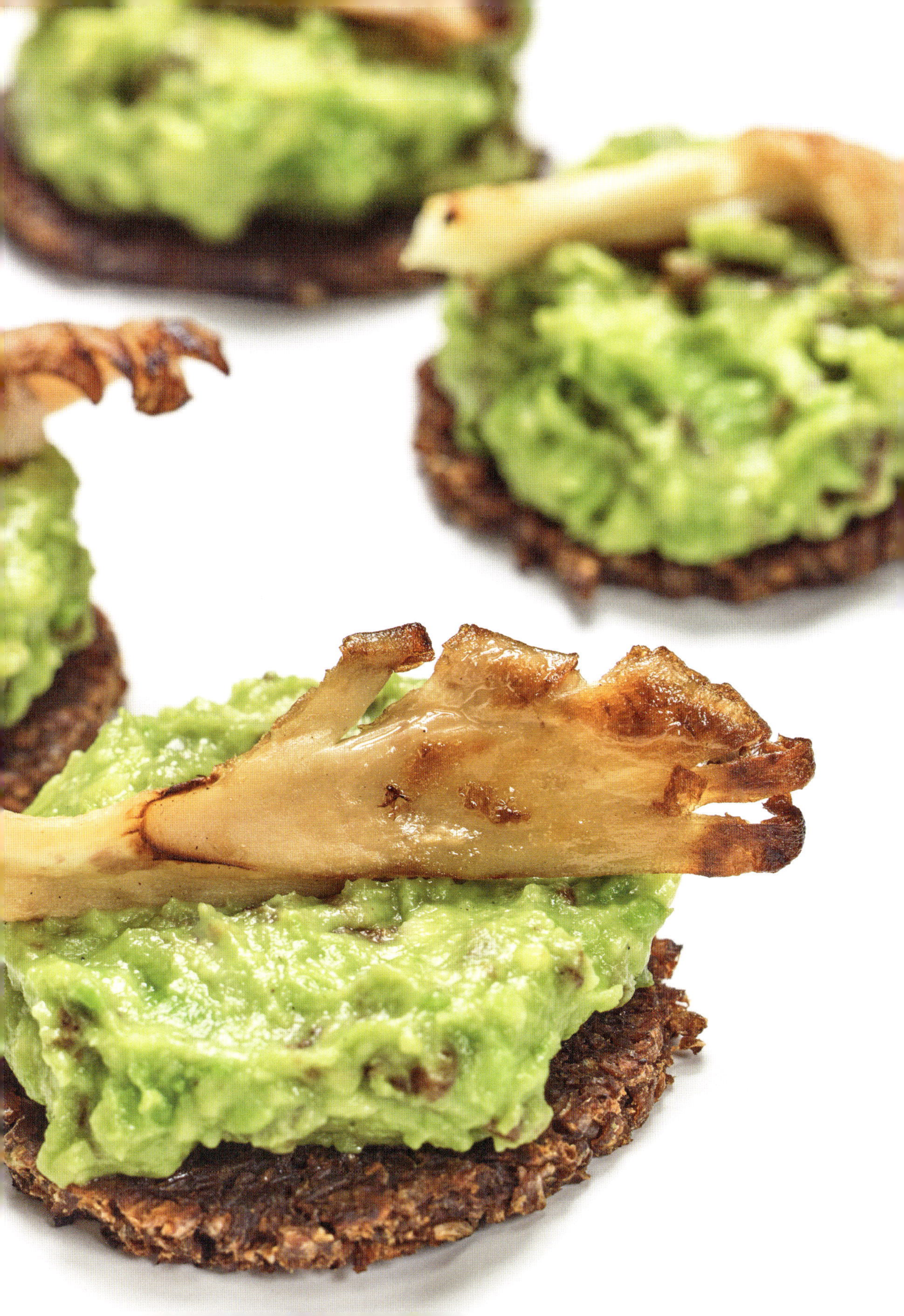

ROTE-BETE-GAZPACHO

ZUBEREITUNGSZEIT: 10 MIN. KÜHLZEIT: 1 STD. 4–6 PORTIONEN

ZUTATEN

3 ROTE-BETE-KNOLLEN, VORGEGART
½ SALATGURKE
1 REIFE TOMATE
4 EL APFELMUS (ALTERNATIV ½ SAURER APFEL)
200 G SOJAJOGHURT, UNGESÜSST
1 TL GEMÜSEBRÜHE, INSTANT
½ TL INGWER, GEMAHLEN
SALZ UND PFEFFER

GARNITUR

4 TL WALNUSSKERNE
4 TL TAFELMEERRETTICH
100 G RÄUCHERTOFU
SCHWARZER PFEFFER AUS DER MÜHLE

ZUBEREITUNG

1. Rote Bete in grobe Würfel schneiden, Gurke waschen, Tomate waschen und entstrunken. Das Gemüse zusammen mit Apfelmus, Sojajoghurt und Gemüsebrühe in einem Mixer zu einer glatten Masse verarbeiten. Je nach Wassergehalt von Tomate und Gurke kann die Konsistenz variieren. Soll die Suppe eher breiig wirken, einfach etwas Wasser hinzugeben und nochmals mixen. Mit Ingwer, Salz und Pfeffer abschmecken.
2. Die Suppe in einen Messbecher geben und bis zum Servieren, mindestens aber eine Stunde kalt stellen.
3. Die Gazpacho auf tiefe Teller oder Tassen verteilen und mit Walnusskernen garnieren. Jeweils 1 TL Tafelmeerrettich auf die Suppen setzen. Räuchertofu fein würfeln und darüberstreuen, Pfeffer frisch darübermahlen.

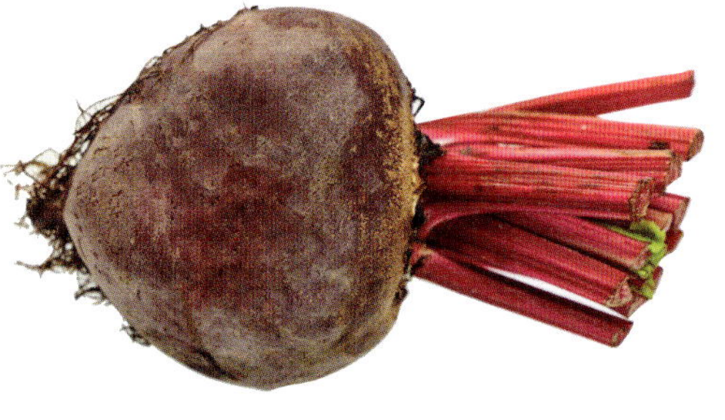

GEBRATENER SPITZKOHL MIT ZITRONEN-TAHIN-DRESSING

ZUBEREITUNGSZEIT: 30 MIN. 2 PORTIONEN

ZUTATEN

FÜR DEN SPITZKOHL

1 KLEINER SPITZKOHL
NEUTRALES ÖL ZUM ANBRATEN
1 KNOBLAUCHZEHE
2 STÄNGEL THYMIAN
GROBES MEERSALZ

FÜR DAS DRESSING

1 KNOBLAUCHZEHE (ABGEZOGEN)
3 EL TAHIN
3 EL HEFEFLOCKEN
2 EL SESAMÖL
60 ML ZITRONENSAFT
1–2 EL WASSER
SALZ NACH BELIEBEN

ZUBEREITUNG

1. Spitzkohl putzen, achteln und den Strunk entfernen. Öl in einer beschichteten Pfanne erhitzen, Spitzkohl hineinlegen und bei mittlerer Hitze 4 Minuten auf einer Seite braten.
2. Knoblauch abziehen und in feine Scheiben schneiden. Spitzkohl wenden, Knoblauch auf der bereits gebratenen Seite verteilen, Thymianzweige in die Pfanne legen. Weitere 4 Minuten braten.
3. Alle Zutaten für das Dressing im Mixer zu einer cremigen Konsistenz mixen.
4. Spitzkohl nochmals wenden und 2 Minuten auf der »Knoblauchseite« braten. Mit Meersalz würzen.
5. Spitzkohl auf zwei Teller verteilen und mit Dressing beträufeln.

RÖSTTOMATENSUPPE MIT PESTO-EIS

ZUBEREITUNGSZEIT: 20 MIN. VORBEREITUNGSZEIT: 2 STD. 4 PORTIONEN

ZUTATEN

FÜR DAS RÖSTGEMÜSE
2 KG REIFE TOMATEN
1 KNOLLE KNOBLAUCH
2 REIFE ROTE PAPRIKASCHOTEN
OLIVENÖL
MEERSALZ

FÜR DAS EIS
50 G CASHEWKERNE
1 TOPF BASILIKUM
200 G SOJAJOGHURT NATUR (UNGESÜẞT)
100 ML SOJADRINK
SAFT VON ½ LIMETTE
SALZ UND PFEFFER
2 EL HEFEFLOCKEN

FÜR DIE SUPPE
1 WEISSE ZWIEBEL
2 STANGEN SELLERIE
RÖSTGEMÜSE UND DIE HÄLFTE DER GERÖSTETEN KNOBLAUCHZEHEN
TOMATENABGUSS
250 ML GEMÜSEBRÜHE
SAFT VON ½ LIMETTE
SALZ UND PFEFFER
CHILIFLOCKEN
WEISSWEINESSIG

ZUBEREITUNG

1. Backofen auf 175 °C vorheizen. Für das Eis Cashewkerne mit Wasser bedecken und in den Kühlschrank stellen.
2. Für das Röstgemüse Tomaten waschen, Strunk entfernen und mit der Schnittseite nach unten auf ein geöltes Backblech setzen. Knoblauchknolle in einzelne Zehen teilen und diese (ungeschält) gleichmäßig zwischen den Tomaten verteilen.
3. Paprika waschen, putzen und in große Stücke teilen. Auf ein Stück Backpapier setzen. Tomaten und Paprika in den vorgeheizten Ofen geben. Nach 20 Minuten die Flüssigkeit von den Tomaten in eine Schüssel abgießen. Zurück in den Ofen geben.
4. Nach 20 Minuten Flüssigkeit nochmals abgießen und die Haut mithilfe einer Gabel von den Tomaten abziehen. Anschließend salzen. Sollte die Haut der Paprika auch schon dunkel werden und Blasen werfen, Paprika aus dem Ofen nehmen.
5. Nach weiteren 40 Minuten sollten die Tomaten fleischig sein. Gegebenenfalls noch einmal Flüssigkeit abgießen und nochmals in den Ofen geben, falls dies noch nicht der Fall sein sollte. Sonst aus dem Ofen holen und etwas abkühlen lassen.
6. Für das Eis nun Cashews abgießen, Basilikum waschen. Beides mit Sojajoghurt, Basilikum und Sojadrink in ein hohes Gefäß geben und mit dem Pürierstab pürieren. Limettensaft, Salz, Pfeffer und Hefeflocken unterrühren. Die Masse für 20–30 Minuten in eine Eismaschine geben.

7. Für die Suppe Zwiebel und Sellerie würfeln und in etwas von dem Tomatensud in einem Topf anschwitzen. Rösttomaten und Paprika hinzugeben und mitdünsten. Die Hälfte der Knoblauchzehen aus der Schale in den Topf drücken. Mit Tomatensud und Gemüsebrühe aufgießen und 10 Minuten köcheln lassen. Suppe pürieren und mit Limettensaft, Salz, Pfeffer, Chili und Weißweinessig abschmecken. Mit Basilikumeis servieren.

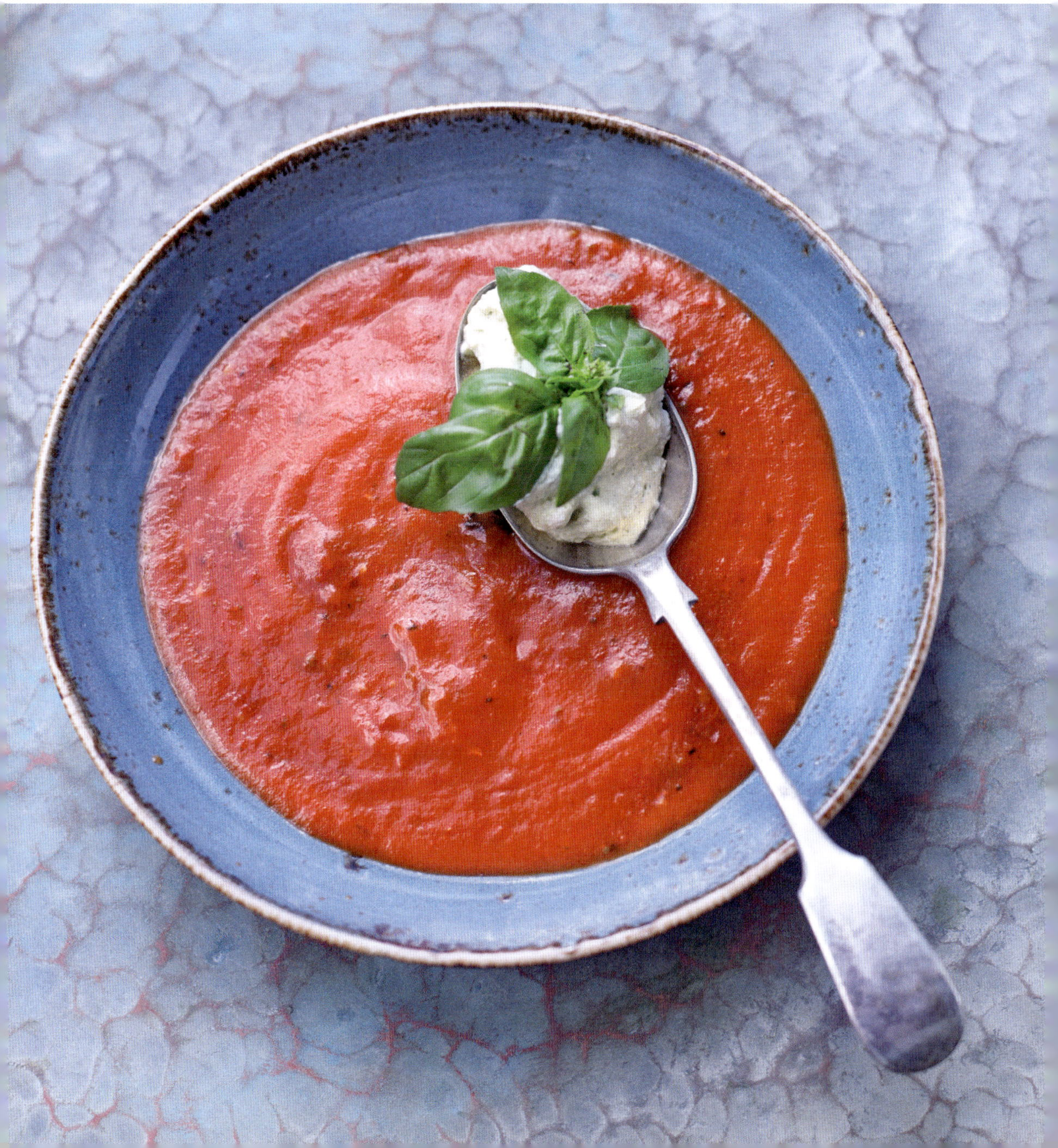

LINSENBRATEN MIT RÖSTPAPRIKASOSSE

ZUBEREITUNGSZEIT: 30 MIN. EINWEICHZEIT: 2 STD. BACKZEIT: 60 MIN. 8 PORTIONEN

ZUTATEN

FÜR DEN BRATEN

1 HANDVOLL GETROCKNETE STEINPILZE
100 G MANDELN
1 STANGE SELLERIE
2 ZWIEBELN
3 KNOBLAUCHZEHEN
200 G BRAUNE CHAMPIGNONS
1 EL OLIVENÖL
100 G GEKOCHTE BRAUNE LINSEN
100 ML ROTWEIN, TROCKEN
100 G PEKANNÜSSE
2 EL GEMAHLENE LEINSAMEN + 4 EL WASSER
2 EL KICHERERBSENMEHL
50 G RÄUCHERTOFU
1 EL SOJASOSSE
1 EL HEFEFLOCKEN
1 TL GETR. THYMIAN
½ TL GETR. ROSMARIN
2 TL AHORNSIRUP
2 EL TOMATENMARK
SALZ UND PFEFFER

FÜR DIE SOSSE

2 GROSSE ROTE PAPRIKASCHOTEN
2 GROSSE TOMATEN
50 ML GEMÜSEBRÜHE
½ TL PIMENTON DE LA VERA (GERÄUCHERTES PAPRIKA-PULVER, OPTIONAL)
SALZ UND PFEFFER

ZUBEREITUNG

1. Steinpilze für min. 20 Minuten in heißem Wasser einweichen. Mandeln für ca. 1 Stunde in Wasser einweichen. Backofen auf 190 °C (Umluft) vorheizen.
2. Sellerie in feine Stücke schneiden, Zwiebel und Knoblauch abziehen und fein hacken. Champignons putzen und in feine Stücke schneiden. Steinpilze abgießen, das Wasser auffangen und Pilze fein hacken.
3. Olivenöl in einer großen Pfanne erhitzen. Zwiebeln, Sellerie und Champignons 10 Minuten bei mittlerer Hitze anbraten. Knoblauch, Linsen und Steinpilze hinzufügen und weitere 3 Minuten anschwitzen.
4. Mit Rotwein ablöschen und bei niedriger Hitze 1–2 Minuten schmoren lassen.
5. Mandeln und Pekannüsse in einer Küchenmaschine grob zerkleinern. Wer keine Küchenmaschine hat, kann die Nüsse auch in eine verschließbare Tüte geben und diese dann mit einer Weinflasche o. ä. bearbeiten.

6. Leinsamen 2 EL des beiseitegestellten Pilzsuds vermengen und 5 Minuten quellen lassen.
7. Gemüse in eine große Schüssel geben und mit dem Kichererbsenmehl vermengen. Räuchertofu mit den Händen fein zerkrümeln und untermengen.
8. Mit Sojasoße, Hefeflocken, Thymian, Rosmarin und Ahornsirup würzen. Nüsse, Tomatenmark und Leinsamenmischung hinzugeben und gut vermischen. Mit Salz und Pfeffer abschmecken.
9. Eine Kastenform mit Backpapier auslegen, die Bratenmischung hineingeben und gut verteilen. Kastenform mit Alufolie abdecken und 45 Minuten backen. Folie nach 45 Minuten entfernen und weitere 15 Minuten fertig backen.
10. Für die Soße Paprika waschen, entkernen und in große Stücke schneiden. Tomaten waschen und kreuzförmig einritzen. Alles auf ein mit Backpapier ausgelegtes Backblech legen und zum Braten in den Ofen schieben. Nach ca. 20 Minuten dürfte die Haut der Paprika dunkel geworden sein. Dann Paprika und Tomaten aus dem Ofen holen und ein bisschen abkühlen lassen. Danach schälen. Tomaten noch entstrunken und grob würfeln. Mit Paprikastücken in ein hohes Gefäß geben und mit der Gemüsebrühe pürieren. Mit Salz, Pfeffer und Pimenton de la Vera würzen.
11. Den Braten aus dem Ofen nehmen, noch ca. 10 Minuten in der Form lassen, dann mithilfe des Backpapiers herausholen, in Scheiben schneiden und mit der Soße servieren.

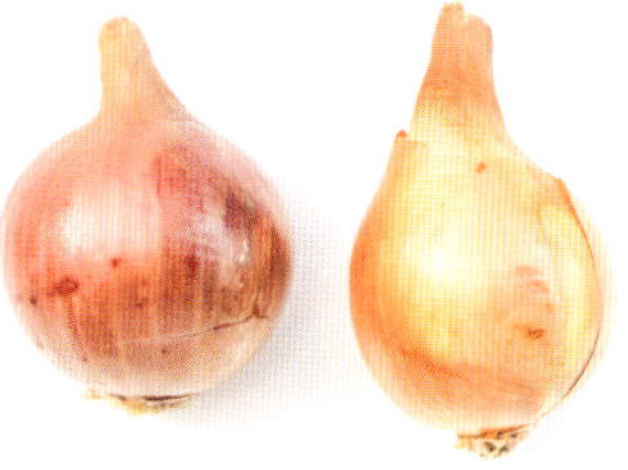

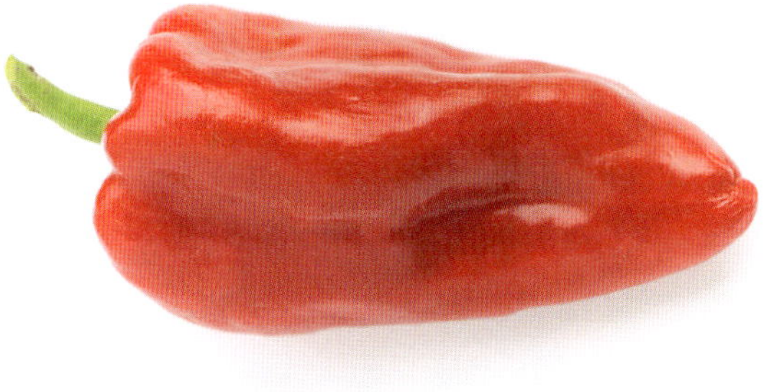

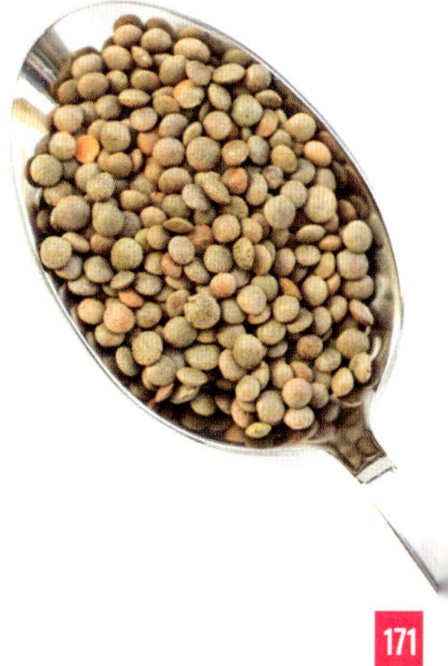

CHERRYTOMATEN ZOODLES

ZUBEREITUNGSZEIT: 20 MIN. 2 PORTIONEN

ZUTATEN

2 KLEINE ZUCCHINI
¼ TL SALZ
2 KNOBLAUCHZEHEN
250 G CHERRYTOMATEN
2 EL OLIVENÖL
½ TL SCHWARZER PFEFFER AUS DER MÜHLE
½ TL GETR. OREGANO
½ TL GETR. BASILIKUM
OPTIONAL 1 GUTER SCHUSS ROTWEIN ODER ROTWEINESSIG
OPTIONAL HEFEFLOCKEN

ZUBEREITUNG

1. Die Zucchini waschen und von den Enden befreien. Mit einem Spiralschneider oder einem Julienne-Schneider Zucchini-Spaghetti herstellen. Die feinen Zucchini-Streifen in eine Schüssel geben, großzügig mit Salz bestreuen und durchmixen. Das Salz entzieht der Zucchini Wasser, so wird sie knackiger.
2. Knoblauch schälen und klein hacken. Cherrytomaten waschen, und je nach Größe, halbieren oder vierteln. Olivenöl in einer Pfanne erhitzen. Knoblauch kurz anschwitzen, dann die Cherrytomaten hinzugeben und auf mittlerer Hitze für 5-10 Minuten erhitzen. Gelegentlich umrühren, damit die Cherrytomaten nicht in der Pfanne anbacken.
3. Kurz vor Schluss auch die Gewürze hinzugeben. Wer mag, gibt noch einen ordentlichen Schuss Rotwein oder alternativ Rotweinessig in die Pfanne. Der Alkohol verdampft.
4. Die Zucchini-Spaghetti mithilfe von Küchenkrepp auspressen, damit weitere Flüssigkeit entweicht.
5. Sobald die Tomaten eine schöne Konsistenz bekommen haben, die Zucchini-Spaghetti auf tiefe Teller verteilen und die Tomatenmischung darüber verteilen. Optional mit Hefeflocken für einen leicht »käsigen« Geschmack bestreuen.

TIPP

»ZOODLES« IST EIN LUSTIGE BEZEICHNUNG FÜR ZUCCHINI-SPAGHETTI, DIE GANZ GROSS IM TREND SIND. SIE SIND EIN KALORIENARMER UND GESUNDER ERSATZ FÜR »ECHTE« SPAGHETTI. DU KANNST ZOODLES WUNDERBAR IMMER WIEDER VARIIEREN, MIT PESTO ODER EINER AVOCADOCREME ZUM BEISPIEL. IM INTERNET GIBT ES EINE MENGE ZOODLES-REZEPTE ZUM NACHKOCHEN – VIELE SIND AUCH ROHKÖSTLICH.

BUDDHA BOWL

ZUBEREITUNGSZEIT: 30 MIN. 2 PORTIONEN

ZUTATEN

100 G QUINOA
2 PORTIONEN HUMMUS NACH REZEPT VON S. 123
100 G TEMPEH
1 EL KOKOSÖL
2 EL SOJASOSSE + 2 EL WASSER (VERRÜHRT)
100 G KIDNEYBOHNEN
2 MÖHREN
1 AVOCADO
2 HANDVOLL JUNGER BABYSPINAT

FÜR DAS DRESSING (OPTIONAL)

1 KNOBLAUCHZEHE
3 EL ERDNUSSBUTTER
3 EL HEFEFLOCKEN
2 EL OLIVENÖL
60 ML ZITRONENSAFT
1–2 EL WASSER
1 CM STÜCK INGWER, FEIN GERIEBEN
SALZ NACH BELIEBEN

ZUBEREITUNG

1. Quinoa nach Packungsanleitung zubereiten.
2. Währenddessen Hummus nach Grundrezept von Seite 123 oder in deiner persönlichen Lieblingsvariante zubereiten.
3. Anschließend Tempeh in ca. 1 cm dicke Scheiben schneiden und in einer Pfanne mit etwas Kokosöl von beiden Seiten braun anbraten. Kurz vor Schluss mit Sojasoße und Wasser ablöschen und kurz karamellisieren lassen.
4. Bohnen in ein Sieb geben und abspülen, Möhren abwaschen (bei Bio-Möhren) oder schälen und in feine Streifen schneiden.
5. Avocado halbieren, entkernen, mit einem Löffel das Fruchtfleisch entnehmen, anschließend in Scheiben oder Würfel schneiden.
6. Den Spinat waschen und verlesen, anschließend auf 2 Schüsseln verteilen. Nun auch die anderen Zutaten (sobald alle fertig sind) ganz nach Geschmack darauf schön anrichten.
7. Optional das Dressing anrühren (am besten mit einem Stabmixer in einem Messbecher) und darüber verteilen.

ROHKOST-SUSHI MIT SCHWARZKOHL

ZUBEREITUNGSZEIT: 40 MIN. RUHEZEIT: 4 STD. 4 PORTIONEN

ZUTATEN

4–5 NORIBLÄTTER
½ TL SALZ
150 G SONNENBLUMENKERNE
4 PETERSILIENWURZELN ODER PASTINAKENWURZELN
1 EL ZITRONENSAFT
8–10 BLÄTTER PALMKOHL (SCHWARZKOHL), JE NACH GRÖSSE
2 KAROTTEN
1 KLEINE GURKE
1 REIFE AVOCADO

ZUM SERVIEREN

SOJASOSSE
WASABIPASTE

ZUBEREITUNG

1. Die Sonnenblumenkerne mit ½ TL Salz in 450 ml Wasser mindestens 4 Stunden, am besten aber über Nacht einweichen. Anschließend abgießen und nochmals gut durchspülen.
2. Anschließend die Sonnenblumenkerne in einer Küchenmaschine vorsichtig fein hacken. Achtung: es soll kein Brei entstehen. In eine große Schüssel geben.
3. Petersilienwurzeln schälen und in Stücke scheiden. Zusammen mit dem Zitronensaft in die Küchenmaschine geben und hacken, bis die einzelnen Stückchen ungefähr die Größe von Reiskörnern haben. Mit den Sonnenblumenkernen vermischen und bei Bedarf mit mehr Salz abschmecken.
4. Palmkohl waschen, die festen Rippen entfernen und in Streifen schneiden. Karotten schälen und in Streifen schneiden, Gurke entkernen und in Streifen scheiden. Avocado halbieren, den Kern entfernen und das Fruchtfleich noch in der Schale in Streifen schneiden, dann mit einem großen Löffel auslösen.
5. Eine Sushimatte auf der Arbeitsplatte ausbreiten und das Noriblatt mit der glänzenden Seite nach unten drauflegen. Mit feuchten Händen den »Reis« gleichmäßig auf dem Noriblatt verteilen, dabei zu allen Seiten 3 cm Rand lassen. Jeweils ein Fünftel des Kohls, der Karotten, Gurken und Avocado auf dem Reis verteilen.
6. Nun mithilfe der Sushimatte alles zu einer festen Rolle zusammen rollen. Das obere Ende des Noriblatts anfeuchten, damit es gut an der Rolle haften bleibt und alles fest verschließt.
7. So verfahren, bis alle Zutaten aufgebraucht sind. Mit einem scharfen Messer die Rollen in mundgerechte Stücke schneiden. Mit Sojasoße und Wasabipaste servieren.

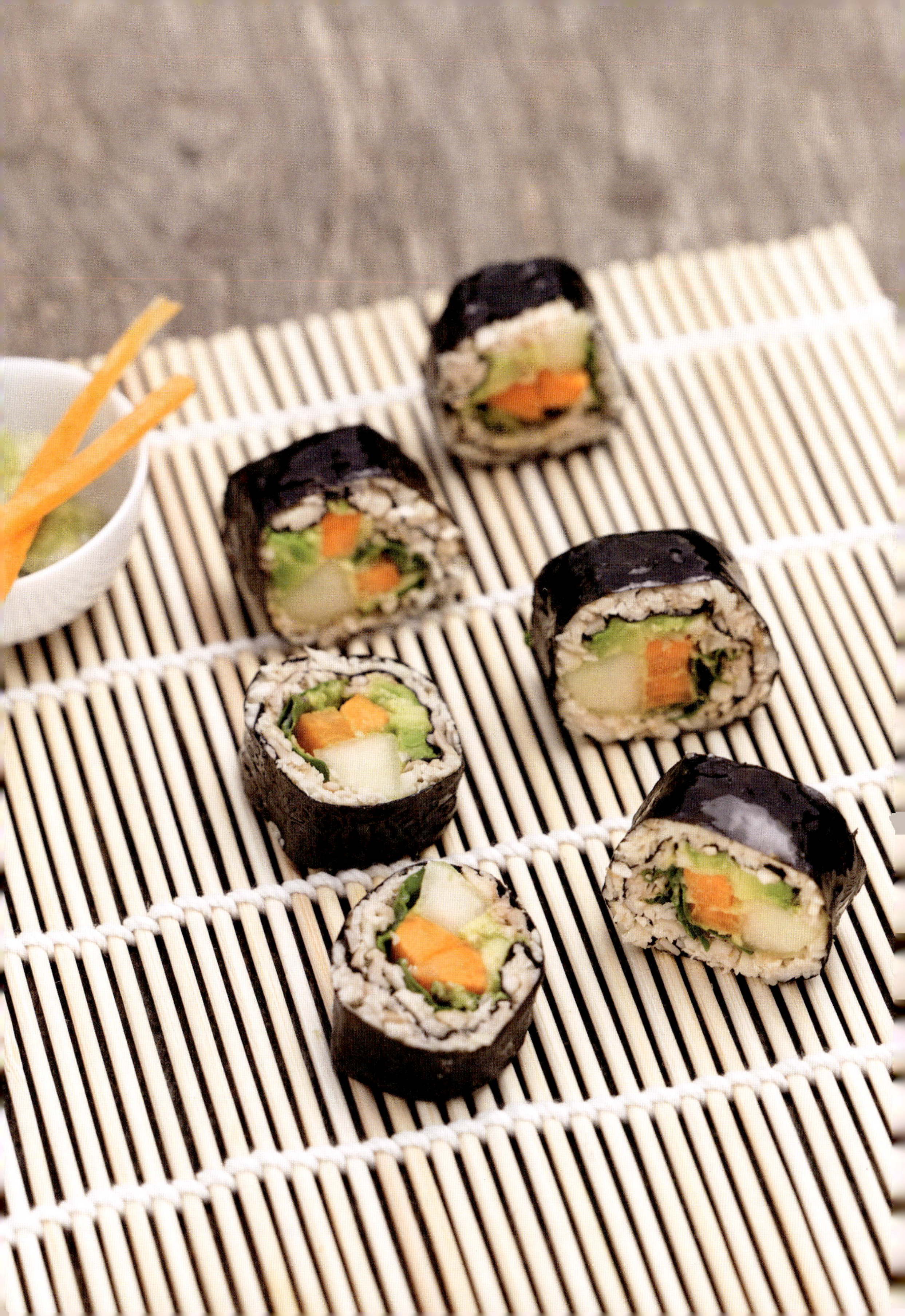

MIT GETROCKNETEN TOMATEN GEFÜLLTE GNOCCHI MIT BASILIKUMCREME

ZUBEREITUNGSZEIT: 30 MIN. EINWEICHZEIT: 4 STD. 4 PORTIONEN

ZUTATEN

FÜR DIE GNOCCHI

600 G MEHLIG KOCHENDE KARTOFFELN
100 G KARTOFFELMEHL
2 EL SPEISESTÄRKE
100 G CASHEWKERNE
1 KLEINES GLAS GETROCKNETE TOMATEN IN ÖL
1–2 KNOBLAUCHZEHEN
1 EL TOMATENMARK
2 EL HEFEFLOCKEN
SALZ UND PFEFFER
2 EL NEUTRALES PFLANZENÖL

FÜR DIE CREME

100 G CASHEWKERNE
50 ML TROCKENER WEIßWEIN
1 TOPF BASILIKUM
SAFT VON ½ LIMETTE
150 ML UNGESÜSSTER SOJADRINK
2–3 EL HEFEFLOCKEN
1 MSP. PAPRIKAPULVER, PIKANT
SALZ UND PFEFFER

OPTIONAL: BASILIKUMBLÄTTER UND GERÖSTETE PINIENKERNE ZUM SERVIEREN

ZUBEREITUNG

1. Für die Creme die Cashewkerne in zwei separaten Behältern mit Wasser bedeckt mindestens 4 Stunden einweichen, am besten über Nacht.
2. Für die Gnocchi die Kartoffeln schälen, in reichlich Salzwasser gar kochen und nach dem Abgießen 5-10 Minuten abkühlen lassen.
3. Mit einer Kartoffelpresse oder einem Stampfer zu einer glatten Masse verarbeiten. Das Kartoffelmehl unterkneten. Die Speisestärke in 3 EL Wasser auflösen und unter den Teig kneten. Der Teig sollte nicht mehr kleben – falls er noch klebt, etwas mehr Kartoffelmehl hinzufügen. Leicht salzen.
4. Aus dem Teig eine etwa 5 cm dicke Rolle formen, von der sich gut Scheiben abschneiden lassen.
5. Die Cashewkerne für die Füllung abgießen und zusammen mit den getrockneten Tomaten (ohne das Öl), geschältem Knoblauch, Tomatenmark und Hefeflocken in ein hohes Gefäß geben. Alles mit einem Stabmixer zu einer gleichmäßigen Masse verarbeiten. Mit Salz und Pfeffer abschmecken.

6. Von der Rolle ca. 1 cm dicke Scheiben abschneiden und in die bemehlte Handfläche legen. 1 TL der Füllung hineingeben und den Teig fest verschließen. Vorsichtig vorgehen, Kartoffelteig bricht leicht. Hier ist Fingerspitzengefühl gefragt! Die Gnocchi auf einer bemehlten Arbeitsfläche (z. B. einem großen Brett) zwischenlagern.
7. Für die Creme die zweite Hälfte der Cashewkerne abgießen und mit Weißwein, Basilikum und Limettensaft in einen Mixer geben. Nach und nach Sojadrink dazugießen, bis eine gleichmäßige Masse entstanden ist. Mit Hefeflocken und Gewürzen abschmecken. In einen kleinen Topf gießen und bei geringer Hitze leicht erwärmen. Aufpassen, dass die Masse nicht zu kochen beginnt.
8. Einen großen Topf mit Wasser auf den Herd stellen und dieses zum Kochen bringen. Anschließend salzen und die Hitze herunterdrehen. Das Wasser sollte nur noch simmern.
9. Die Gnocchi vorsichtig in das simmernde Wasser legen. Am besten benutzt man hierfür einen Schaumlöffel. Wenn die Gnocchi an der Oberfläche schwimmen, sind sie fertig.
10. Gnocchi abtropfen lassen. Öl in einer großen Pfanne erhitzen und Gnocchi darin von allen Seiten goldbraun anbraten.
11. Basilikumcreme auf den Tellern verteilen und Gnocchi nach dem Abtropfen darauf setzen. Mit Basilikum und Pinienkernen servieren.

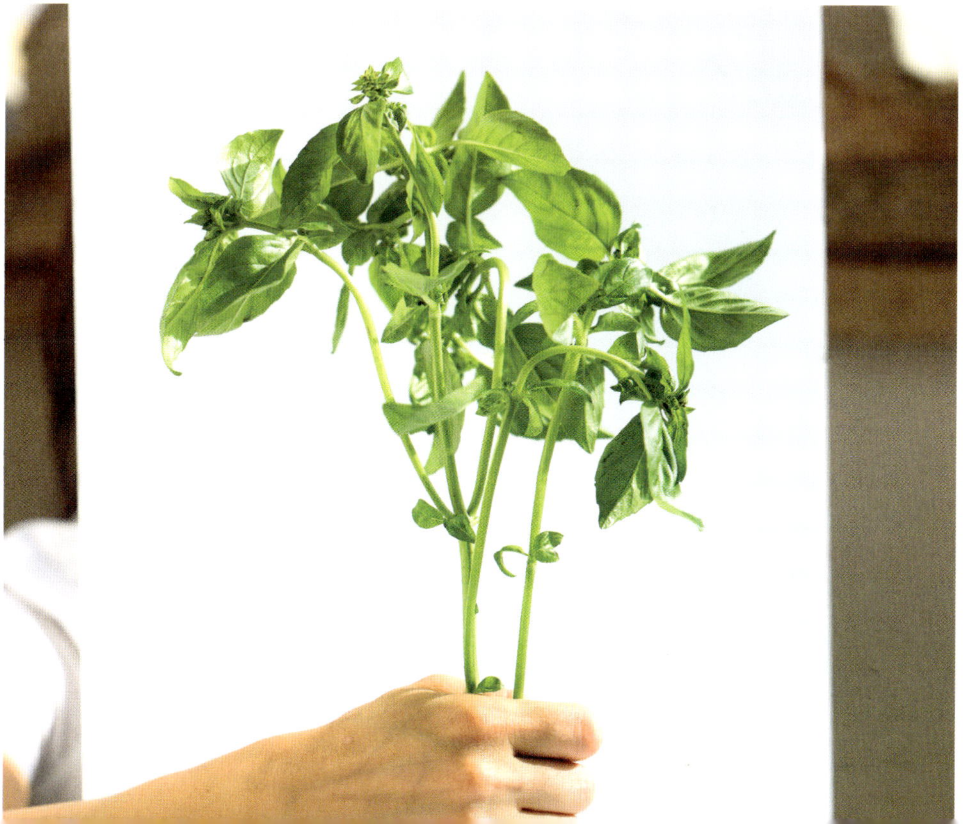

»JAKOBSMUSCHELN« AUF KARTOFFEL-MEERRETTICH-PÜREE

ZUBEREITUNGSZEIT: 30 MIN. VORBEREITUNGSZEIT: 2 STD. 2 PORTIONEN

ZUTATEN

FÜR DIE JAKOBSMUSCHELN

4 GROSSE KRÄUTERSEITLINGE
¼ L TROCKENER WEISSWEIN
1 EL GETROCKNETE NORI-ALGE
1 TL SALZ
2–3 KNOBLAUCHZEHEN
SAFT VON ½ ZITRONE

FÜR DAS KARTOFFELPÜREE

300 G KARTOFFELN, MEHLIGKOCHEND
300 G KARTOFFELN, FESTKOCHEND
150 ML SOJADRINK, UNGESÜSST
2 EL TAFELMEERRETTICH
1 EL NEUTRALES PFLANZENÖL
ABRIEB VON 1 BIO-ZITRONE

ZUBEREITUNG

1. Seitlinge putzen und die Stiele in gleich große Scheiben schneiden. Aus Weißwein, ¼ l Wasser, Algen und Salz eine Marinade anrühren und die Pilze darin 2 Stunden einweichen.
2. Für das Püree Kartoffeln schälen, in Stücke schneiden und mit ausreichend Salz weich kochen. Mit einem Kartoffelstampfer zu einem groben Stampf verarbeiten. Sojadrink erhitzen und unter die Masse rühren. Meerrettich und Öl unterziehen.
3. Zitrone heiß waschen und gut abreiben. Dann die Zitronenschale in das Püree reiben und gut unterrühren. Abgedeckt warm halten.
4. Pilzstücke mit Küchenkrepp abtupfen und kreuzweise einritzen. In einer Pfanne mit etwas Pflanzenöl von beiden Seiten scharf anbraten.
5. Knoblauch fein hacken und zu den »Muscheln« in die Pfanne geben. Kurz mitbraten, dann mit Zitronensaft und etwas von der Marinade ablöschen. 10 Minuten simmern, bis die Marinade aufgezogen ist, dabei die Pilze wenden. Wenn die Flüssigkeit in der Pfanne nicht ausreicht, Marinade nachgießen.
6. Pilze und Kartoffelstampf gemeinsam servieren.

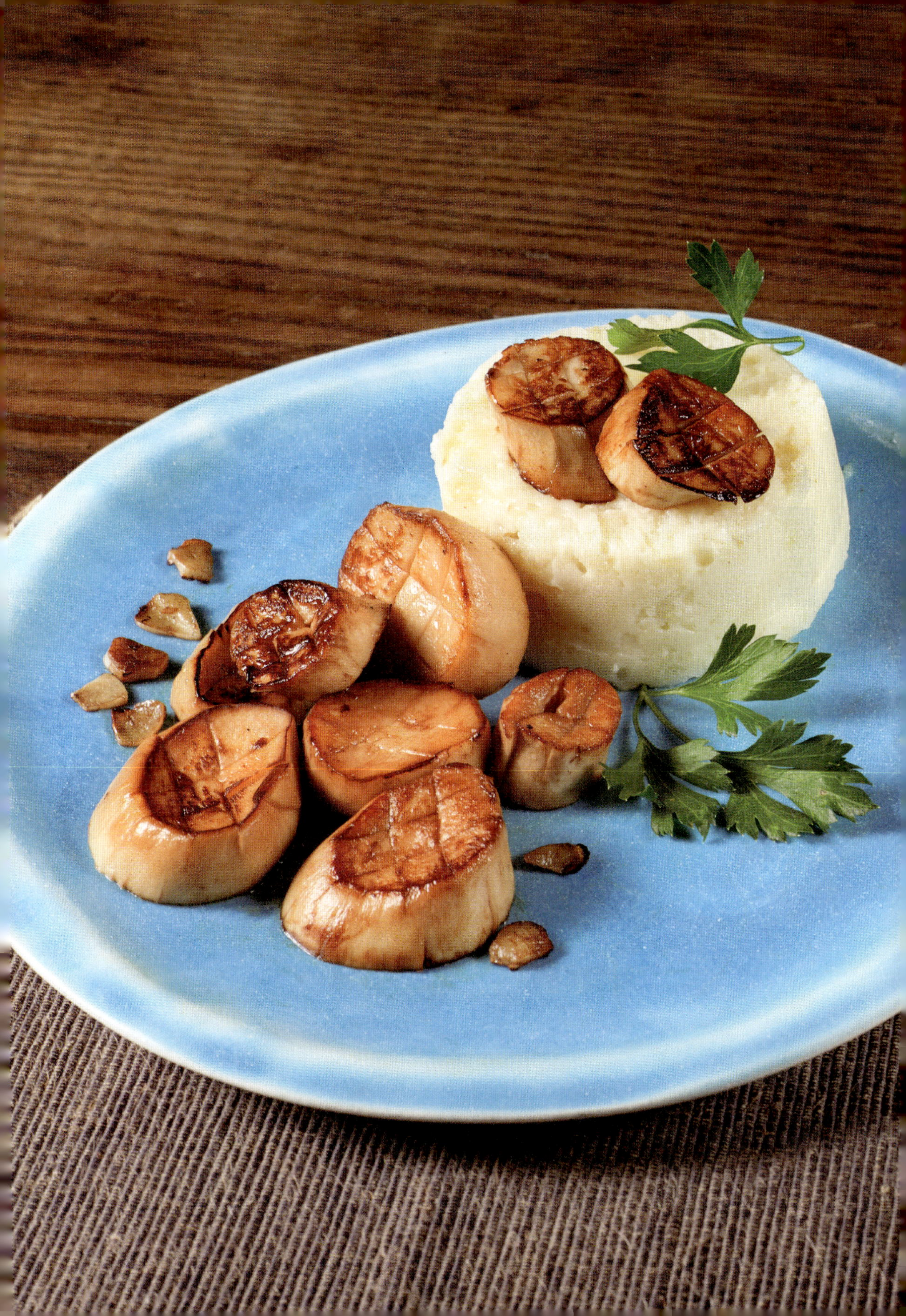

PHO (VIETNAMESISCHE SUPPE)

ZUBEREITUNGSZEIT: 45 MIN. KOCHZEIT: 60 MIN. 2–3 PORTIONEN

ZUTATEN

FÜR DIE BRÜHE

1 PACKUNG SUPPENGRÜN
1 BUND FRÜHLINGSZWIEBELN
8–10 KNOBLAUCHZEHEN
3 KORIANDERWURZELN
1 DAUMENGROẞES STÜCK INGWER
2 KLEINE ROTE CHILISCHOTEN
1 EL GERÖSTETES SESAMÖL
1 ½ EL KORIANDERSAMEN, LEICHT ZERSTOẞEN
2 TL KREUZKÜMMELSAMEN, LEICHT ZERSTOẞEN
1 TL FENCHELSAMEN
3 STÜCK STERNANIS
1–1½ TL SALZ
1 ZIMTSTANGE
1,6 L WASSER
3 EL SOJASOSSE
8 G GETROCKNETE SHIITAKE-PILZE (KURZ ABGEWASCHEN)
STIELE VON EINEM BUND THAI-BASILIKUM

FÜR DIE EINLAGE

250 G BREITE VOLLKORNREISNUDELN
200 G TOFU
150 G SHIITAKEPILZE
1 EL GERÖSTETES SESAMÖL
3 EL SOJASOSSE
2 KLEINE PAK CHOI

ZUM SERVIEREN

FRISCHER KORIANDER
THAI-BASILIKUM
2–3 HANDVOLL SOJASPROSSEN
LIMETTEN, GEVIERTELT
CHILLISOSSE
SOJASOSSE

ZUBEREITUNG

1. Das Suppengrün putzen und grob zerkleinern. Frühlingszwiebeln mit Grün putzen, waschen und ebenfalls grob zerkleinern. Knoblauch abziehen und in grobe Stücke schneiden, Korianderwurzeln waschen, Ingwer schälen und in Scheiben schneiden. Chilischoten entkernen und in Streifen schneiden.
2. In einem großen Topf das Sesamöl erhitzen und darin die Gewürze, Knoblauch und Ingwer anschwitzen, bis sich ein köstlicher Duft verbreitet. Dann das Gemüse dazugeben und kurz mit anschwitzen. Mit Wasser und Sojasoße auffüllen und Korianderwurzeln, Shiitake und Basilikumstängel dazugeben. Kurz aufkochen lassen und anschließend die Flamme kleiner stellen. Brühe für 60 Minuten auf kleiner Flamme köcheln lassen.
3. Für die Einlage Reisnudeln nach Packungsanweisung kochen und anschließend in einer Schüssel mit kaltem Wasser »zwischenlagern«, damit sie nicht zusammenkleben.
4. Tofu in kleine Stücke schneiden, Shiitakepilze putzen.

5. Öl in einer großen Pfanne erhitzen, darin Shiitake und Tofu kross anbraten und mit Sojasoße ablöschen.
6. Pak Choi waschen und in Streifen schneiden.
7. Nach einer Stunde die Suppe durch ein Küchensieb abseihen, die Brühe in einem kleineren Topf auffangen. Das Gemüse gut ausdrücken, damit ein intensiver Geschmack entstehen kann.
8. Die Einlage auf große Schüsseln verteilen und mit Brühe übergießen. Mit frischen Kräutern und Sojasprossen bestreuen und mit Limette, Chili- und Sojasoße servieren.

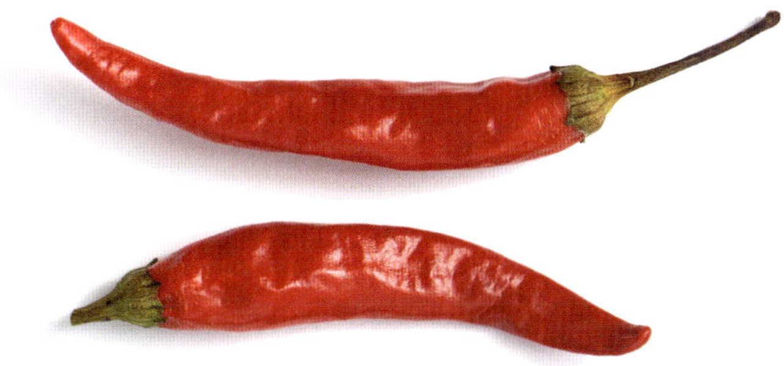

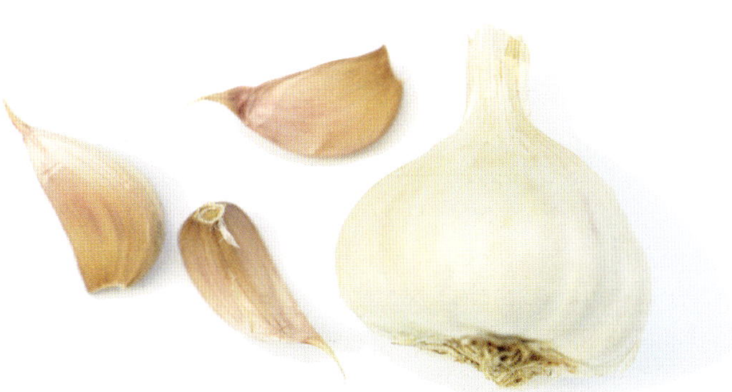

GERÄUCHERTE KARTOFFEL-PILZ-PLÄTZCHEN AUF LAUWARMER ROTER BETE

ZUBEREITUNGSZEIT: 75 MIN. EINWEICHZEIT: 2 STD. 4 PORTIONEN

ZUTATEN

FÜR DIE PLÄTZCHEN

2 EL GETROCKNETE STEINPILZE
600 G MEHLIGKOCHENDE KARTOFFELN
80 G KARTOFFELMEHL
2 EL SPEISESTÄRKE
3 EL WASSER
1 ZWIEBEL
100 G SHIITAKEPILZE
100 G CHAMPIGNONS
1 EL NEUTRALES PFLANZENÖL
1 EL WEISSWEINESSIG
PFEFFER UND SALZ
2 EL PETERSILIE (GEHACKT, TK)
1–2 EL FLÜSSIGRAUCH (HICKO-RY)
ÖL ZUM AUSBACKEN

FÜR DIE ROTE BETE

500 G ROTE BETE
200 ML WASSER
1 PRISE SALZ
8 EL BALSAMICO
150 G ÄPFEL (SÄUERLICH, Z. B. BOSKOP)
1 EL SPEISESTÄRKE
2 EL WASSER
PFEFFER UND SALZ

ZUBEREITUNG

1. Steinpilze mindestens 2 Stunden in Wasser einweichen. Kartoffeln schälen und in reichlich Salzwasser gar kochen. Kartoffeln abgießen und 5 Minuten ausdampfen lassen. Durch eine Kartoffelpresse in eine große Schüssel pressen. Mit Kartoffelmehl vermengen. Speisestärke mit Wasser anrühren und ebenfalls unter die Masse kneten. Teig beiseitestellen.
2. Zwiebel abziehen und fein hacken. Shiitake und Champignons putzen und in feine Würfel schneiden. Steinpilze aus dem Wasser nehmen, ausdrücken und fein hacken. Öl in einer Pfanne erhitzen und Zwiebeln darin glasig dünsten. Pilze hinzufügen und garen, bis sie Wasser ziehen. Mit Weißweinessig, Pfeffer und Salz würzen und so lange weitergaren, bis keine Flüssigkeit mehr in der Pfanne ist. Zum Schluss die Petersilie und den Flüssigrauch unterrühren.
3. Die Pilzmischung etwas abkühlen lassen und danach zur Kartoffelmasse geben. Alles gründlich miteinander vermengen. Zu beliebig großen Plätzchen formen.
4. Rote Bete waschen, schälen und in Würfel schneiden. In einer Pfanne mit Wasser, einer Prise Salz und Balsamico aufkochen, Hitze reduzieren und bei geschlossenem Deckel 10 Minuten garen lassen. Äpfel schälen, entkernen und in Würfel schneiden. Kurz vor Ende der Garzeit zu den Roten Beten in die Pfanne geben und ca. 2 Minuten mitgaren. Sollte noch Flüssigkeit in der Pfanne sein, Speisestärke mit Wasser verrühren, unter das Gemüse ziehen und nochmals kurz aufkochen. Abgedeckt beiseitestellen.
5. In einer großen Pfanne Pflanzenöl erhitzen und die Kartoffelplätchen vorsichtig von beiden Seiten knusprig ausbacken. Rote Bete auf Teller verteilen und Kartoffelplätzchen darauf setzen. Auf Wunsch mit Balsamicocreme garnieren.

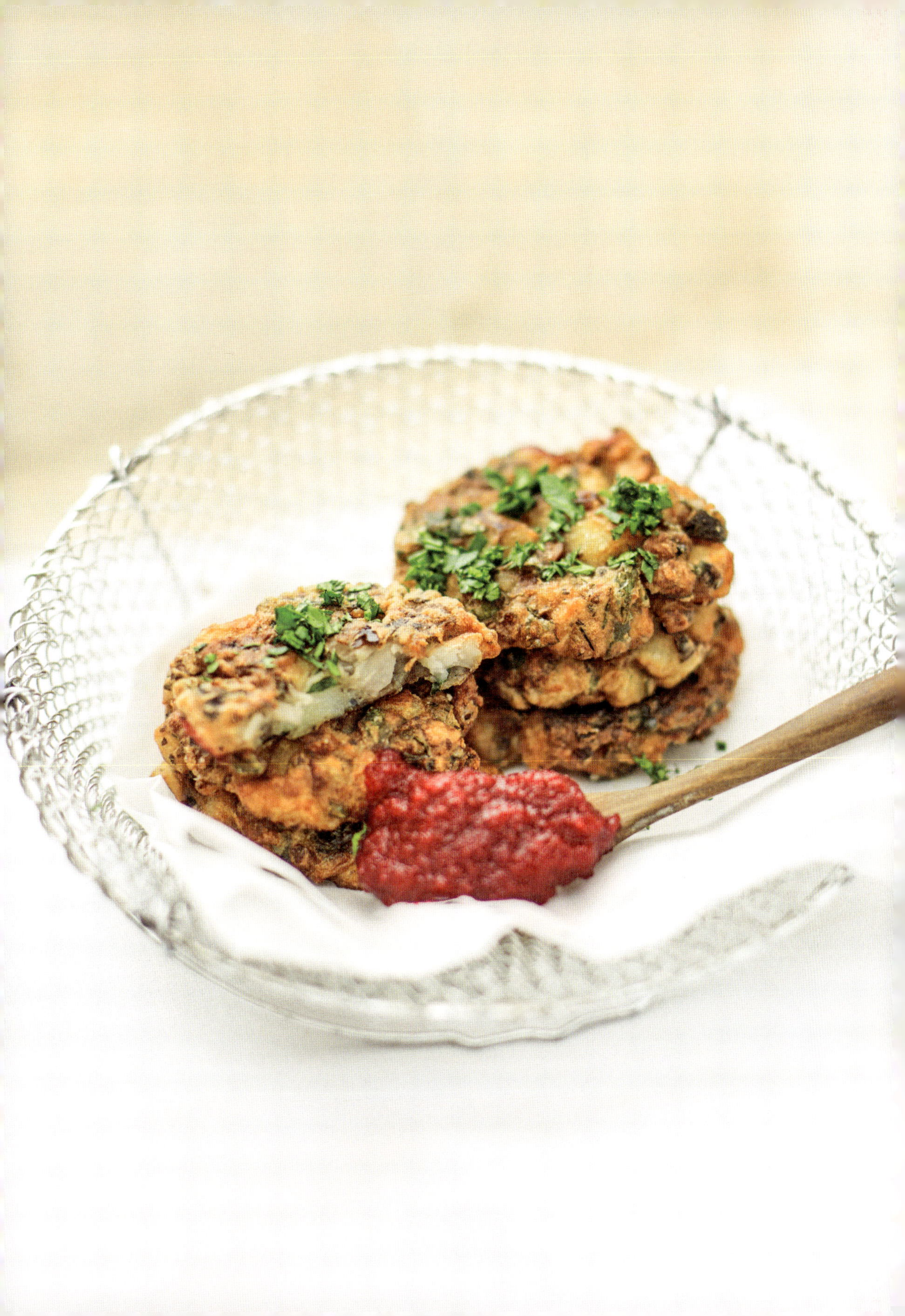

KAMUT MIT MEDITERRANEM GEMÜSE AUS DEM OFEN

ZUBEREITUNGSZEIT: 75 MIN. 4 PORTIONEN

ZUTATEN

2 TASSEN KAMUT
4 TASSEN GEMÜSEBRÜHE
12 CHERRYTOMATEN
1 ROTE PAPRIKASCHOTE
10 CHAMPIGNONS
2 KNOBLAUCHZEHEN
2 EL OLIVENÖL
SAFT VON 1 ZITRONE
1 EL TOMATENMARK
JEWEILS ½ TL ROSMARIN, THYMIAN, PFEFFER UND SALZ

ZUBEREITUNG

1. Kamut gründlich waschen und in der doppelten Menge Gemüsebrühe in ca. 35 Minuten gar kochen. Nicht wundern, die Körner bleiben aufgrund der harten Schale bissfest.
2. Cherrytomaten waschen und halbieren, Paprika waschen, entkernen und in Streifen schneiden. Champignons putzen und in Streifen schneiden. Knoblauch abziehen und fein hacken.
3. Eine mittelgroße Auflaufform oder eine feuerfeste Pfanne mit 1 EL Öl bestreichen. Kamut mit dem Gemüse vermischen. Ofen auf 200 °C Oberhitze vorheizen.
4. Aus 1 EL Öl, Knoblauch, Zitronensaft, Tomatenmark, Rosmarin, Thymian, Pfeffer und Salz ein Dressing anrühren und dieses unter die Kamut-Gemüsemischung ziehen. Abschmecken, wenn etwas fehlt nachwürzen.
5. Mischung in die Auflaufform geben und ca. 20 Minuten im vorgeheizten Ofen backen.

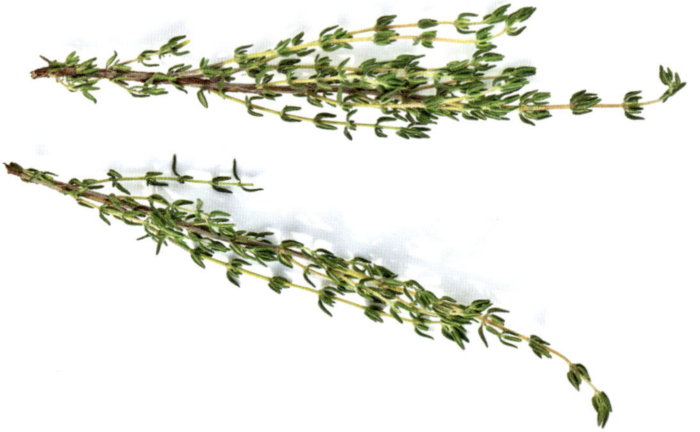

MARINIERTER TEMPEH AUF ROTE-BETE-KRAUT MIT SÜSSKARTOFFELSTAMPF

ZUBEREITUNGSZEIT: 40 MIN. 4 PORTIONEN

ZUTATEN

FÜR DEN TEMPEH

100 ML SOJASOSSE
100 ML WASSER
2 EL AGAVENDICKSAFT
2 TL KNOBLAUCHGRANULAT
1 TL CHILISOSSE
400 G TEMPEH
1 EL NEUTRALES PFLANZENÖL

FÜR DAS PÜREE

1,5 KG SÜSSKARTOFFELN
150 ML UNGESÜSSTEN SOJADRINK
1 EL KOKOSÖL
SALZ UND PFEFFER
FRISCH GERIEBENE MUSKATNUSS

FÜR DAS KRAUT

500 G ROTE BETE, FRISCH
1 SAURER APFEL (Z. B. BOSKOP)
1 GROSSE ZWIEBEL
1 EL ÖL
SALZ
1 EL AGAVENDICKSAFT
4 EL BALSAMICO

ZUBEREITUNG

1. Sojasoße, Wasser, Agavendicksaft, Knoblauch und Chilisoße zu einer Marinade verarbeiten. Den Tempeh in Scheiben schneiden, in einen tiefen Teller legen und mit der Marinade übergießen.
2. Für das Püree Süßkartoffeln schälen, in grobe Stücke schneiden und in einem großen Topf mit Salzwasser gar kochen.
3. Für das Kraut Rote Bete waschen, schälen und mit einer Küchenreibe fein raspeln. Apfel ebenfalls schälen und raspeln. Die Zwiebel schälen und fein hacken.
4. In einem großen Topf Zwiebeln in Öl anschwitzen, Apfel und Rote Bete dazugeben und kurz mit anschwitzen. Mit Salz würzen, Agavendicksaft und Balsamico hinzugeben. Hitze reduzieren und köcheln, bis das Kraut gar ist. Das dauert ungefähr 15 Minuten.
5. Die Süßkartoffeln abgießen und den Sojadrink erhitzen. Mit einem Stampfer oder einer Kartoffelpresse die Süßkartoffeln zu einem Stampf verarbeiten. Sojadrink, Kokosöl, Salz und Pfeffer unterrühren und mit einer Prise frisch geriebener Muskatnuss abschmecken.
6. Eine weite Pfanne auf den Herd stellen. Den Tempeh mit der Marinade in die Pfanne geben und bei hoher Hitze so lange garen, bis die Marinade komplett verkocht ist. Dann Öl mit in die Pfanne geben und den Tempeh noch einmal kross von beiden Seiten braten. Mit Püree und Kraut servieren.

VEGAN CLASSIC BURGER

ZUBEREITUNGSZEIT: 50 MIN. BACKZEIT: 60 MIN. 4 PORTIONEN

ZUTATEN

FÜR DIE BRATLINGE

125 G BRAUNE LINSEN
2 EL CHIASAMEN
8 EL WASSER
1 EL SOJAMEHL
4 EL HAFERFLOCKEN
1–2 EL TOMATENMARK
1 TL PIMENTON DE LA VERA
1 TL KNOBLAUCHPULVER
SALZ, PFEFFER, CHILIPULVER
NEUTRALES ÖL ZUM AUSBACKEN

ZUM FERTIGSTELLEN DER BURGER

1 GROSSE ROTE ZWIEBEL
4 ROGGENBRÖTCHEN (GEKAUFT ODER REZEPT SEITE 207)
4 EL WEISSWEINSENF (GEKAUFT ODER REZEPT SEITE 208)
2 GROSSE HANDVOLL RUCOLA
2 GROSSE GEWÜRZGURKEN

ZUBEREITUNG

1. Linsen waschen und in 500 ml Wasser weich kochen (ca. 40 Minuten). Beim Abgießen das Wasser auffangen. Chiasamen in 8 EL Wasser rühren und beiseitestellen.
2. Dann die Linsen pürieren und mit Sojamehl, Haferflocken, Tomatenmark, gequollenen Chiasamen und Gewürzen vermengen. Sollte der Teig zu flüssig sein, noch mehr Sojamehl hinzugeben, ist er zu fest, mit dem aufgefangenen Wasser strecken.
3. Teig zu flachen Bratlingen formen und Ofen auf 150 °C vorheizen. Bratlinge auf ein mit Backpapier ausgelegtes Backblech setzen und in den Ofen schieben. Bei leicht geöffneter Ofentür (am besten einen Holzlöffel in die Tür stecken) 60 Minuten backen, damit die Bratlinge fest werden. Zwischendurch wenden. In etwas Öl in der Pfanne langsam und bei mittlerer Hitze auf beiden Seiten knusprig braten.
4. Zwiebel in feine Halbmonde schneiden. Auf höchster Stufe in eine Pfanne ohne Öl geben und so lange braten, bis der Zucker aus den Zwiebeln tritt und sie sich mit einer schönen Bräune überziehen.
5. Nun die Burger fertigstellen. Die Brötchen aufschneiden und auf jede Hälfte ½ EL Senf verstreichen. Auf den unteren Hälften Rucola verteilen, dann die Bratlinge daraufsetzen.
6. Die Gewürzgurken in feine Streifen scheiden und diese auf dem Burger verteilen. Nun die Zwiebeln auf den Burgern verteilen und die Deckel daraufsetzen. Dazu passen Süßkartoffelpommes.

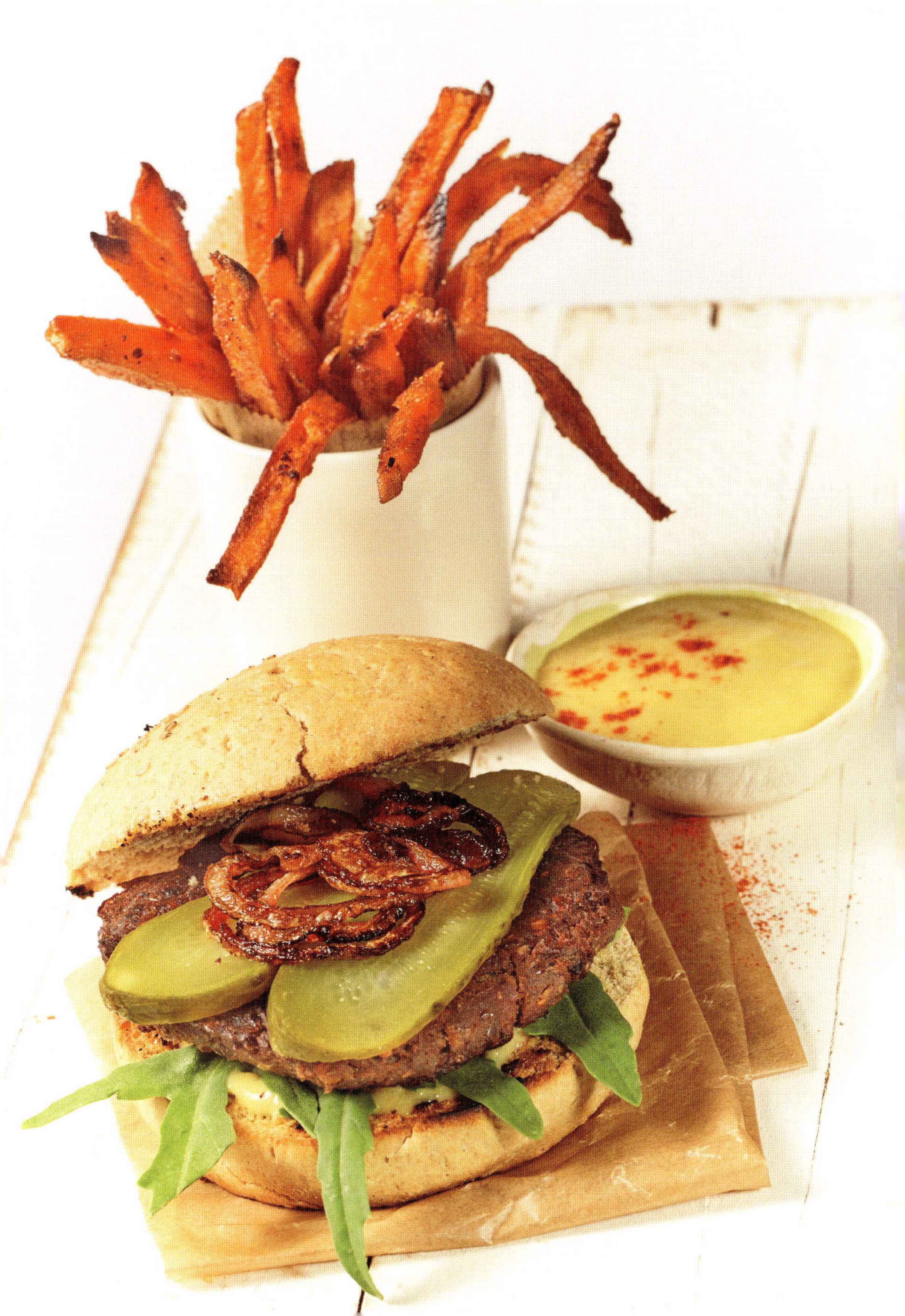

TANDOORI-BLUMENKOHL AUS DEM OFEN MIT WILDREIS UND MINZ-JOGHURT-DIP

ZUBEREITUNGSZEIT: 30 MIN. BACK- UND RUHEZEIT: 3 STD. 4 PORTIONEN

ZUTATEN

FÜR DEN BLUMENKOHL
1 GROßER BLUMENKOHL
250 G SOJAJOGHURT NATUR (UNGESÜSST)
1 DAUMENGROSSES STÜCK INGWER
2 KNOBLAUCHZEHEN
5 EL TANDOORI-GEWÜRZMISCHUNG (TANDOORI MASALA, IM ASIALADEN)
1 TL SALZ
1 BIO-ZITRONE

FÜR DEN DIP
½ BUND MINZE
250 G SOJAJOGHURT NATUR (UNGESÜSST)
SALZ UND PFEFFER
½ SALATGURKE

FÜR DEN REIS
240 G VOLLKORN-BASMATIREIS

ZUBEREITUNG

1. Blumenkohl waschen und den Strunk kürzen. Die kleinen Blätter entfernen. Sojajoghurt in eine Schüssel geben. Ingwer und Knoblauch schälen und mithilfe einer feinen Reibe in den Joghurt reiben. Tandoori-Gewürzmischung und Salz unterziehen und mit dem Saft und etwas Abrieb der Zitrone würzen.
2. Blumenkohl auf einen Teller setzen und rundherum mit der Marinade bestreichen, mit Klarsichtfolie abdecken und für min. 90 Minuten in den Kühlschrank stellen.
3. Ofen auf 200 °C vorheizen. Ein Backblech mit Backpapier auslegen, den Blumenkohl daraufsetzen und 45 Minuten backen. Auf 150 °C zurückstellen und weitere 30 Minuten backen.
4. Den Reis mit der doppelten Menge Wasser zum Kochen bringen, leicht salzen und auf kleiner Flamme mit leicht geöffnetem Deckel in 30 Minuten gar kochen. Dabei immer wieder umrühren, damit er nicht anbrennt.
5. Für den Dip die Minze waschen und fein hacken. Sojajoghurt in eine Schüssel geben und Minze unterziehen. Mit Salz und Pfeffer würzen. Die Gurke schälen, entkernen und ebenfalls unter den Joghurt ziehen.
6. Den Blumenkohl aus dem Ofen nehmen und in vier Teile teilen. Mit Reis und Dip servieren.

ROTE GRÜTZE MIT KOKOS-SCHLAGSAHNE

ZUBEREITUNGSZEIT: 30 MIN. KÜHLZEIT: 10 STD. 4 PORTIONEN

ZUTATEN

FÜR DIE ROTE GRÜTZE

500 G REIFE ROTE FRÜCHTE (KIRSCHEN, ERDBEEREN, JOHANNISBEEREN, HIMBEEREN) ODER EINE TK-WALDFRUCHTMISCHUNG
250 ML WEISSWEIN, TROCKEN (ALTERNATIV KIRSCH- ODER JOHANNISBEERSAFT)
2 EL SPEISESTÄRKE
4 EL AGAVENDICKSAFT

FÜR DIE SCHLAGSAHNE

400 G VOLLFETTE KOKOSMILCH IN DER DOSE
1 EL AGAVENDICKSAFT
MARK VON 1 VANILLESCHOTE

ZUBEREITUNG

1. Die ungeöffnete Dose Kokosmilch über Nacht, mindestens aber 10 Stunden in den Kühlschrank stellen.
2. Beeren waschen, putzen und verlesen. 200 ml Weißwein aufkochen und die Hälfte der Beerenmischung hineingeben. Ca. 10 Minuten kochen lassen, dann mit einem Purierstab möglichst fein pürieren.
3. Speisestärke mit dem restlichen Wein glatt rühren, in die warme Beerenmischung geben und aufkochen lassen. Die Mischung dickt nun zügig an. Die restlichen Beeren sowie den Agavendicksaft unterrühren und auf kleinster Flamme nochmal 10 Minuten ziehen lassen. Wenn die Beeren weich sind, die Grütze in Gläser oder Dessertschüsseln füllen und diese in den Kühlschrank stellen.
4. Eine Stunde vor Ende der Kokosmilch-Kühlzeit eine leere Schüssel in den Tiefkühler stellen.
5. Die Kokosmilchdose an der Unterseite mit einem Dosenöffner öffnen und die Flüssigkeit abgießen. Zurück bleibt der Festanteil der Kokosmilch. Die Schüssel aus dem Gefrierfach holen und den Festanteil in die gekühlte Schüssel geben. Agavendicksaft und Vanillemark hinzugeben und dann mit einem elektrischen Handmixer fluffig schlagen.
6. Sollte noch Zeit bis zum Servieren sein, die Schüssel mit der Sahne bis zur Verwendung in den Kühlschrank stellen, dann wird die Sahne nochmal etwas fester.
7. Rote Grütze mit Schlagsahne gekrönt servieren.

SÜSSES SÜPPCHEN

ZUBEREITUNGSZEIT: 20 MIN. 4 PORTIONEN

ZUTATEN

1 KG WASSERMELONE
500 G ERDBEEREN
MARK VON EINER VANILLESCHOTE
¼ L TRAUBENSAFT, ROT
2 EL ZITRONENSAFT
3 EL ORANGENSAFT
150 G SELBST GEMACHTER KOKOSJOGHURT VON SEITE 145 ODER GEKAUFTER PFLANZENJOGHURT

FÜR DIE GARNITUR

1 HANDVOLL WALNÜSSE
4 EL MANDELBLÄTTCHEN
2 EL AGAVENDICKSAFT ODER AHORNSIRUP
FRISCHE BEEREN

ZUBEREITUNG

1. Melone in Spalten schneiden und grob würfeln. Erdbeeren waschen und das Grün entfernen. Beides zusammen in einen leistungsstarken Mixer geben. Alternativ kann man dem Obst aber auch mit einem Stabmixer in einer großen Schüssel zu Leibe rücken.
2. Die Flüssigkeit durch ein engmaschiges Sieb schütten, damit die Kernchen aufgefangen werden.
3. Vanillemark sowie Trauben- Zitronen- und Orangensaft unterrühren. In den Kühlschrank stellen.
4. Eine beschichtete Pfanne ohne Öl erhitzen. Die Walnüsse darin anrösten, bis sie goldbraun sind, dann auch die Mandelblättchen in die Pfanne geben und 1–2 Minuten mitrösten. Agavendicksaft mit in die Pfanne geben, Nüsse und Mandeln karamellisieren und aus der Pfanne schnell auf ein Stück Backpapier geben.
5. Beeren verlesen und waschen. Süppchen jeweils mit einem Klecks Joghurt, karamellisierten Nüssen und ein paar Beeren servieren.

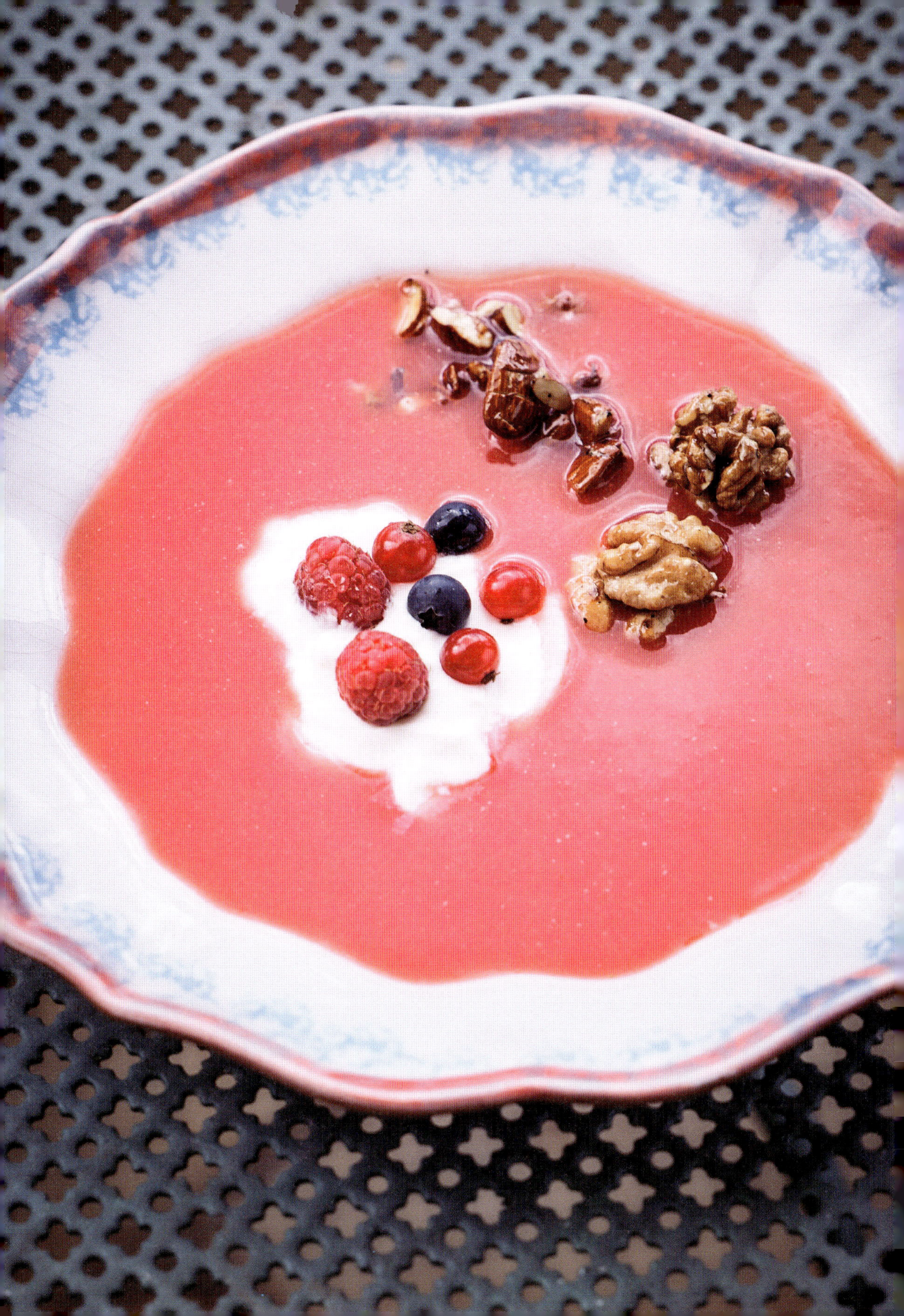

OBST-SOMMERROLLEN MIT KOKOSDIP

ZUBEREITUNGSZEIT: 30 MIN. 4 PORTIONEN

ZUTATEN

FÜR DIE SOMMERROLLEN
4 HANDVOLL JUNGE SPINATBLÄTTER
16 MINZBLÄTTER
OBST NACH WAHL, Z. B.
1 REIFE MANGO
2 REIFE PFIRSICHE
1 SÄUERLICHER APFEL (Z. B. FUJI)
8 BLATT REISPAPIER

FÜR DEN DIP
½ DOSE KOKOSMILCH
2 EL KAKAOPULVER

ZUBEREITUNG

1. Spinat waschen und trocken schleudern. Minze ebenfalls waschen.
2. Obst vorbereiten. Waschen, ggf. entkernen und in Streifen oder dünne Scheiben schneiden.
3. Eine Pfanne mit lauwarmem Wasser füllen. Ein sauberes Plastikbrett bereitlegen und dieses ein bisschen befeuchten. Nun ein Blatt Reispapier in die Pfanne legen und warten, bis es flexibel, aber nicht zu weich wird. Das ist bei jeder Sorte anders. Wenn es zu weich geworden ist, kann man nicht mehr damit arbeiten.
4. Nun das Reispapier auf das Brett legen. Im unteren Drittel einen Teil Spinat, darauf das Obst verteilen. Pro Rolle 2 Minzblätter obenauf legen.
5. Vom unteren Ende her fest aufrollen. Nach einer Umdrehung die Seitenteile einklappen, dann die Rolle beenden. So verfahren, bis alle Zutaten aufgebraucht sind.
6. Mit einem Schneebesen Kokosmilch und Kakaopulver gut verrühren. Dip mit den Sommerrollen servieren.

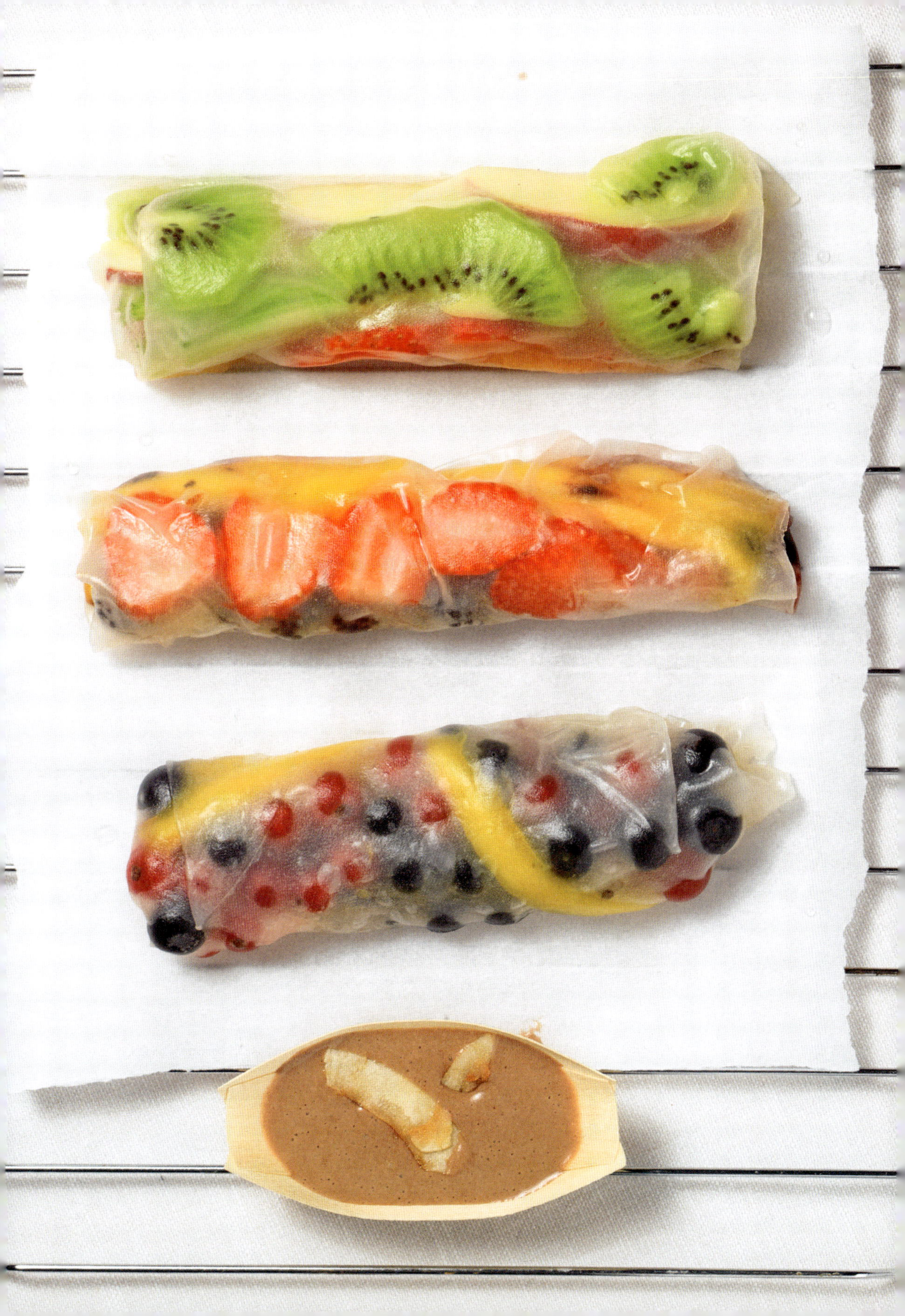

BEEREN-TARTINES

ZUBEREITUNGSZEIT: 30 MIN. KÜHLZEIT: 1 STD. 12 TÖRTCHEN

ZUTATEN

FÜR DEN BODEN
200 G MANDELN, GEMAHLEN
200 G DATTELN
4 EL KOKOSÖL
2 EL KAKAOPULVER
2 EL WASSER
½ TL MEERSALZ

FÜR DIE FÜLLUNG
200 G KOKOSCREME (Z. B. VON RAPUNZEL)
1 REIFE BANANE
1 BIO-LIMETTE, SAFT UND ABRIEB
2 EL KOKOSÖL
AGAVENDICKSAFT NACH BELIEBEN

TOPPING
12 HIMBEEREN, 36 BLAUBEEREN, 6 ERDBEEREN
12 MINZBLÄTTCHEN ZUM GARNIEREN

ZUBEREITUNG

1. Alle Zutaten für den Boden in einem Hochleistungsmixer oder der Küchenmaschine zu einer klebrigen Masse verarbeiten.
2. Klarsichtfolie auf der Arbeitsplatte ausrollen und den Teig darauf etwa 1 cm dick ausrollen. Ofen auf 150 °C vorheizen.
3. Die Vertiefungen eines Muffinblechs mit Kokosöl einfetten. Mithilfe eines Glases Kreise aus dem Teig stechen und diese in die Blechvertiefungen drücken. Die Ränder sollten halb so hoch stehen wie die Vertiefungen. Im Ofen ca. 15 Minuten backen. Aus den Vertiefungen lösen und vollständig auskühlen lassen.
4. Für die Füllung alle Zutaten zusammen im Mixer zu einer gleichmäßigen Creme verarbeiten. Wenn die Creme zu sauer ist, mit Agavendicksaft süßen. Wenn die Böden vollständig ausgekühlt sind, die Creme gleichmäßig darin verteilen.
5. Die Beeren waschen und verlesen. Die Erdbeeren in Scheiben schneiden. Auf jedes Törtchen eine Himbeere, drei Blaubeeren und ein paar Erdbeerscheiben setzen. Mit einem Minzblatt servieren.

TIPP

AM BESTEN SCHMECKEN DIE TÖRTCHEN, WENN SIE NOCH EINMAL GEKÜHLT WERDEN.

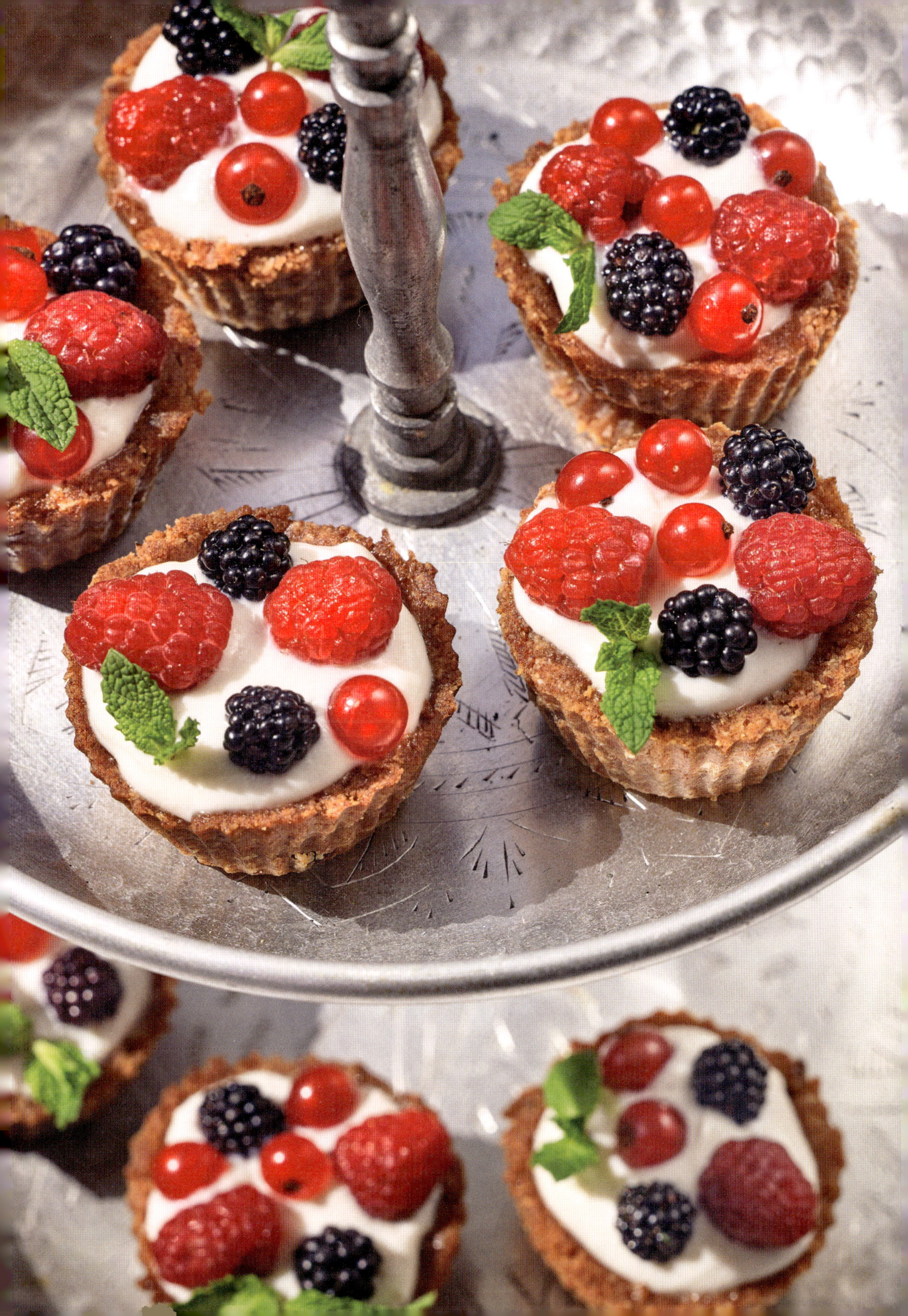

OREO-MUFFINS

ZUBEREITUNGSZEIT: 30 MIN. BACKZEIT: 20 MIN. 12 MUFFINS

ZUTATEN

FÜR DIE MUFFINS
100 G DINKELVOLLKORNMEHL
80 G DINKELMEHL TYPE 630
40 G GEMAHLENE HASELNÜSSE
2 EL SPEISESTÄRKE
1 TL BACKPULVER
1 TL NATRON
4–5 EL KAKAO
1 PRISE SALZ
50 G AHORNSIRUP
40 ML KOKOSÖL
180 ML MINERALWASSER MIT KOHLESÄURE
1 EL APFELESSIG

FÜR DIE CREME
200 G MANDELN, BLANCHIERT UND GESCHÄLT
3 EL AGAVENDICKSAFT
MARK VON 1 VANILLESCHOTE
20 G KOKOSÖL
100–120 ML PFLANZENDRINK

100 G DUNKLE, VEGANE SCHOKOLADE (80 % KAKAOGEHALT)

ZUBEREITUNG

1. Backofen auf 180 °C (Umluft) vorheizen.
2. Die Vertiefungen eines Muffinblechs einölen oder mit Papierförmchen auskleiden. Die trockenen Zutaten für den Muffinteig vermischen. Dann die flüssigen Zutaten hinzugeben und alles zu einem möglichst glatten Teig verarbeiten. Den Teig gleichmäßig in die Vertiefungen verteilen und ca. 20 Minuten backen.
3. Zahnstochertest durchführen. Wenn kein Teig mehr am Zahnstocher kleben bleibt, sind die Muffins fertig. Falls noch Teigrückstände bleiben, die Muffins für weitere 5–10 Minuten in den Ofen schieben. Rausnehmen und vollständig auskühlen lassen.
4. Alle Zutaten für die Creme bis auf den Pflanzendrink in einen Hochleistungsmixer geben und zu einer glatten Masse verarbeiten. Sie sollte fluffig und nicht zu flüssig sein, daher den Pflanzendrink nach und nach dazugeben.
5. Muffins zweimal horizontal durchschneiden. Die Schnittflächen jeweils mit Creme bestreichen und die Muffins anschließend zu Oreo-Türmchen zusammensetzen. Schokolade schmelzen und über die Muffins träufeln.

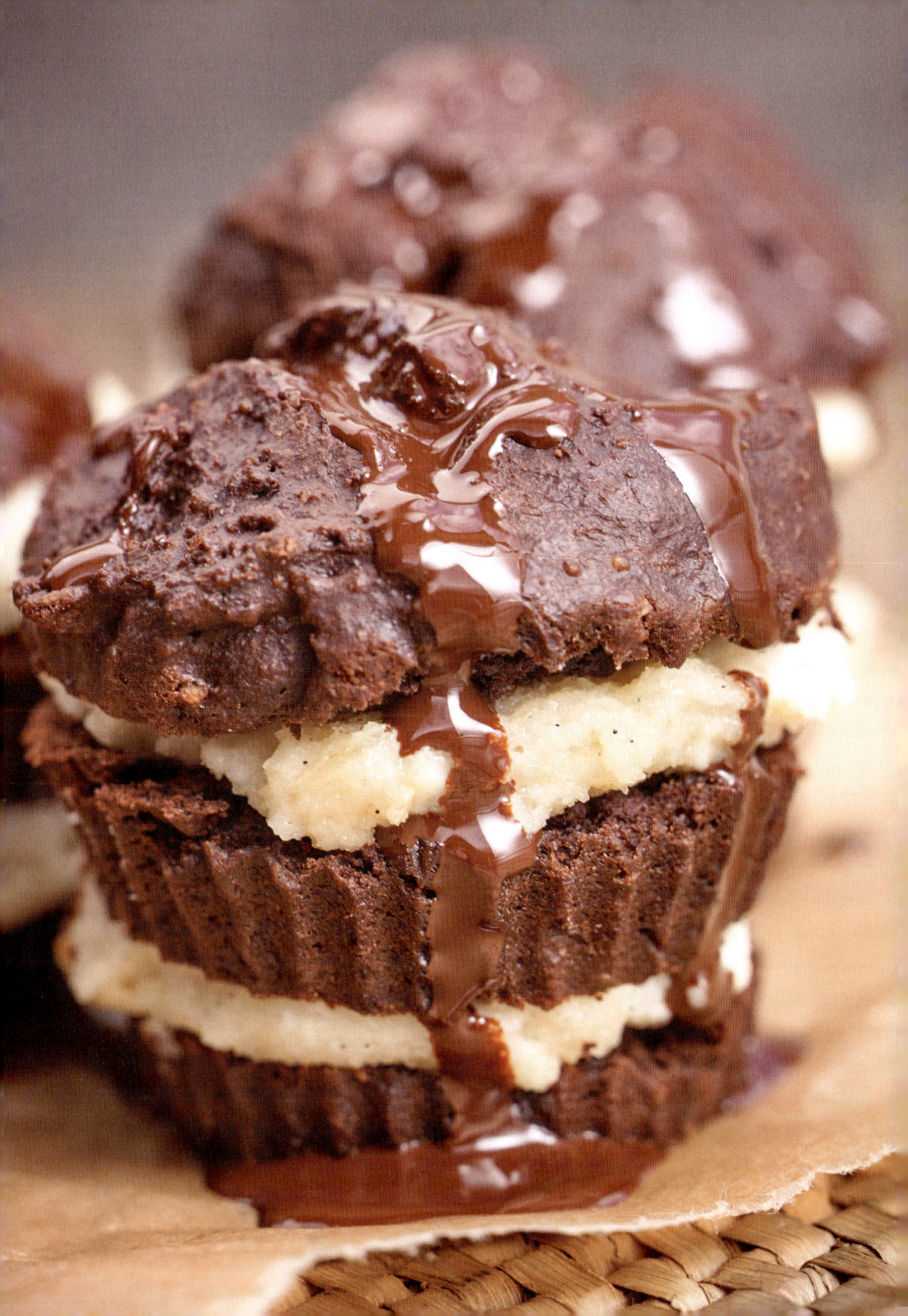

SÜSSKARTOFFELBROWNIES

ZUBEREITUNGSZEIT: 25 MIN. BACKZEIT: 20 MIN. 10 BROWNIES

ZUTATEN

14 DATTELN, ENTSTEINT
2 SÜSSKARTOFFELN
80 G GEMAHLENE MANDELN
100 G BUCHWEIZENMEHL
4 EL KAKAOPULVER
3 EL KAKAONIBS
MARK VON 1 VANILLESCHOTE
1 PRISE SALZ

ZUBEREITUNG

1. Die Datteln über Nacht in reichlich Wasser einweichen. Abgießen. (Sollten Medjoul-Datteln verwendet werden, ist dieser Schritt nicht notwendig.)
2. Den Ofen auf 180 °C vorheizen und einen großen Topf mit Wasser und einem Dämpfeinsatz aufsetzen. Die Süßkartoffeln schälen und in grobe Stücke schneiden. Wenn das Wasser im Topf zu Kochen beginnt, die Süßkartoffelwürfel in den Dämpfeinsatz geben und ca. 15 Minuten garen, bis sie auseinanderfallen.
3. Kartoffelwürfel zusammen mit den Datteln in den Mixer geben und zu einer cremigen Masse verarbeiten. Diese in eine Schüssel löffeln und mit den restlichen Zutaten zu einem homogenen Teig verrühren.
4. Ein kleines Brownieblech mit Backpapier auskleiden und die Masse hineinfüllen. 20 Minuten backen und dann den Zahnstochertest durchführen. Wenn der Zahnstocher ohne Rückstände wieder herauskommt, die Brownies aus dem Ofen nehmen. Klebt noch Teig daran, die Brownies für weitere 5–10 Minuten zurück in den Ofen geben.
5. Vor dem Anschneiden unbedingt noch 10 Minuten stehen lassen, sonst fallen die Brownies auseinander.
6. In kleine Vierecke schneiden und servieren. Die Brownies sollten am besten sofort verzehrt werden, da sie schnell austrocknen.

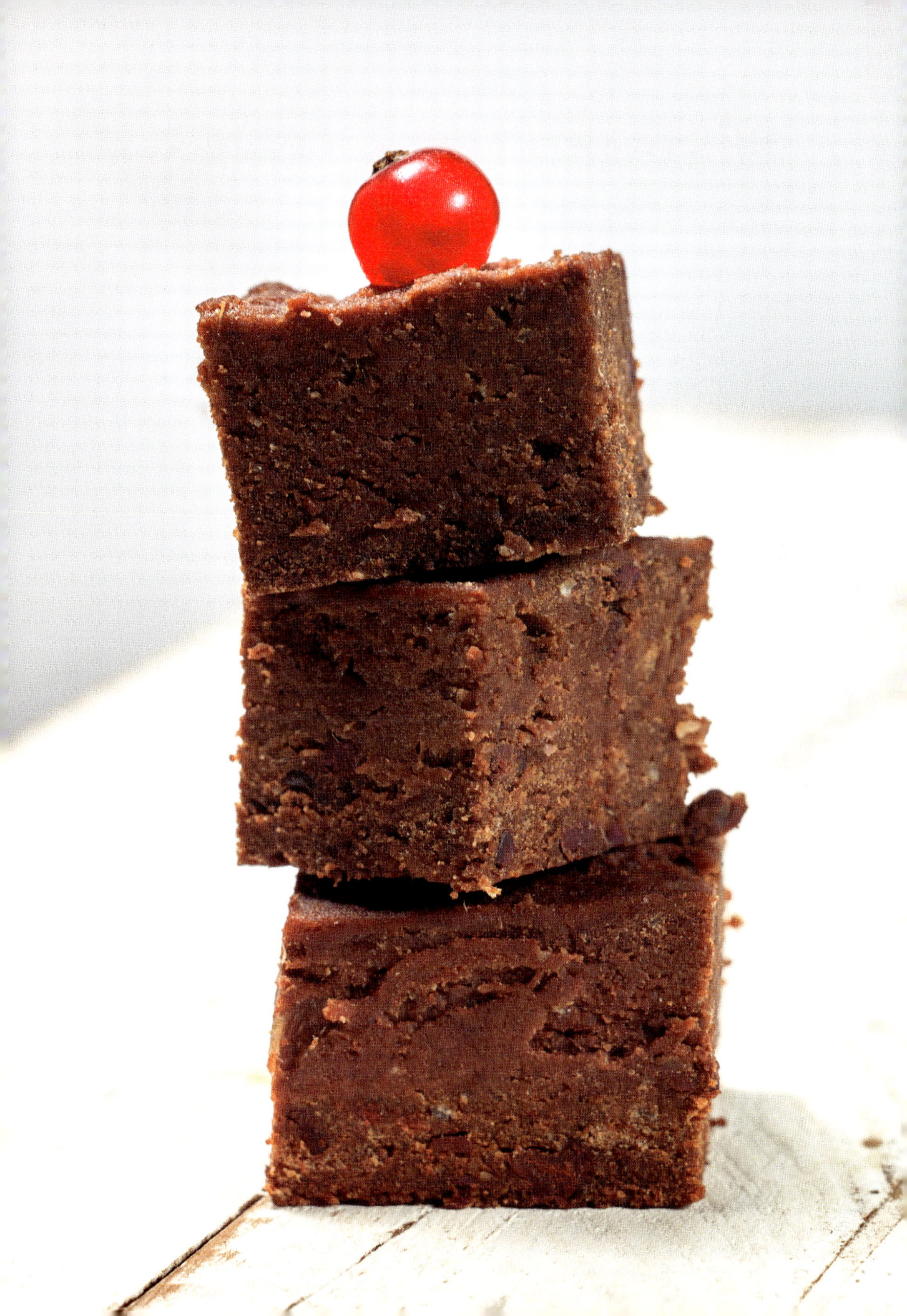

ORANGEN-SCHOKO-BÄLLCHEN

ZUBEREITUNGSZEIT: 15 MIN. 10–20 BÄLLCHEN, JE NACH GRÖẞE

ZUTATEN

50 G MANDELN
100 G CASHEWKERNE
150 G ROSINEN
150 G DATTELN
200 G HAFERFLOCKEN
½ TL ORANGENABRIEB
2 EL ORANGENSAFT
50 G ROHES KAKAOPULVER
3 EL KAKAOPULVER + 1 TL ORANGENABRIEB ZUM WÄLZEN

ZUBEREITUNG

1. Mandeln, Cashewkerne, Rosinen, Datteln, Haferflocken, Kakaopulver, Orangenabrieb, Orangensaft und Kakaopulver in einem Mixer oder in einer Küchenmaschine zu einer homogenen Masse verarbeiten. Sollte die Masse zu trocken sein (je nach Dattelsorte), vorsichtig und esslöffelweise Wasser zur Masse geben, bis sie klebrig wird.
2. 3 EL Kakaopulver mit 1 TL Orangenabrieb in einem tiefen Teller mischen. Mit feuchten Händen aus jeweils einem guten TL der Masse Kugeln formen und in der Kakaopulvermischung wälzen.
3. In einem luftdicht verschlossenen Behälter halten sich die Kugeln im Kühlschrank mehrere Wochen.

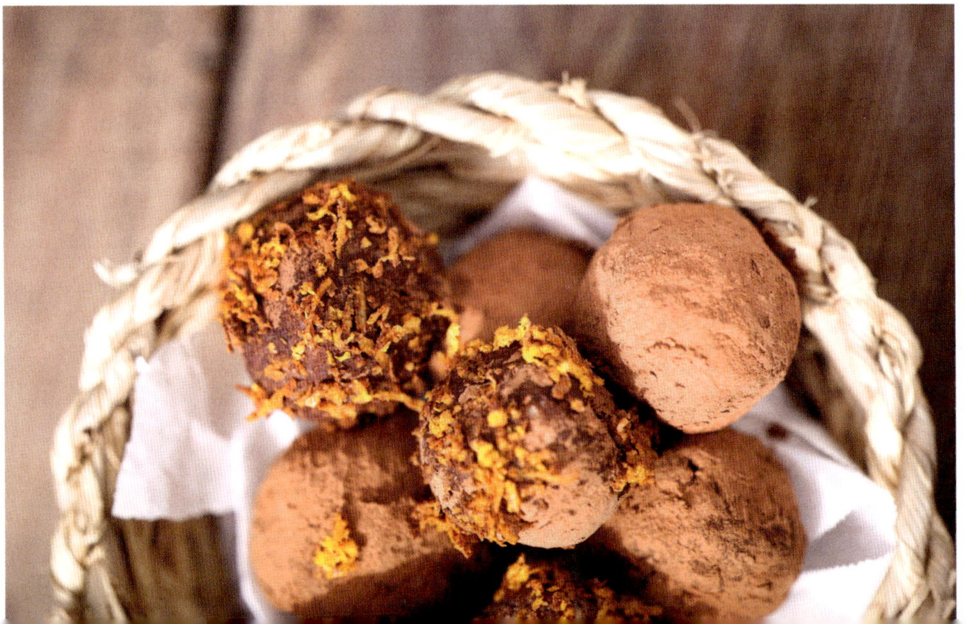

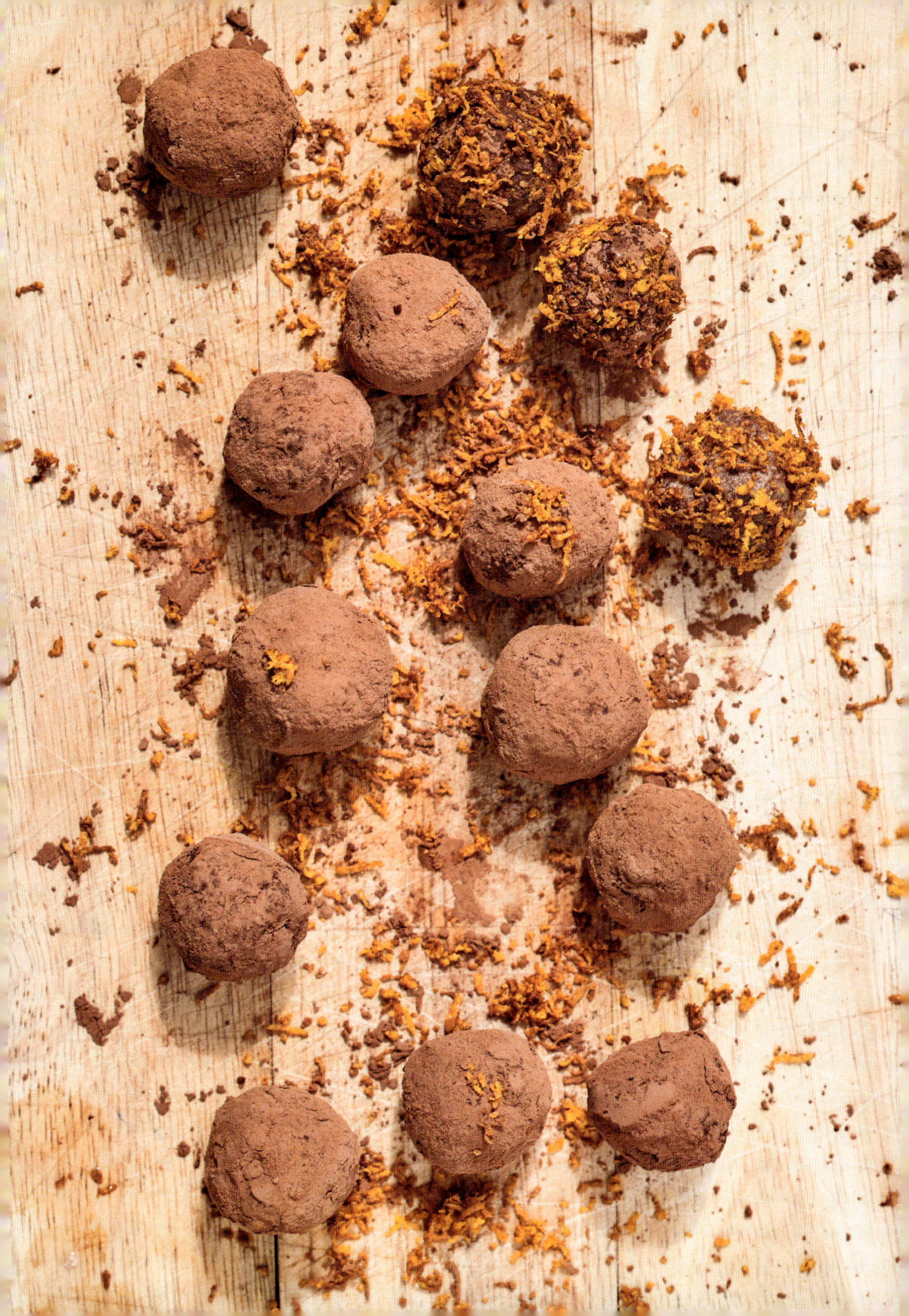

HALBROHE KIWI-TORTE

ZUBEREITUNGSZEIT: 40 MIN. TIEFKÜHLZEIT: 5 STD. EINWEICHZEIT: 4 STD. 1 TORTE

ZUTATEN

FÜR DEN BODEN
100 G HASELNÜSSE, GEMAHLEN
4 EL KOKOSÖL
3 EL AHORNSIRUP
1 PRISE MEERSALZ
50 G VOLLKORNDINKELMEHL
100 G HAFERFLOCKEN, FEINBLATT

FÜR DIE FÜLLUNG
130 G CASHEWKERNE
200 G KIWI
175 ML AGAVENDICKSAFT ODER APFELSÜSSE
125 ML KOKOSÖL
½ LIMETTE (SAFT UND ABRIEB)

DEKORATION: 1–2 KIWIS

ZUBEREITUNG

1. Für die Füllung Cashewkerne mit Wasser bedecken und min. 4 Stunden einweichen lassen. Ofen auf 180 °C vorheizen und eine Quiche- oder Springform (Durchmesser: 23 cm) mit Kokosöl einfetten.
2. Für den Boden Haselnüsse, Öl, Ahornsirup, Salz und Mehl in einem Mixer oder einer Küchenmaschine zu einem klebrigen Teig verarbeiten. Haferflocken hinzugeben und weitermixen, bis diese klein gehackt, aber noch erkennbar sind. Der Teig sollte leicht klebrig sein. Ist er zu trocken, etwas Waser hinzumixen.
3. Den Teig gleichmäßig in die Form bröseln und mit den Händen gleichmäßig und fest zu einem zusammenhängenden Boden drücken. Am Rand hochziehen. Mit einer Gabel Löcher in den Teig stechen, damit Dampf entweichen kann.
4. Den Boden 10–13 Minuten backen, bis er goldbraun ist. Aus dem Ofen holen, gut abkühlen lassen. Aus der Form lösen und auf einem Kuchengitter vollständig auskühlen lassen.
5. Kiwis schälen, pürieren und in ein feines Sieb geben, damit überschüssige Flüssigkeit abtropfen kann. Cashewkerne abgießen und gut abspülen.
6. Alle Zutaten für die Füllung in einem Mixer zu einer glatten Creme verarbeiten. Es sollten keine Stückchen mehr vorhanden sein – je nach Qualität des Gerätes kann der Vorgang einige Minuten in Anspruch nehmen. Zwischendurch immer wieder stoppen und die Creme von der Mixerwand nach unten streichen.
7. Füllung gleichmäßig auf dem Tortenboden verstreichen und die Oberfläche glatt ziehen und mit Klarsichtfolie abdecken. Auf einer geraden Fläche für mindestens 6 Stunden in den Tiefkühler geben.
8. Torte aus dem Tiefkühler nehmen und 15 Minuten antauen lassen. Kiwis schälen und in dünne Scheiben schneiden. Auf der Torte verteilen und diese in Stücke schneiden.

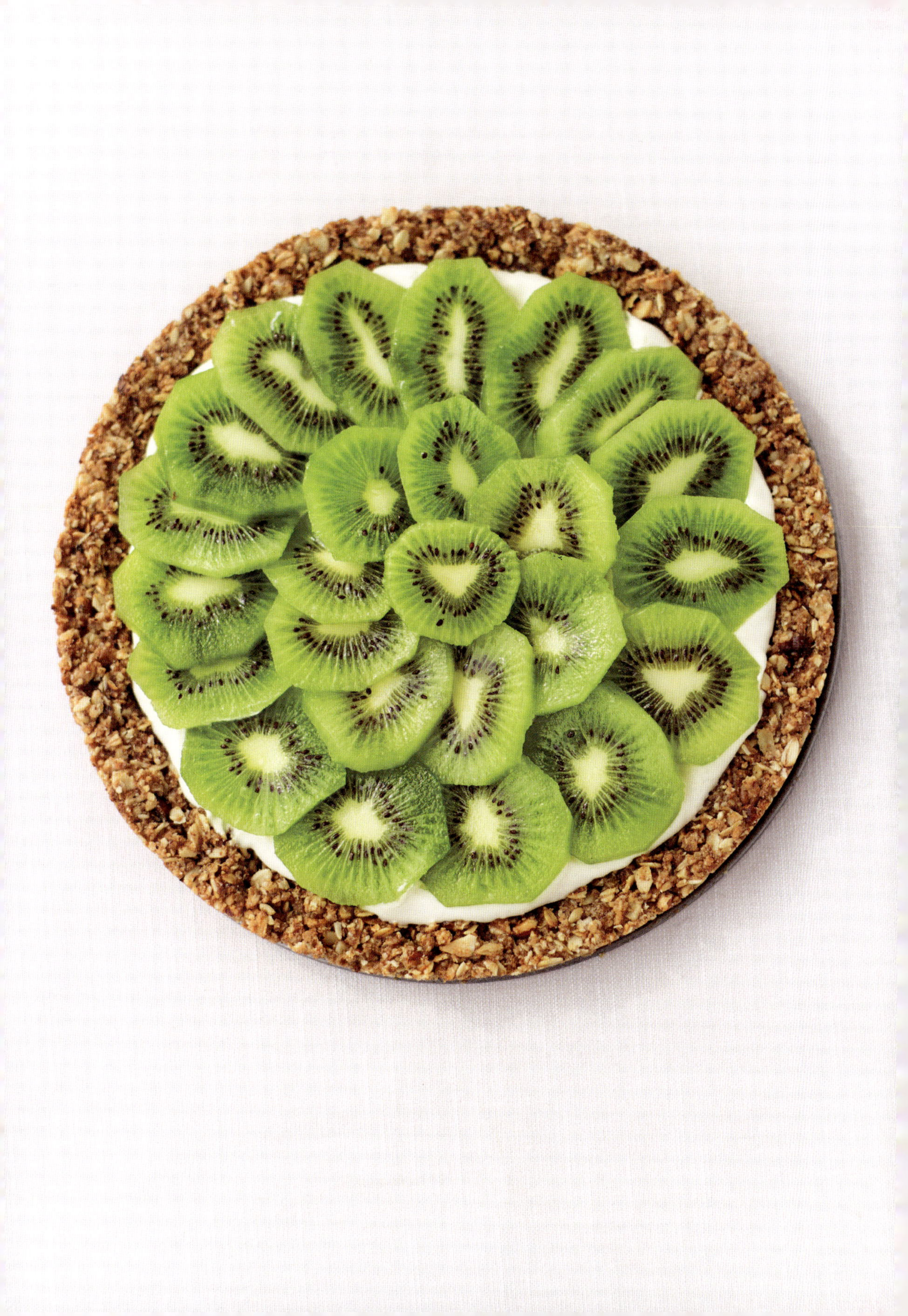

DREIERLEI SÜSSER HUMMUS

ZUBEREITUNGSZEIT: 10 MIN. JE 1 GROßES GLAS

ZUTATEN FÜR CREMIGEN KAFFEE-SCHOKO-HUMMUS

1 DOSE KICHERERBSEN (ABTROPFGEWICHT CA. 260 G)
4 EL ERDNUSSBUTTER
5 EL AHORNSIRUP
5 EL KAKAOPULVER
120 ML STARKER KAFFEE
1 PRISE MEERSALZ
3 EL KAKAONIBS

ZUBEREITUNG

Alle Zutaten bis auf die Kakaonibs im Mixer oder mit der Küchenmaschine zu einer glatten Masse verarbeiten. Abschmecken und die Nibs unterrühren.

ZUTATEN FÜR SCHARFEN KIRSCH-HUMMUS

1 DOSE KICHERERBSEN (ABTROPFGEWICHT CA. 260 G)
180 G SÜSSE KIRSCHEN, ENTSTEINT
2 EL TAHIN
SAFT VON ½ LIMETTE
SALZ UND CAYENNEPFEFFER, AGAVENDICKSAFT (OPTIONAL)
50 G SÜSSE KIRSCHEN, ENTSTEINT, ZUM GARNIEREN

ZUBEREITUNG

Kichererbsen mit 180 g Kirschen, Tahin und Limettensaft im Mixer oder mit der Küchenmaschine zu einer glatten Masse verarbeiten. Mit Salz und Cayennepfeffer abschmecken und nach Geschmack mit Agavendicksaft nachsüßen. Mit den restlichen Kirschen garnieren.

ZUTATEN FÜR MANGO-ZITRONEN-HUMMUS

1 DOSE KICHERERBSEN (ABTROPFGEWICHT CA. 260 G)
180 G REIFE MANGO
SAFT UND ABRIEB VON ½ ZITRONE

ZUBEREITUNG

Alle Zutaten im Mixer oder mit der Küchenmaschine zu einer glatten Masse verarbeiten.

INSTANT-GEMÜSEBRÜHE

ZUBEREITUNGSZEIT: 15 MIN. TROCKNUNGSZEIT: 12 STD. 2 GROßE SCHRAUBGLÄSER

ZUTATEN

1 KG SUPPENGEMÜSE, BESTEHEND AUS
- ZWIEBELN
- MÖHREN
- KNOLLENSELLERIE
- PAPRIKA
- LAUCH
- PETERSILIENWURZEL

100 G MEERSALZ
4 EL HEFEFLOCKEN (OPTIONAL)
4 EL PETERSILIE, GETROCKNET

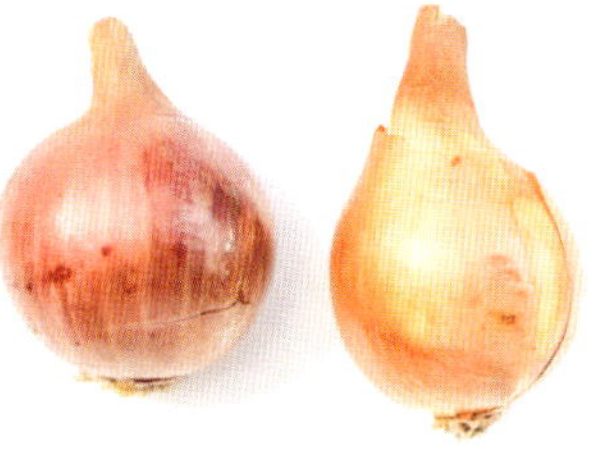

ZUBEREITUNG

1. Suppengemüse waschen, ggf. schälen/entkernen und in grobe Stücke schneiden. Auf mit Backpapier ausgelegte Backbleche geben.
2. Bei 100 °C Umluft im Ofen für min. 12 Stunden trocknen, dabei einen Löffel in die Backofentür klemmen, damit die Feuchtigkeit entweichen kann.
3. Gemüse gut auskühlen lassen. Dann mit Meersalz und Hefeflocken (falls gewünscht) im Mixer oder in einer Küchenmaschine zu einem feinen Mehl verarbeiten.
4. Petersilie unterziehen und die Mischung in luftdichte Schraubgläser füllen.

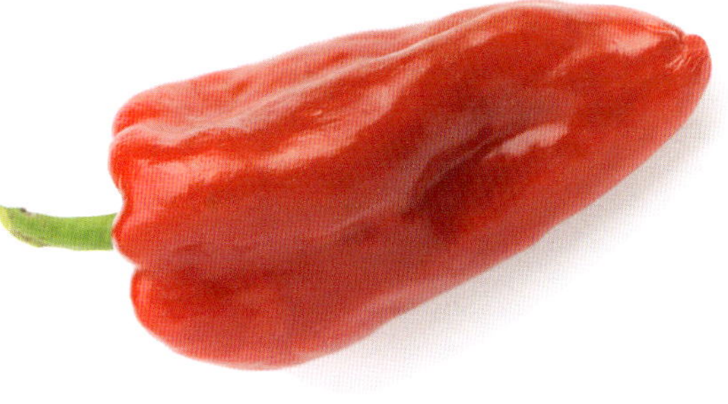

ROGGEN-SAUERTEIG-BROT

ZUBEREITUNGSZEIT: 15 MIN. BACKZEIT: 50 MIN. GEHZEIT: 90 MIN. 2 KLEINE BROTE

ZUTATEN

500 G ROGGENVOLLKORNMEHL
2 PÄCKCHEN AKTIVE TROCKENHEFE
2 TL SALZ
1 EL AHORNSIRUP
750 ML LAUWARMES WASSER
150 G FLÜSSIGER SAUERTEIG
500 G ROGGENMEHL TYPE 970

KÜRBIS- ODER SONNENBLUMENKERNE NACH BELIEBEN

ZUBEREITUNG

1. Roggenvollkornmehl mit Hefe und Salz vermengen, Ahornsirup im Wasser auflösen. Das Wasser zur einen Hälfte des Mehls geben und zu einem glatten, sehr flüssigen Teig vermengen. Sauerteig untermengen und das Roggenmehl Type 970 löffelweise unterziehen.
2. Mit einem feuchten Tuch abdecken und an einem warmen Ort ca. 60 Minuten gehen lassen, bis sich der Teig verdoppelt hat. Ofen auf 200 °C Umluft vorheizen.
3. Teig noch einmal kräftig durchkneten und zwei Brotlaibe formen. Diese nach Belieben mit Kernen garnieren. Noch einmal gehen lassen, bis sie die doppelte Größe erreicht haben (ca. 30 Minuten).
4. Mit einer Tasse Wasser in den Ofen stellen und ca. 60 Minuten backen. Auf einem Gitter abkühlen lassen.

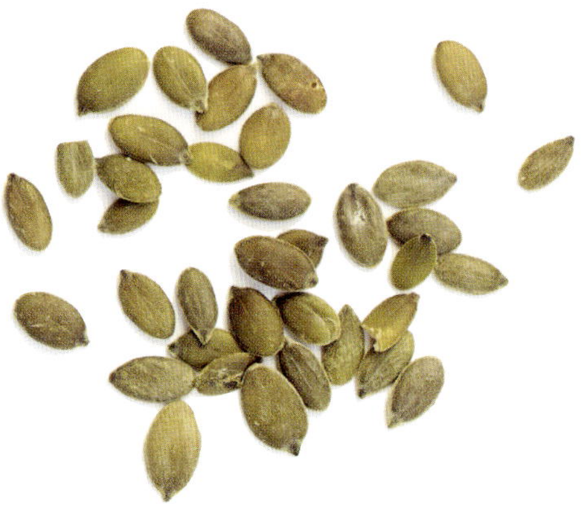

ROGGENBRÖTCHEN

ZUBEREITUNGSZEIT: 15 MIN. BACKZEIT: 25 MIN. GEHZEIT: 15 MIN. 8–10 BRÖTCHEN

ZUTATEN

250 G ROGGENMEHL TYPE 997
200 G DINKELMEHL TYPE 550
250–300 ML WASSER (LAUWARM)
1 WÜRFEL HEFE
1 EL RÜBENSIRUP
2 TL SALZ

ZUBEREITUNG

1. Alle Zutaten vermischen und ca. 10 Minuten kneten. Teig gehen lassen, bis er sich verdoppelt hat.
2. Mit etwas Mehl Brötchen daraus formen und auf einem Blech nochmals 15 Minuten gehen lassen. 20-25 Minuten bei 225 °C Ober-/Unterhitze backen.

BAGUETTES

ZUBEREITUNGSZEIT: 10 MIN. BACKZEIT: 25 MIN. GEHZEIT: 24 STD. 2 BAGUETTES

ZUTATEN

600 G DINKELMEHL
2 TL MEERSALZ
1 TL AKTIVE TROCKENHEFE
310 ML WASSER

ZUBEREITUNG

1. Aus allen Zutaten einen glatten Teig kneten, diesen abdecken und an einem warmen Ort 24 Stunden gehen lassen. Das ist wichtig, damit das Baguette sein Aroma entfaltet – andernfalls schmeckt es nur nach Mehl.
2. Ofen auf 230 °C Umluft mindestens eine Stunde vorheizen (am besten mit dem Blech, auf dem die Baguettes gebacken werden – alles sollte richtig heiß sein!).
3. Den Teig nochmals durchkneten und zu zwei ca. 30 cm langen Rollen formen. Mit etwas Wasser bestreichen und in den Ofen geben.
4. Ca. 30 Minuten backen, bis die Baguettes knusprig braun geworden sind.

WEISSWEINSENF

ZUBEREITUNGSZEIT: 10 MIN. REIFEZEIT: 2–4 WOCHEN 1 GLAS

ZUTATEN

60 G BRAUNE SENFKÖRNER (ALTERNATIV EINE MISCHUNG AUS BRAUNEN UND GELBEN KÖRNERN)
125 ML TROCKENER WEISSWEIN
60 ML APFELESSIG
60 ML WASSER
1 TL MEERSALZ
½ TL KNOBLAUCHPULVER

ZUBEREITUNG

1. Alle Zutaten in ein Schraubglas geben und kräftig schütteln. 1-2 Tage quellen lassen.
2. In einen Mixer geben und bis zur gewünschten Sämigkeit pürieren. Den Senf in ein Schraubglas füllen und 2 bis 4 Wochen bei Zimmertemperatur reifen lassen.
3. Wenn er das gewünschte Aroma entwickelt hat, den Senf in den Kühlschrank stellen. Im Kühlschrank ist er ca. 1 Jahr haltbar.

CASHEWMILCH

ZUBEREITUNGSZEIT: 10 MIN. EINWEICHZEIT: 8 STD. 1 LITER

ZUTATEN

200 G CASHEWKERNE
2 DATTELN
1 PRISE ZIMT
1 PRISE SALZ
1 L WASSER

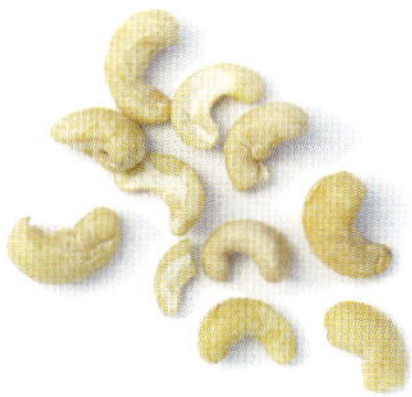

ZUBEREITUNG

1. Cashewkerne in einer Schüssel mit Wasser über Nacht einweichen.
2. Am nächsten Tag gründlich abspülen und mit 1 Liter warmem Wasser sowie den Datteln in den Mixer geben. Mixen, bis keine Stückchen mehr zu sehen sind.
3. Sauberes Geschirrtuch über ein Abtropfsieb legen und dieses über einen großen Topf legen. Flüssigkeit vorsichtig durch das Geschirrtuch abseihen, damit evtl. noch vorhandene Stückchen rausgefiltert werden. Mit Zimt und Salz abschmecken und in ein sauberes Schraubglas füllen. Hält sich im Kühlschrank ca. 3 Tage.

MÜSLIMIX

ZUBEREITUNGSZEIT: 5 MIN. BACKZEIT: 30 MIN. 1 GROßES GLAS

ZUTATEN

500 G HAFERFLOCKEN
3 EL KOKOSÖL
3 EL AGAVENDICKSAFT
3 EL KOKOSFLOCKEN
3 EL SONNENBLUMENKERNE
6 EL GEPUFFTER REIS
3 EL CHIASAMEN
3 EL ROSINEN
3 EL CRANBERRIES

ZUBEREITUNG

1. Haferflocken mit Kokosöl, Agavendicksaft, Kokosflocken, Sonnenblumenkernen und gepufftem Reis vermischen. 2–3 EL Wasser hinzugeben, damit sich die Zutaten gut verbinden.
2. Ofen auf 150 °C vorheizen. Ein Backblech mit Backpapier auslegen und die Müslimischung gleichmäßig darauf verteilen.
3. 20–30 Minuten backen, dabei immer wieder auflockern und aufpassen, dass das Müsli nicht zu braun wird.
4. Gut abkühlen lassen und mit Chia und dem Trockenobst vermischen. Hält sich in einem luftdichten Glas oder einer Keksdose wochenlang.

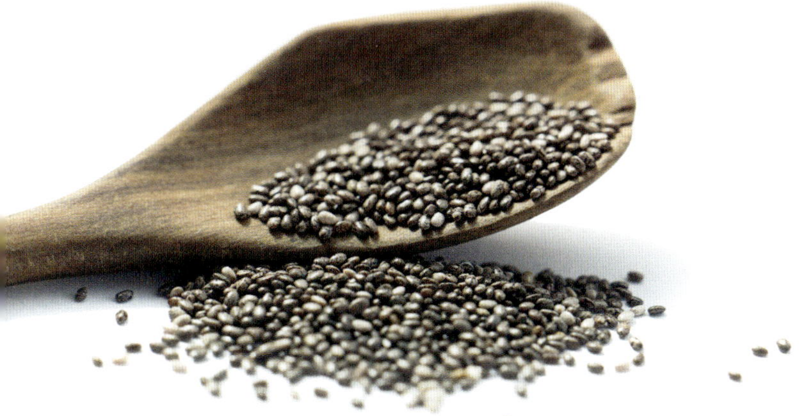

SCHMELZFÄHIGER KÄSE

ZUBEREITUNGSZEIT: 10 MIN. KÜHLZEIT: 4 STD. REIFEZEIT: 4–6 TAGE 1 GROßES GLAS

ZUTATEN

130 G MACADAMIANÜSSE, UNGESALZEN (ALTERNATIV: CASHEWKERNE)
250 ML SAUERKRAUTSAFT
1 ½ TL MEERSALZ
2 TL HEFEFLOCKEN
1 TL WEISSE MISOPASTE
1 TL KNOBLAUCHPULVER
1 TL KURKUMAPULVER
125 ML PLUS 2 EL WASSER
1 EL AGAR-AGAR-PULVER
2 EL SPEISESTÄRKE

ZUBEREITUNG

1. Nüsse, Sauerkrautsaft, Meersalz, Hefeflocken, Misopaste, Knoblauch- und Kurkumapulver im Mixer zu einer glatten Masse pürieren. Darauf achten, dass keine Klümpchen zurückbleiben. Das kann ein paar Minuten in Anspruch nehmen.
2. In ein sauberes Schraubglas füllen und dieses verschließen. Bei Zimmertemperatur 4–6 Tage ruhen lassen, bis sich große Luftblasen gebildet haben und die Masse fester geworden ist.
3. 125 ml Wasser mit Agar-Agar in einen kleinen Topf geben und den Deckel aufsetzen. 4 Minuten heiß werden lassen, ohne den Deckel abzunehmen (sonst geliert die Masse im Topf). Wenn das Wasser blubbert, die Käsemasse hinzugeben und schnell mit einem Schneebesen einrühren. Die Speisestärke in 2 EL Wasser auflösen und ebenfalls unterziehen. Köcheln lassen, bis die Masse glänzt und sehr zäh geworden ist.
4. In ein sauberes Glas füllen und im Kühlschrank mindestens 4 Stunden fest werden lassen. Wie normalen Käse verwenden.

ZUCKERFREIE HIMBEER-VANILLE-MARMELADE

ZUBEREITUNGSZEIT: 20 MIN. 1 KLEINES GLAS

ZUTATEN

150 G HIMBEEREN, FRISCH ODER TK
3–4 EL AGAVENDICKSAFT
2 EL CHIASAMEN
MARK VON 1 VANILLESCHOTE

ZUBEREITUNG

1. Himbeeren und Agavendicksaft vermischen und in einem mittelgroßen Kochtopf unter ständigem Rühren zum Kochen bringen. Hitze reduzieren und 5 Minuten köcheln lassen.
2. Mit einem Kartoffelstampfer grob zerstampfen, einige größere Stücke drinlassen.
3. Chiasamen einrühren und unter ständigem Rühren so lange kochen, bis die gewünschte Konsistenz erreicht ist (10–15 Minuten).
4. Den Topf vom Herd nehmen und Vanillemark einrühren. Je nach Geschmack mehr Agavendicksaft hinzugeben. In einem sauberen Schraubglas hält sich die Marmelade im Kühlschrank mehrere Wochen.

ANHANG

ZUM SCHLUSS

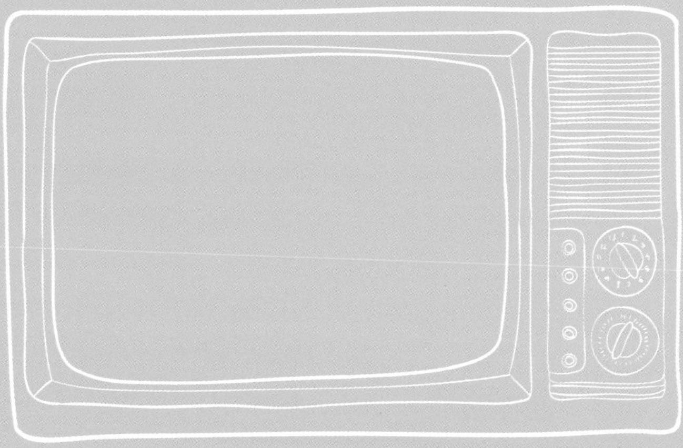

- KOCHZEITEN
- EIN BEISPIELTAG: WAS ICH SO ESSE
- CLEAN-EATING-VORRÄTE
- BEZUGSQUELLEN FÜR GESUNDE LEBENSMITTEL
- LINKS ZU INTERESSANTEN SEITEN
- FILM-EMPFEHLUNGEN
- SCHLAGWORTREGISTER
- REZEPTEREGISTER
- ÜBER DEN AUTOR/FOTOGRAFEN

ANHANG

KOCHZEITEN

Eine kleine Hilfestellung in der Küche soll die folgende Tabelle bieten, die Kochzeiten für diverse Hülsenfrüchte und Linsen angibt.

LEBENSMITTEL	TROCKENGEWICHT	WASSERMENGE	ZEIT
Basmatireis	100 g	250 ml	10-20 Min.
Rundkorn-Naturreis	100 g	400 ml	40-50 Min.
Wildreis	100 g	500 ml	40-50 Min.
Quinoa	100 g	300 ml	15-20 Min. + 5 Min. Nachquellzeit
Amarant	100 g	250 ml	30 Min.
Buchweizen	100 g	200 ml	15-20 Min.
Bulgur	100 g	300 ml	15-20 Min.
Couscous	100 g	150 ml	15 Min. (garen oder einweichen lassen)
Hirse	100 g	300 ml	20-25 Min.
Dinkelkörner	100 g	300 ml	40-50 Min.
grüne Linsen	100 g	250 ml	20-35 Min.

Es empfiehlt sich, Getreide, Körner und Linsen vor dem Kochen in einem Sieb mit klarem Wasser abzuspülen, um mögliche Rückstände auszuspülen. Gerade bei Quinoa ist das besonders wichtig, weil dadurch unangenehme Bitterstoffe ausgepült werden. Reis, Quinoa und Hirse sollte man immer ein paar Minuten nachquellen lassen; dazu den Topf vom Herd nehmen.

Will man getrocknete Hülsenfrüchte kochen, so gelten natürlich ganz andere Garzeiten. Trocken-Hülsenfrüchte müssen zunächst gründlich abgespült werden, dann in einem großen Topf über Nacht (mindestens 8-12 Stunden) gut mit Wasser bedeckt einweichen. Dann werden sie erneut abgespült und gut mit Wasser bedeckt bei starker Hitze zum Kochen gebracht, bevor die Hitze reduziert wird und sie je nach Art 30-90 Minuten ohne Deckel köcheln müssen. Wer mag, kann größere Mengen auf diese Art und Weise vorbereiten und einen Teil gleich einfrieren. So hat man immer vorgekochte Hülsenfrüchte vorrätig, die nur noch kurz erwärmt werden müssen – und spart einiges an Geld.

EIN BEISPIELTAG: WAS ICH SO ESSE

Ich habe keinen festgelegten Speiseplan, doch Beispiele helfen immer. Deswegen in der folgenden Tabelle mal ein Beispiel, wie ein typischer Tag aussehen könnte.

MORGENS:

Ich starte den Tag mit einem großen Glas Wasser, denn das füllt die Wasserspeicher auf und gibt meinen Zellen Flüssigkeit. Anschließend frühstücke ich in der Regel eine der folgenden Frühstücksvarianten:

- ein DIY-Müsli, getoppt mit frischem Obst oder TK-Beeren
- einen grünen Smoothie oder noch viel lieber eine Smoothie Bowl
- einen Obstsalat, getoppt mit Kakaonibs, Kokosraspeln, gerösteten Buchweizenkernen, Walnüssen usw.
- einen Chiapudding mit Obst und Toppings nach Lust und Laune
- selbst gebackenes Brot mit Avocadoscheiben, Guacamole, Tomaten oder einem pflanzlichen Aufstrich, gerne getoppt mit Sprossen
- ein Oatmeal oder Overnight-Oats

MITTAGS:

Meist einen großen Salat, gerne auch mal Hummus, seltener eine Bowl, die ich mir je nach Vorrat zusammenstelle. Oder ein Essen nach dem »A grain, a green and a bean«-Prinzip. Auch Zucchini-Nudeln stehen hier und da mittags auf dem Tisch. Mittags soll es gerne schnell gehen, daher muss es nichts Kompliziertes sein.

ABENDS:

Abends versuche ich spätestens 3 Stunden vor dem Zubettgehen zu essen. Gerne eine Gemüsesuppe, ein Curry, Sommerrollen, Zucchini-Nudeln mit Tomatensoße oder Pesto, eine Bowl, einen Wrap, Backofengemüse oder eines der Gerichte aus dem Anhang.

ZWISCHENDURCH:

Obst, Trockenobst, selbst gemachte Energiebällchen oder Müsliriegel, ein Proteinshake, ein Stück dunkle Schokolade, eine kleine Portion Hummus oder Medjoul-Datteln (wenn ich einen besonders süßen Zahn habe, fülle ich die noch mit ein wenig Erdnussbutter oder Mandelmus).

CLEAN-EATING-VORRÄTE

Neben dem regelmäßigen Kauf frischer Ware wie Obst und Gemüse empfehle ich, die folgenden Lebensmittel im Vorratschrank zu haben, damit du dir jederzeit eine gesunde Mahlzeit zubereiten kannst.

HÜLSENFRÜCHTE	Kichererbsen, Erbsen, grüne Bohnen, Zuckerschoten (Kaiserschoten), Linsen, Sojabohnen, Mungbohnen, Adzukibohnen
GETREIDE UND PSEUDO-GETREIDE	Vollkornhaferflocken, Bulgur, Buchweizen, Quinoa, Hirse, Couscous, Polenta, Amarant, Dinkel- und (VK-)Weizenmehl, gepoppter Amarant
NUDELN & REIS	Nudeln aus Reis, Dinkel, Kamut, Linsen, Vollkornreis, Basmatireis
KERNE, NÜSSE & MUS	Sonnenblumenkerne, Kürbiskerne, Pistazien, Leinsamen, Haselnüsse, Paranüsse, Macadamianüsse, Cashewnüsse, Walnüsse, Mandeln, Pinienkerne, Sesamsamen, weißes Mandelmus, Erdnussmus, Haselnussmus, Cashewmus, Mandelpüree, Tahin
GEWÜRZE	Meersalz, Steinsalz, Kala Namak, Pfeffer aus der Mühle, Hefeflocken, Curry- und Paprikapulver, Gemüsebrühe, Koriander, Kurkuma, Knoblauch, Oregano, Kreuzkümmel, Ingwer, Vanillepulver, Rosmarin, Muskatnuss, Lorbeerblätter, Majoran, Thymian, Senfsamen, Wacholderbeeren, Worcestersauce, Chili
SÜßUNGSMITTEL	Kokosblütenzucker, Agavendicksaft, Agavensirup, Reissirup, Vanillezucker, Apfeldicksaft
TIEFKÜHLPRODUKTE	TK-Gemüse, TK-Obst, TK-Kräuter
KONSERVEN	Oliven, weiße Bohnen, Bohnen in Tomatensoße, Antipasti, Mais, Tomaten (getrocknet/passiert/stückig), Gewürzgurken, Kapern, Kidneybohnen, vorgekochte Kichererbsen
GETROCKNETES	Datteln, Pflaumen, Feigen, Rosinen, Cranberrys, getrocknete Pilze, getrocknete Tomaten, Apfelringe, getrocknete Mangos
ÖL, FETTE UND ESSIG	Hanföl, Leinöl, Olivenöl nativ extra, Kokosöl, Rapsöl, Sesamöl, Weißweinessig, Rotweinessig
SUPERFOODS	Gojibeeren, Chiasamen, Maulbeeren, Macapulver, Matcha-Tee, Kakao, Kakaonibs, Vanille, Lucuma
SOJAPRODUKTE	Tempeh, Sojabohnen (Edamame), Naturtofu, Räuchertofu
PFLANZENDRINKS	Alles, was du magst!
FENSTERBANK	Frische Kräuter wie Basilikum, Thymian, Rosmarin usw.

BEZUGSQUELLEN FÜR GESUNDE LEBENSMITTEL

Meine Hauptbezugsquelle für Lebensmittel ist der Bioladen um die Ecke. Hier bekomme ich das, was ich am meisten benötige: Frisches Obst und Gemüse, aber natürlich auch Getreide, Hülsenfrüchte, Pflanzendrinks, Tofu usw. Doch selbst der größte Bioladen hat nicht alles, wonach mir manchmal der Sinn steht. Daher möchte ich im Folgenden noch einige Empfehlungen für den Online-Kauf geben. Zumal nicht jeder einen gut sortierten Bioladen um die Ecke hat, gerade wenn man ländlicher lebt.

WER?	WAS?	URL
Keimling Naturkost	Superfoods, Nahrungsergänzungsmittel, Rohkost, Küchengeräte	www.keimling.de
Alles vegetarisch	vegane Lebensmittel, von ungesund bis gesund	www.alles-vegetarisch.de
Boutique vegan	vegane Lebensmittel	www.boutique-vegan.com
Veganz	vegane Supermarktkette mit Onlineshop	www.veganz.de
Lifefood	rohköstliche Lebensmittel	www.lifefood.de
Pureraw	Superfoods, Rohkost	www.pureraw.de
Reformhaus Vegan Shop	vegane Lebensmittel	www.reformhaus-vegan-shop.de
Naturarten	vegane Lebensmittel	www.naturladen-online.de
Perfekte Gesundheit	Küchengeräte wie Mixer, Entsafter, Dörrgeräte usw.	www.perfektegesundheit.de
Roh24	Rohkost	www.roh24.de
Narayana	Superfoods	www.narayana-verlag.de
Fooodz	vegane Lebensmittel	www.fooodz.de
Vekoop	vegane Lebensmittel	www.vekoop.de
nu^3	Superfoods, Nahrungsergänzungsmittel usw.	www.nu3.de
goodfood shop	vegane Sportnahrung und Nahrungsergänzungsmittel	www.goodfood-shop.de
Dr. Goerg	Kokosprodukte	www.drgoerg.com
Veganic	vegane Lebensmittel	www.veganic.de

LINKS ZU INTERESSANTEN SEITEN

SEITENTITEL	ADRESSE	INHALT
Deutschland is(s)t vegan	www.deutschlandistvegan.de	Alles rund um das Thema Veganismus
Eat train love	www.eattrainlove.de	Viel zum Thema Clean Eating, auch vegane Rezepte
Foodwatch	www.foodwatch.de	Verbraucherschutzorganisation
Das ist drin	www.das-ist-drin.de	Informationsportal zu Inhaltsstoffen, Zusatzstoffen usw.
Happy Cow	www.happycow.net	Weltweit vegane Restaurants finden
Vegetarierbund	www.vebu.de	Der VEBU bietet jede Menge Infos zum Thema
Veggies	www.veggi.es	Großartige vegane Rezeptseite, die Rezepte sind fast alle Clean Eating geeignet
PETA	www.peta.de	Tierrechtsorganisation, die zudem viele Infos zum veganen Leben bietet
High five vegan	www.highfive-vegan.org	Alles zum Thema Nährstoffe für Veganer und andere
Nutritionfacts	www.nutritionfacts.org	Alles zum Thema Gesunde Ernährung, hervorragende Infoseite (in Englisch)
Nix wie veg Datenbank	www. nixwieveg.de	Lebensmitteldatenbank
Kochen ohne Knochen	www.kochenohneknochen.wordpress.com	Veganes Magazin
Vegan News	www.vegan-news.de	Veganes Onlinemagazin
Bevegt	www.bevegt.de	Blog zum Thema »Vegan & Sport«
Veganblog von PETA	www.veganblog.de	Veganer Blog von PETA
eat this!	www.eat-this.org	Toller veganer Rezepteblog
Style me vegan	www.stylemevegan.com	Veganes Onlinemagazin
Totally veg!	www.totallyveg.at	Vegane Rezepte und mehr

FILM-EMPFEHLUNGEN

TITEL	INHALT
Gabel statt Skalpell	Erklärt den Zusammenhang zwischen falscher Ernährung und der amerikanischen Volkskrankheit Fettleibigkeit.
Cowspiracy	Zeigt, wie sehr wir Menschen mit unserem Konsum Umwelt und Tieren schaden – und warum sich Umweltorganisationen in Schweigen hüllen, wenn man sie auf den Zusammenhang zwischen Fleischkonsum und Umweltschädigung anspricht.
We feed the world	Der ruhige und sachliche Film zeigt die Konsequenzen von Globalisierung und Ernährung, z. B. die unglaubliche Verschwendung von Lebensmitteln und Zerstörung von Lebensräumen.
Unser täglich Brot	Ein Dokumentarfilm, der sich mit der Massenproduktion von Lebensmitteln in Europa beschäftigt. Kein spezieller Vegan-Fokus, aber trotzdem äußerst sehenswert und lehrreich.
Live and let live	»Live and Let Live« ist ein Dokumentarfilm über unser Verhältnis zu Tieren, die Geschichte des Veganismus und die ethischen, ökologischen und gesundheitlichen Hintergründe, die Menschen dazu bewegen, vegan zu leben.
Taste the waste	»Taste the Waste« ist ein deutscher Dokumentarfilm aus dem Jahr 2011 von Valentin Thurn über den Umgang der Industriegesellschaften mit Nahrungsmitteln und die globalen Ausmaße von Lebensmittelabfall.
Vegucated	Eine superinteressante Doku, die drei omnivore New Yorker 6 Wochen lang bei ihrem veganen Experiment und seinen Folgen begleitet.
Fed up!	Eine sehr interessante Dokumentation, die zeigt, wie die Nahrungsmittelindustrie uns davon überzeugen möchte, das Falsche zu essen, und wie groß der Zusammenhang zwischen einer falschen Ernährung und der Entstehung von Krankheiten ist.
Food matters	Doku, die zeigt, wie Nahrung unsere Gesundheit beeinflusst.
Fat, sick and nearly dead	Zwei übergewichtige und kranke Männer ändern ihre Ernährungsweise radikal – das Ergebnis ist faszinierend.
Voll verzuckert	Ein interessanter Einblick in die Zuckerindustrie, und was Zucker bei uns anrichten kann.

SCHLAGWORTREGISTER

REZEPTEREGISTER

FRÜHSTÜCK

VORSPEISEN

HAUPTSPEISEN

DESSERTS

BASICS

ÜBER DEN AUTOR

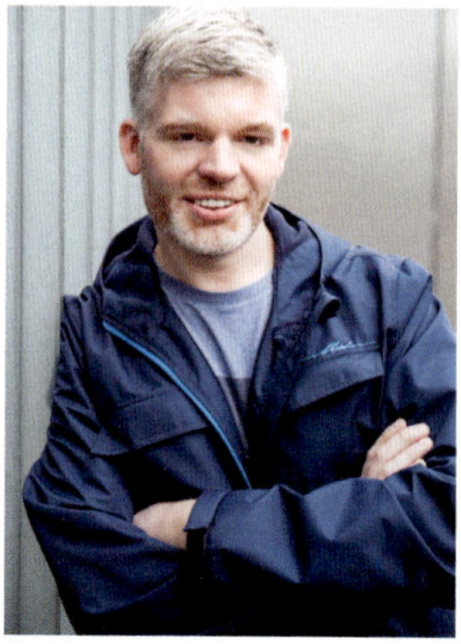

Patrick Bolk, gebürtiger Niederrheiner, lebt heute in Limburg an der Lahn und auf Mallorca, wo er als Autor und Texter arbeitet. 2008 startete er in die Bloggerwelt, zunächst mit dem Blog »Berlin is(s)t Bio« (www.berlin-bio.de) und ab 2011 mit dem Blog »Deutschland is(s)t vegan« (www.deutschlandistvegan.de), um seine Tipps für eine nachhaltige und vegane Lebensweise weiterzugeben. Beide Blogs erreichen einige Tausend Leser täglich. Seit 2009 schreibt Patrick Bolk Bücher zum Thema Veganismus, die in diversen Verlagen erschienen sind.

Weitere Informationen zu Patrick Bolk unter www.patrickbolk.de.

ÜBER DEN FOTOGRAFEN

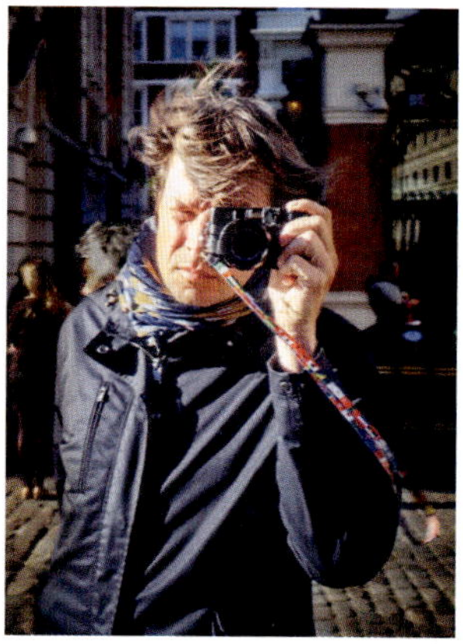

Oliver Brenneisen ist ein mehrfach preisgekrönter Fotograf. Er fotografiert weltweit für Unternehmen und Magazine im Bereich Reportage und Porträt. Seit vielen Jahren lebt er auf Mallorca und betreibt in der Altstadt von Palma ein Fotostudio, in einem ehemaligen Adelspalast in dem auch die Fotoaufnahmen für dieses Buch entstanden sind. Oliver Brenneisen ernährt sich seit über 30 Jahren vegetarisch und neben der Fotografie sind Ernährung und Ökologische Landwirtschaft Themen, denen er sich mit großer Leidenschaft widmet.

Homepage: www.oliverbrenneisen.com

DANKE!

Ein Buch schreibt sich nicht von alleine und ohne Hilfe. Ich möchte einigen Personen an dieser Stelle besonders danken, da sie mir beim Prozess zur Seite standen und viel zum Gelingen beigetragen haben. Meiner Frau Eva für die unermüdliche Hilfe bei den Rezepten, beim Ideen sammeln und für das Lektorat. Oliver Brenneisen für tolle Fotos und guten Wein. Sofie Canins und dem Team bei Riva für eine herrlich unkomplizierte Zusammenarbeit und einen großen Vertrauensvorschuss. Katja Rösen für das Tellerfoto. Und natürlich allen Käufern und Lesern dieses Buches für ihr Interesse!